问止中医系列

AI 岐黄

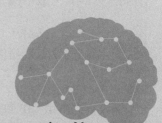

——中医大脑重症医案集

主 编 （美）林大栋　张灿宏

U0346413

全国百佳图书出版单位
中国中医药出版社
·北 京·

图书在版编目（CIP）数据

AI 岐黄：中医大脑重症医案集 /（美）林大栋，张灿宏主编 . —北京：
中国中医药出版社，2021.9（2023.9重印）
（问止中医系列）
ISBN 978-7-5132-7087-8

Ⅰ.① A… Ⅱ.①林… ②张… Ⅲ.①人工智能—应用—中医
临床—研究②医案—汇编—中国—现代 Ⅳ.① R24-39
② R249.7

中国版本图书馆 CIP 数据核字（2021）第 146893 号

中国中医药出版社出版

北京经济技术开发区科创十三街 31 号院二区 8 号楼
邮政编码　100176
传真　010-64405721
河北省武强县画业有限责任公司印刷
各地新华书店经销

开本 787×1092　1/16　印张 28.5　字数 538 千字
2021 年 9 月第 1 版　2023 年 9 月第 3 次印刷
书号　ISBN 978 – 7 – 5132 – 7087 –8

定价　108.00 元
网址　www.cptcm.com

服 务 热 线　010-64405510
购 书 热 线　010-89535836
维 权 打 假　010-64405753

微信服务号　**zgzyycbs**
微商城网址　**https://kdt.im/LIdUGr**
官 方 微 博　**http://e.weibo.com/cptcm**
天猫旗舰店网址　**https://zgzyycbs.tmall.com**

如有印装质量问题请与本社出版部联系（010-64405510）
版权专有　侵权必究

《AI岐黄——中医大脑重症医案集》
编委会

主　编　（美）林大栋　张灿宏

副主编　（美）王人庆

编　委　韦雅楠　王丹丹　吴孟珊　于素丽
　　　　陈碧琴　邓雅文　郭淑汾　潘丽琼

设　计　周煜琳

序言

中医是一门古老而又成熟的科学，人工智能（Artificial Intelligence，简称 AI）是 21 世纪最前沿的技术，似乎两者毫无交集，但是，在看到《AI岐黄——中医大脑重症医案集》这本书的时候，我意识到，一个崭新的时代无疑已经到来。

世人多谓中医为经验医学，但深入经典的都知道，唯具有极其严谨的逻辑架构，并科学揭示研究对象本质规律的系统理论才能真正称之为"经典"。越是经典的，越是历久弥新。

《黄帝内经》是中医最核心的经典，是中医临床实践经验的高度概括与总结，又是指导中医实践活动的核心思想理念。而彪炳千秋的中医临床著作——《伤寒杂病论》，在人类繁衍与昌盛的历史长河中，凭其成就的大医数不胜数。凭借其中所载的经方，后世医家衍生出了很多方剂，对治千变万化的疾病。"经方"具备严谨的逻辑架构，而人工智能最擅长的就是高速逻辑数据分析，因此，经方与人工智能结合在现在成为了可能。说到底，中医人工智能就是一个高度智能化的数据库，其中储存着经过大样本检验的各种高置信度关联数据。从某组主症出发，可以找到一系列与之相关联的药物组合，这个关联路径背后的逻辑链奠基于对伤寒经方的解析，完善于历代医家海量临床实践。这其中的关键词有两个：方证对应、药对。方证对应其实就是主症和药物之间的高置信度关联路径；药对则是解析伤寒经方的关键，这层窗户纸不捅破，经方的灵活加减化裁就无从谈起，继而中医人工智能便无从建立。

如果深研伤寒，我们会发现，其中很多方子都是通过一些基础方加减化裁而来，而出镜率最高的就是桂枝汤中的各种药物组合，即药对。医圣张仲景在向世人展示基础方的同时，也花了大量篇幅教我们如何加减化裁，以应变无穷。而中医人工智能的核心竞争力就在加减化裁上。

要想做好经方的加减化裁，首先要熟记经方，这对我们人类来讲是一件非常艰难的事情，我从小生活在医圣张仲景的故乡，至今还在这里生活和工作，时刻铭记先祖对熟记经方的训诫，不敢有丝毫懈怠，每天仍在持续不断地进行这方面的学习和探索，但这对人工智能却毫无压力。其次要反复比较关联度较大的经方，很多药对其实就是这么总结出来的，本书在解读医案时，把诸多关联度较大的经方列为表格，看起来很不起眼，但认真学习却可以省去很多气力。虽然，表中没有列出具体剂量，但学习有次第，剂量是更加精微的学问，须在具备一定基础之后再深究。最后就是熟玩药对，中医方解并非基于单味药功能的叠加，而是诸药配伍后最终产生出来的药物效用。人工智能在数据库的海量储存、高效计算、智能分析等方面，确有人脑所不可及的优势。目前，人工智能在上述三个方面都达到了一定水平，但这并非意味着人工智能可以取代中医，我要说的是，人类应学会如何利用好人工智能这个先进的技术工具，更好地为生命健康服务。

　　现代西医学的很多成就，主要体现于利用科技工具在"微观层面的经验积累"，对背后的逻辑链并不是很清楚。在很多人看来，用各种高科技仪器获取的检查报告就代表着对疾病的准确认识，但这种认知是片面的，因为很多检查指标不过是不同层面和形式的"微观症状"，只是疾病本原各种浮光掠影的外相，如果找不到真正的病机，就会导致一切治疗都是无的放矢，甚至弊大于利。

　　在本书中，有很多成功的重症诊疗案例，都是因为医生成功抓取了主症，而有意忽略与疾病本质低关联度的各种检查指标，找到了大概率通往病机的大门，令人工智能掌握的诊疗数据有了用武之地。

　　总之，医学的根本目的就是维护和保障人类生命的健康，对于基础理论的突破，还是要靠真正掌握中医思维和拥有大量临床实践经验的医者。但我认为在人工智能辅助下的大量临床实践，在应用技术层面很可能会催生出一些诊疗创新手段，从而促进医学水平的进步与发展。

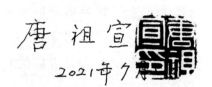

唐祖宣

2021年9月

目录

导　论

2020 年，我们第一次出版了中医人工智能的临证医案集——《AI 岐黄——中医大脑医案集》。这是问止中医使用原研的人工智能系统"中医大脑"为患者看诊的临床案例记录，书中收录了多方面的医案，包括疑难、情志、心与心血管、脾胃与消化、肺与呼吸、肾与泌尿、女科、儿科、皮肤、骨伤外科等各类型案例。

这本书的一大特色是我们使用了中医大脑的处方分析工具——中医学习大脑，把每一则医案的症状入参及遣方用药都做了透彻分析。在中医大脑进入临床第三年的时候，我们收集了部分中医大脑对治重症的医案，编写了本书——《AI 岐黄——中医大脑重症医案集》。秉承上一本书的精神，我们把临床的实际诊治记录以及通过中医学习大脑分析的说明都完整记录下来，希望无论对于中医的初学者还是临床的高手都能带来一些不同的视野和启发。

一、中医重症医学的优势

在这段时间，中医大脑累积的诊疗案例已有近 20 万例。我们在一般病症的治疗上固然有很好的成绩，但是这次我们的重点全然放在中医大脑对治重症方面。不可讳言，世人一般认为中医只能够看轻症，只能做养生调理，只是现代医学的辅助，殊不知自古以来中医在重症治疗方面有西医难以企及的方法和成就。历代大医以中医方剂和针灸治疗各类棘手的病症，有翔实的医案记录和证据。

以现代人闻之色变的癌症来说，中医古籍中对于各种现代癌症的症状有明确的描述。在古代中医文献中"癌"这个字最早出现在 12 世纪的宋代。杨士瀛在《仁斋直指附遗方论》里对癌作了详细的描述：

"癌者，上高下深，岩穴之状，颗颗累垂……毒根深藏，穿透孔里，男者多发生于腹，女者多发生于乳，或颈或肩或臂，外证令人昏迷。"

这些描述和西医学中对癌症的描述相当一致。

宋代另一本医学著作《卫济宝书》中，也将此类症状的成因做了清楚说明，书中认为外感六淫（风、寒、暑、湿、燥、火）、七情内伤（喜、怒、忧、思、悲、恐、惊）、饮食劳倦等会引起阴阳失衡、脏腑失调，产生气滞、痰饮、血瘀等，留滞于人体，形成积、瘤、岩等病变。

又例如，《黄帝内经》提到的"肠覃""石瘕""膈中"；《难经》中提到的"积聚"，《诸病源候论》中提到的"癥瘕""石疽""石痈"。其中，古中医的"噎膈"可以说是包括了食管癌及贲门癌；"胃反"是胃癌的描述；"癥瘕"多指下腹部及盆腔肿块；"积聚"更是明白地表示包括各种内脏肿瘤在内的胸腹部肿块；"崩漏带下"的描述则与子宫癌、宫颈癌相符合；"石疽、失荣"则与恶性淋巴瘤及颈部转移癌症状甚是吻合；"石疔"多指皮肤癌；"肾岩"相当于阴茎癌；"乳岩"相当于乳癌。古人对这些癌症的描述不但清楚，而且也有对治的理法方药。

那么问题来了，中医治癌症的优势在哪里？

癌症可以被理解为一种慢性病，主要是由于长期的体质偏失以及环境污染、不良的饮食及生活习惯等原因造成。中医治疗这类问题，可以说是有清楚的理法方药。从中医大脑临床实战的结果来看，很多被西医学认为无计可施的患者经由我们治疗后，多方面症状及指标有了显著的改善。中医是整体医学，在中医的理解里，重症绝对不是某个脏腑器官的偏失而已，一定是患者身体整体平衡遭遇了大量破坏的结果。相较于西医，中医在治癌症时更加全面考虑一个"全人"的方方面面，而非仅仅着眼于癌细胞或肿瘤。

西医学在治疗一些癌症的时候，也许短暂地压制了肿瘤，但是很多患者的寿命并没有延长多少，甚或在治疗之后的生活质量较差。中医在调整患者的整体平衡方面，也就是"因"的部分，具有明显优势，而同时我们也要兼顾对治"果"的部分，这也就是王道的治疗，而非霸道的处理。

通过这本重症医案集把中医大脑治重症的实况予以公开，我们期许在学术上能够和大家进行深度的交流，也希望读者在这本书中可以学习到一些新的思维和临证方法。

接下来，我将会为大家说明本书的编辑方式以及我们分析医案的方法，作为大家在读本书时的一个指南。

二、医案的选取

随着团队的扩大、问止 AI 联盟合作伙伴的增多，我们每天都有来自海内外不同医者使用中医大脑而汇入的医案。我们进行了严谨的随访，除了患者直接反馈之外，更有医者通过电话和微信的主动随访。我们对这些随访结果做了统计分析，发现中医大脑有令人惊喜的有效率。

本书专注在重症医案上。虽然中医大脑正式上线至今不过三年，累积的重症病种不敢说是全面，但还算略有成绩。本书收录的案例共覆盖 21 种重症，分为两种治疗类型。第一类是中医大脑在治疗本重症时担任主力，西医介入程度不深或完全没有介入，案例有：

1. 肺癌 6 例。

2. 白血病 1 例。

3. 绒毛膜癌 1 例。

4. 脑胶质瘤 1 例。

5. 淋巴瘤 1 例

6. 食管癌 1 例。

7. 骨髓增生异常及血小板低 1 例。

8. 帕金森病 3 例。

9. 抑郁症 2 例。

10. 癫痫 1 例。

11. 肾功能衰竭 1 例。

12. 肺积水 1 例。

13. 癫狂 2 例。

14. 慢性肾炎 1 例。

15. 脑瘫 1 例。

16. 胆管癌及阻塞性黄疸 1 例。

17. 天疱疮及神经痛 1 例。

18. 甲状腺结节 1 例。

19. 冠心病 1 例。

第二类是中医大脑在治疗本重症时担任善后工作，患者来诊前已经接受西医手术或放化疗。案例有：

1. 肝癌的术后调理 1 例。

2. 乳腺癌的术后调理 1 例。

3. 子宫内膜癌的术后调理 1 例。

4. 脑髓母细胞瘤的术后调理 1 例。

有些常见的重症病种未被收录进本书，主要原因是判断重症的治疗效果要基于较长的观察周期。许多在治疗的患者目前有所改善，但是我们认为还要再继续观察才能对治疗成效做出定论。

更多的就诊医案，我们每周会通过"深圳问止中医"的公众号对外发布，也请大家阅读后向我们提出批评和指导。

三、工具为人所用

在上一本医案集中，我们就已经开始应用"问止中医学习大脑"来分析医案。这个功能其实已经融合在中医大脑这套人工智能辅助诊治系统之中，在其中叫中医大脑的"学习模块"。它是能帮助医者分析、了解中医大脑思路的辅助工具。这个工具在本书中起到了很重要的作用。通过对方剂的单味药、药对、结构符合方剂、方性、症状与体质等方面的分析，我们拆解并学习中医大脑的思路，提高医者自身的临床修为。这样的分析虽可用人工来做，但可说是事倍功半且不实际，通过"中医学习大脑"的分析，往往会给我们不同的视野和惊奇。

利用"中医学习大脑"分析中医大脑自己的处方，本身就是一个非常有趣的过程。"中医学习大脑"对方剂的拆解分析十分详细，在书中还有笔者对中医大脑分析结果的点评和说明，提供给大家参考，当然更希望读者能有自己不同的体会。在本书中，我们会着重在【方剂整体药对结构分析】和【重要结构符合方剂说明】这两部分的说明。

我们在此重申一个观念：当我们用中医人工智能来辅助诊治的时候，医者的角色是不是不重要了？医者是不是再也不用精进了？如果您这么认为，就误解了我们希望推动中医大脑的初衷。中医大脑只是辅助医者在他原有的基础上进行更深度、更精确地分析病症，用方和用针，通过中医大脑的辅助，医者可以减少因为个人的经验差别而在临证时的遗漏或偏失。而医者是在临床一线面对患者做出四诊的源头，医者的重要性始终都是最高的。这就如同在现代医学体系里，西医早已经有各种各样的科学设备、仪器和分析方法来帮助看诊，但医生始终是"中枢"。对于医者自身的提升和学习的精进，中医大脑的学习模块就是一个很好的工具，不断使用中医大脑在临床上诊治，医者的医术也会随之上升到一个更高的境界。

四、本书体例说明

在本书中，笔者将会对每一个医案里由中医大脑输出的方剂做分析，最后再针对该医案的整体诊治和用方思维作评述。为清晰呈现，我们使用了大量的图表来帮助大家更好地掌握中医大脑的心法。在本医案集中，我们使用到中医大脑的一个新功能，这就是"病机治则分析"功能。这个功能会将整个方剂的用药结构根据其病机治则分类之后自动生成图表。其中，除了整体的药对分析之外，中医大脑还可以从八纲辨证、气血津液辨证、脏腑辨证、中药动力学等几个维度来分析其病机治则。它也能够同时针对单味药来做病机治则分析，只是限于篇幅，我们在本书中没有展开。在本书中，我们分析到药对层面，通过对药对的分类和整理，我们可以一目了然地看到中医大脑计算方剂的逻辑思维和治疗方向。

以下以柴胡加龙骨牡蛎汤这一个方剂为例，来看看这些分析图：

【整体药对之病机治则分析】

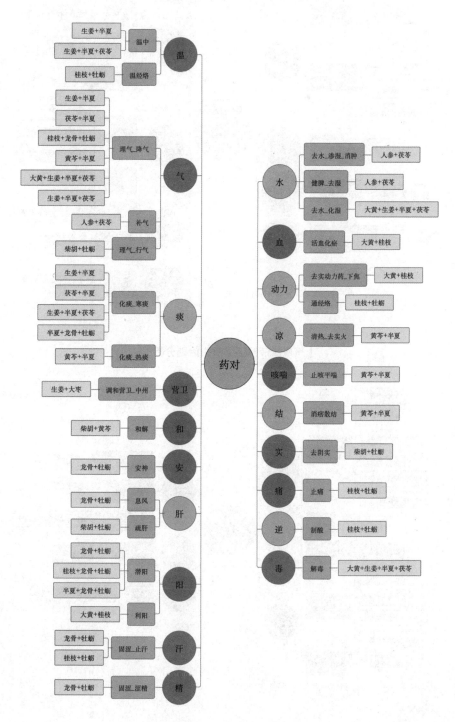

【八纲辨证之病机治则分析】

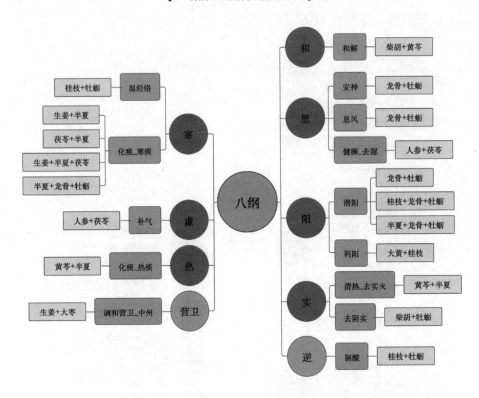

【气血津液辨证之病机治则分析】

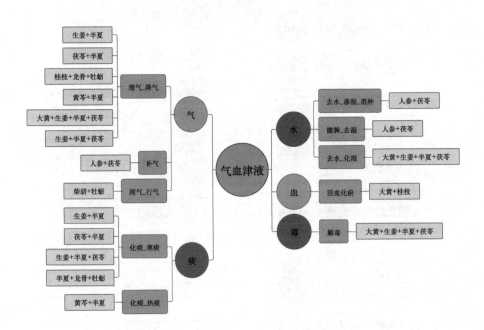

【脏腑辨证之病机治则分析】

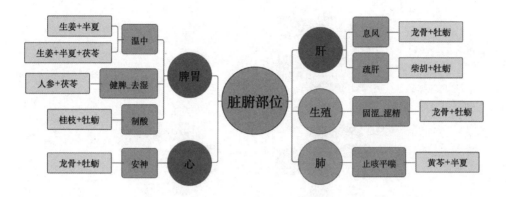

【中药动力学之病机治则分析】

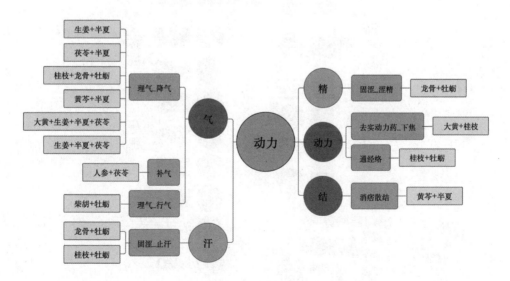

【单味药之病机治则分析】

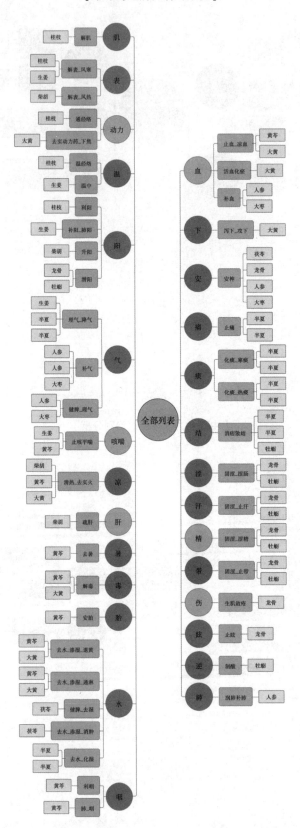

在本书中，我们分析处方的步骤如下：

1. 先就处方中的单味药的协同作用整理出药对。利用药对的分门别类，我们可以看出整个方剂的架构。灵活利用药对来组成方剂是中医大脑在临床上的心要，毕竟面对变化万千的各种体质及症状的交互组合，药对的组合、协调、应用是一种适应性更强的治症思维。而再根据中医学习大脑的"病机治则分析"功能就可做出关系图。

2. 再来就方剂的单味药药性和比例计算出方性。方性的使用是中医大脑的学习模块发挥其快速而精确的特点后形成的新资料，可以借此定量分析出方剂的升降、寒热、润燥等各方面的属性，有助于我们整体地看待处方的功能作用。我们会就一个方剂中组成的各单味药在"寒热、补泻、升降、收散、润燥"等特性上的差别做计算。通过方性分析可以清楚地知道方剂的对治方向，这是中医本草学的成就总结。

3. 然后我们再来分析本处方所包含的方剂结构组合。在这里要介绍一个我们新创的名词——"结构符合方剂"，即当 A 方剂是 B 方剂的子集时，我们称 A 是 B 的结构符合方剂。以胃苓汤为例，我们知道这是由朱丹溪先生所创的，它是平胃散和五苓散的合方。因此，平胃散和五苓散就称为胃苓汤的结构符合方剂。此外，同样属于胃苓汤的结构符合方剂还包括茯苓桂枝甘草大枣汤、苓桂术甘汤、桂枝去芍药汤、猪苓散、泽泻汤等。这是我们了解历代名方和中医大脑所开方之间关系的一个重要分析模式。我们也为读者就以上分析做一个说明，提出其中值得学习的要点。

通过这些步骤，我们在处方分析上就会有更深入而精确的整体认识。这不只是学术上的突破，更是临床实效之由来。这不但是本书的一大特色，更是我们利用人工智能的优势而发展出来的中医方剂学习新模式。

五、医学要点说明

在《AI 岐黄——中医大脑案集》中提道：我们在利用中医大脑的学习模块来协助分析医案的时候，发现并总结了很多中医临证之重点。这些重点与疗效高低有着密不可分的关系。这些重点，本来是需要中医师依靠长年的经验积累才可能获得，但因为中医大脑有众多医者的输入及大量医案的收集，再加上中医大脑学习模块的分析，我们才能在这么短的时间内总结出这些重点。在这本重症医案集中，我们也提炼出一些中医治重症的重点，试举如下：

1. 在本书"医案 7　肺癌已转移，肺积水、严重咳嗽和水肿"的【本医案之整体分析】中，笔者详细讲述了在癌症的整体治疗上，我们规划了明确的癌症分期和相对应的治疗计划，这是医者配合中医大脑治疗重症时的一个标准流程（SOP）。通过标准流程，医者在每一阶段的治疗中都能够把握住重点。我们不敢说这是最好的方法，但它在临床上使用起来，效果及反馈确实非常好。

2. 在"医案23 求医不求神，治反复发作的癫狂症"这则案例中，我们就各种神志病的诊断依据及成因做了一个整体的分析，这是中医大脑在医理思维上的输出。根据虚实寒热，我们先把神志病所对应的生理状况作比对，同时又将七情（喜、怒、忧、思、悲、恐、惊）和五脏（心、肝、脾、肺、肾）之间的关系做了清楚的对比。另外，我们也把各种对治神志病的方剂沿不同的大方向做了整理，并且把各种神志病最常用到的单味药加减也分类列出来。通过这些整理主要是把中医大脑的思维核心展示出来。实际上，中医大脑在治疗神志病方面的知识图谱比我们列出来的更为复杂。我们从这里面可以看得出来中医大脑在不断吸取历来治疗经验和有效案例之后，在神志病的治疗上确实已经有了非常清楚而结构精密的思维。

3. 在"医案8 治肺癌脑转移的头面肿和淋巴肿"这则案例中，我们看到了在治疗头颈部淋巴肿大、头面积液的时候，中医大脑除了用苓甘姜味辛夏仁汤这个去水饮的方剂结构之外，同时也启用了小柴胡汤的结构。仔细分析其用法，我们可以发现中医大脑根据该病患的口干及晕眩等症状，选择了调整身体各项平衡的和解剂结构，这就有效地帮助了去水饮的苓甘姜味辛夏仁汤结构。中医大脑一方面使用中药来去水饮，另一方面调整身体的水液平衡中枢，这个合方结构是一个非常值得再利用的新方剂。这则案例的治疗十分成功，我们可以看到中医大脑在累积大量数据之后不断自学成长的能力。

4. 在"医案15 治结肠癌的肺转移瘤"案例中，根据问止中医学习大脑"重要结构符合方剂"的分析，我们可以看得出来这个方剂是由柴胡剂、桂枝剂、附子剂的结构组成。其中可见到近三十个经方的完整结构，但其实总共只有12个单味药！在这里面，我们可以欣赏到经方在用方结构上的精简之美，每一个单味药的加减都会在临床的功能上形成不同的力量。在这个12味药的方剂中，我们可以看到以补阳为主的附子剂结构，加上调和营卫的桂枝汤结构，同时又用到和解剂的小柴胡汤结构。这其中也形成了调节水液祛痰化湿以止咳的药对。另外，就在这么简单的几味药中，我们也看到了消痞散结去实的结构。在一个复杂的病案中做到调整体质并缓解症状，有攻有守、能补善攻、大刀阔斧又深入契合，可说是中医大脑的一个杰作。

5. 在"医案25 慢性肾小球肾炎，双脚水肿十几年"这个案例中，我们看到中医大脑从第一诊到第五诊而完整收功，只用到了一个计算出来组合而成的方剂，从重要结构符合方剂的分析来看，它是补中益气汤和真武汤的合方，但很明显地从第一诊到第五诊，在同样的方剂结构上，中医大脑会根据临床输入四诊的变化做出智能加减的推荐。这是中医大脑的一个思考机制，它在计算整体症状后，会从方剂结构、药对中来选取在功能和药性上最能符合的方剂组合，但也同时根据整体症状的覆盖程度来提供智能药对加减的建议给医者。在这个案例中，我们可以看到以下几点在各诊中的变化：

（1）调补肾气而治阳虚。

（2）因天气因素而水湿加重。

（3）下焦无力且大便干燥。

（4）调肝肾以治水。

（5）一切正常但左脚有点微肿。

针对以上各诊中患者种种症状的变化，中医大脑提供了最重要的单味药或药对建议以供医者作为加减之用。我们也看到随着这些加减变化加入之后，同样一个方剂的功能就随之调整，终于帮助患者治好了十几年的双脚水肿问题。这是中医大脑在智能加减上一个非常好的案例，也提示了我们要如何把握大方向但又同时随症治之的重要性。

6.在这本医案集里面我们收录的是中医治重症的案例，尤其是治癌症这类问题。对癌症的治疗是相当吃力的工作，尤其是到了末期的危症。怎么能够让患者的生活质量提高，并且缓解恼人的病痛呢？通过诸案例，我们可以看到中医大脑在开立处方的时候提供了较全面的方剂，一方面要调整患者体质的过度偏失，同时又要针对患者最严重的症状来对治。我们发现，中医大脑多以"体质方"为纵轴，以"症状方"为横轴，纵横精确定位而取良效。若患者体力较差，在体质调整方面，中医大脑在阴阳、气、血、水各方面都有一些着墨。若患者的体力很好，中医大脑也会适时地针对癌肿进行攻坚。重症患者的病症非常复杂，所以中医大脑较少使用原始的单方，大多数是不同经方的合方，甚或经方与后世时方的合方。标本同治，一纵一横，攻守兼顾。事实上，方对的应用在医圣张仲景先生的《伤寒杂病论》中就有很清楚的示范，比如柴胡桂枝汤、麻黄桂枝各半汤等。因为在临床上，医者面对的症状是繁多的，而且症状的组合更是无限，在有限的方剂中交错运用合方及药对加减，医者才能全面地面对问题。

7.我们就一些疾病大类的中医对治思维做了整体综述，说明了中医的论点和与西医学的比较，更提出了一些治疗的原则。例如：

（1）在"医案21　帕金森病伴老年痴呆症的中医调治"案例中，我们综述了帕金森病的成因和西医学对本病的认知及中医的治疗思路，我们尤其发现帕金森病患者大多便秘，而缓解便秘有利于患者的恢复。中医的治法与近期西医学"脑肠轴"的研究不谋而合。

（2）在"医案24 17年癫痫的中医治疗"案例中，我们综述了"癫痫"的中西医观点。我们侧重于通过"祛痰"以治癫痫，取得了较好的效果。

（3）在"医案26 治痛风及肾功能衰竭"案例中，我们说明了相关的西医学检测和相对应的中医诊治，文中讲述了治疗肾衰竭和尿毒症的关键药对。

（4）在"医案11 肺积水、胸刺痛，拒绝抽肺水，纯中医对治"案例中，我们综述了中医"标本治则"，说明中医大脑在治疗时的急缓取舍。

（5）在"医案8 治肺癌脑转移的头面肿和淋巴肿"案例中，我们综述了"水湿饮痰脓"的分别及其衍进。

（6）在"医案3 克制淋巴细胞白血病，血象全面好转"案例中，我们综述了"白血病"的病机治则。

（7）在"医案16 乳腺癌手术及化疗后调理"案例中，我们综述了"乳房重症"的治疗标准流程，从乳腺增生一路治到乳腺癌。

（8）在"医案29 治疗一个月，甲状腺结节消失"案例中，我们综述了"甲状腺"本身及其内分泌机制，以及中医如何"攻坚"结节、息肉这类阴实证。

8. 本书中有一些关于问止中医制剂的描述。问止中医制剂是我们根据中医大脑大数据组方而在院内制作的丸或散。这些制剂可以分成体质调节类和精准治疗类。治重症时，汤剂与制剂相配合起到了很重要的作用——或用在维护并增强患者的基础体质，或协助汤剂对病症进行定向治疗，或用于患者病情稳定之后的长期调养。本书侧重于讲解中医大脑所计算出的方剂，不对制剂做分析。

9. 在本书中"方剂整体药对结构分析"是一个重要的部分，这是问止中医学习大脑的实际运用。而综观其中所有的重症医案，我们会发现问止中医大脑人工智能的方剂组成结构多是以调整阳气为重点。我们往往能看到动力药药对、补阳药对、利阳药对、潜阳药对、温热药对、益气补血药对，这是在药对结构分析中的主要组成结构，我们甚少看到在重症治疗上中医大脑会往滋阴的方向组构方剂，因为我们面对的重症患者，通常都处在阳气虚衰、能量不足的阶段，除了少数如舌癌这一类的重症会用到滋阴的药物以外，对一般的癌症我们都要以"扶阳"为中心！当然，我们还会有各种针对症状而设计的药对作为辅助，但是大方向是"扶阳"。临床上我们确认这是一个非常重要的中心思想。在这里我们要强调"扶阳"并不是一味地用热药。事实上，扶阳有三个层次：第一个层次是硫黄、附子这一类属于大热的补阳药，必须在患者身体可以耐受的时候才能使用，这是最热的用药层次；第二个层次是理中类方、建中类方这样的方剂，这是作为顾护中州、调整脾胃之用，在患者脾胃虚寒时必须先使用，因为只有当患者脾胃的能量增强，才可以令其他补阳的药物通达全身；最后的第三个层次，我们会用到像龙骨牡蛎类方、封髓丹之类的潜阳方，这只是把身体的能量分布再作调整，第三层次本身用药并不是大热药，甚至有些还是较凉的药。以上三个层次的方剂都能够达到补阳并强化身体能量的效果。这个中心思想和观念，尚祈读者能留心。

10. 在问止中医治疗癌症等重症组的实际临床中，我们一样注重使用中医的针灸、按推、热敷等外治法。事实上，治重症，医者应善用手头的每一项武器。中医大脑有针药结合的功能，会根据患者症状计算出病位所在之经络、本经择穴、异经择穴及穴组。如前文所言，本书重点讲解中医大脑之方剂，对针灸等外治法的应用不做详述。但在本书最后，我们以一篇《重症的中医大脑针灸外治篇》作为综述，整体阐述结合外治法治重症的思维，如固护癌症晚期患者的先天之气、后天之气，及减轻严重的癌症晚期疼痛等。

六、小结

通过长期的临床拼搏和积累，我们逐步构建了庞大的中医大脑知识图谱，这其中有太多值得我们分析的宝藏！这本重症医案集是中医人工智能临床诊治的医案记录和分析，更是问止中医科技工作的里程碑。

如同第一集的书中所说，我们希望能够做到"实事求是、诚意确实"！在此，再一次感谢所有参与工作的团队同胞们，更感谢我们所有的读者。您的反馈和指教是我们前进的动力！

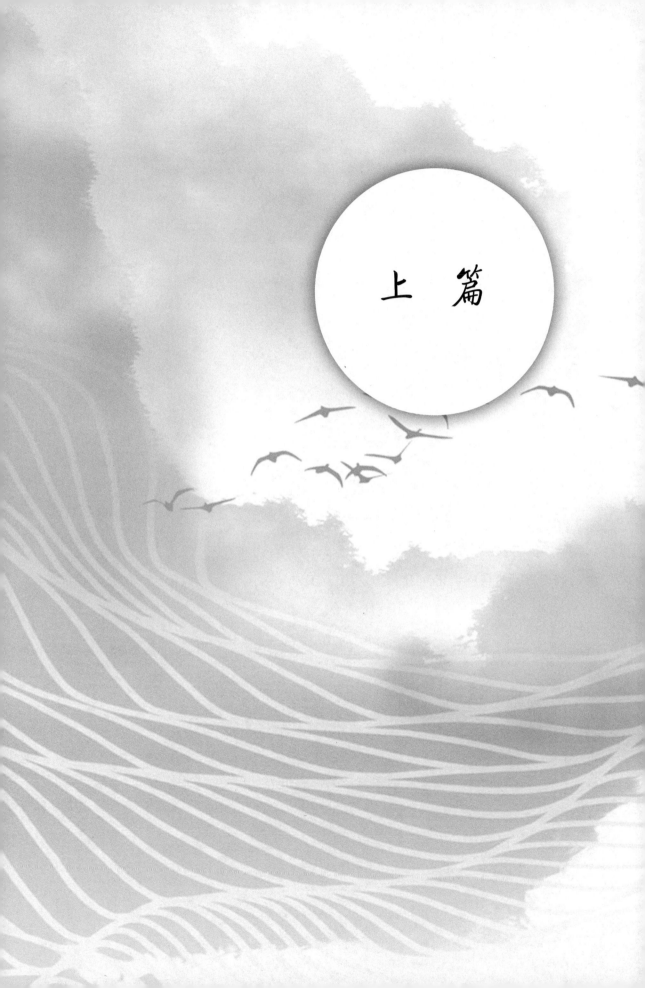

上 篇

·医案 1·

治脑瘫早产儿，自己可以站起来了

主诊医师：王丹丹

---| 小英来了 |---

小英是 28 周的早产儿，一岁时确诊为脑瘫。今年 17 岁，从中山过来深圳求治。来问止之前，他已经四处求治多年，治疗效果不明显。

我问他："你怎么知道我们医馆的呀？"小英说："我和我妈妈在网上看林大栋医生的课知道的。"

小英的妈妈回中山上班，他和姥爷、姥姥在医馆附近租了个小房子全程配合治疗。到现在治疗一个月了，改善明显，小英和家属都很开心。

姥姥说："改善很多啦，要是早点来就好啦！"

小英说："如果我早点来治病，中考就不会因为写字太慢而耽误了，本来估计有 500多分，结果出来才 400 多分。"我和小英说："你以后学中医吧，毕业后来问止上班。"

小英哈哈笑着说："当然好了！可是我怕我考不上大学……因为我的手，写字慢又写不好，老师看不懂就扣分……"

---| 小英的恢复情况 |---

小英初到时问题很严重：坐着轮椅进来，脊椎严重 S 形，右侧背部肌肉严重拱起，左侧塌陷；自己无法站立，需要有人搀扶；手指角弓反张，无法平贴桌面；因为手的

原因，吃饭很慢，写字写不好；全身肌肉绷紧，手臂无法上举，右手无法掌心向上平摊，膝盖弯曲站不直；言语不清，口齿不利；颈部肌肉无力，斜颈；右臀有一疖疗，臀部肌肉萎缩；小便要十分钟，大便也很慢，一紧张就会尿不出；吃饭只能咀嚼，无法用牙齿咬……

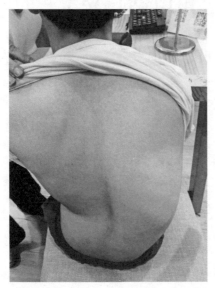

刚到问止中医时，脊椎严重 S 形

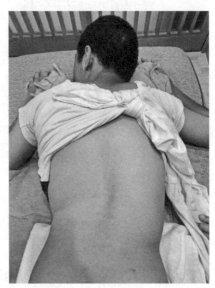

截止本文发布时：治疗一个月，
脊柱改善显著

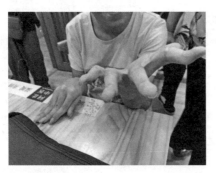

刚到问止中医时，手指角弓反张

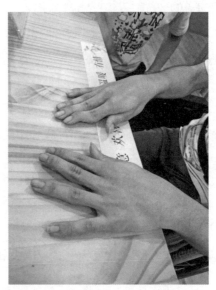

截止本文发布时：治疗一个月，
手掌已经可以贴平桌面

扣除种种症状，小英有一点非常好：乐观。他的口头禅是"可以啊！"——对生活充满了积极的正能量。

重症小组综合治疗

综合他的情况，我们由"**医师＋医助＋理疗师**"组成重症小组提供综合治疗方案：每天汤药，每天针刺，一周三次经络推拿。

很欣慰，小英好转得非常快，几乎可以用每天都有进步来描述。每天来针灸时我都会问："小英，今天有什么新进步呀，说给我听听？"

小英："有啊，昨天我又可以……"

姥姥：（粤语）"嗨啊、嗨啊。"（是啊、是啊）

治疗过程

自诉

28周早产儿，一岁确诊脑瘫；智力正常，言语稍不清；脊椎"S"型5年，手指变形，手肘变形，时有大拇指僵硬。，近视一千多度；膝盖无力，站起时只能曲着；胆小易惊；紧张时肌肉会抽搐，站时右有肌肉抖；大腿内侧小红疹会痒；大便干，吃冷口腔溃疡。怕吹空调；近期微口渴；喝水易出汗；时有胃痛，喜按。腰酸；左肋外凸；右臀有一疔疗，小便要十分钟，大便也很慢，一紧张尿不出。大腿内侧肌肉紧张；髋关节半脱位。生病就易咳嗽。

脉偏沉细微数；

▲ 中医大脑：中医人工智能辅助诊疗系统

小英的主要情况有——

1. 28 周早产儿，一岁确诊脑瘫；智力正常，言语稍不清。

2. 脊椎"S"形 5 年，手指变形、手肘变形，时有大拇指僵硬，左肋外凸，髋关节半脱位。

3. 近视一千多度。

4. 膝盖无力，站起时只能曲着。

5. 胆小易惊。

6. 紧张时肌肉会抽搐，站时右有肌肉抖；大腿内侧小红疹会痒；大腿内侧肌肉紧张。

7. 小便要十分钟，大便也很慢，一紧张尿不出。

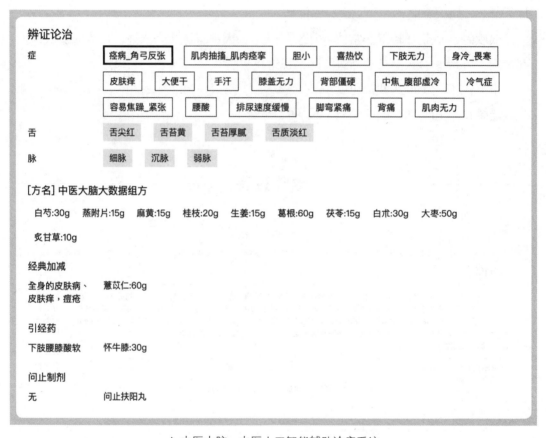

辨证论治

症　　痉病_角弓反张　　肌肉抽搐_肌肉痉挛　　胆小　　喜热饮　　下肢无力　　身冷_畏寒

　　　　皮肤痒　　大便干　　手汗　　膝盖无力　　背部僵硬　　中焦_腹部虚冷　　冷气症

　　　　容易焦躁_紧张　　腰酸　　排尿速度缓慢　　脚弯紧痛　　背痛　　肌肉无力

舌　　舌尖红　　舌苔黄　　舌苔厚腻　　舌质淡红

脉　　细脉　　沉脉　　弱脉

[方名] 中医大脑大数据组方

白芍:30g　蒸附片:15g　麻黄:15g　桂枝:20g　生姜:15g　葛根:60g　茯苓:15g　白朮:30g　大枣:50g

炙甘草:10g

经典加减

全身的皮肤病、　　薏苡仁:60g
皮肤痒，痘疮

引经药

下肢腰膝酸软　　怀牛膝:30g

问止制剂

无　　　　问止扶阳丸

▲ 中医大脑：中医人工智能辅助诊疗系统

【本诊方剂整体药对结构分析】

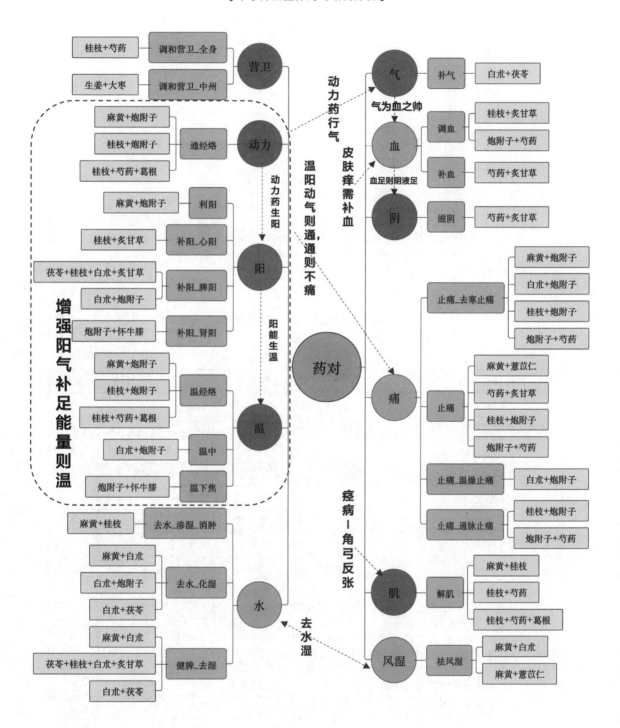

【方剂药性分析】

问止中医大脑方性图

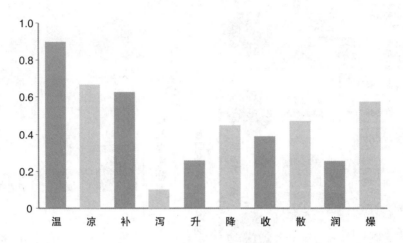

【本诊方剂的组成方剂结构分析】

重要结构符合方剂

结构符合方剂	方剂组成	药数
葛根汤	葛根，麻黄，大枣，桂枝，芍药，炙甘草，生姜	7
桂枝去桂加茯苓白术汤	芍药，炙甘草，生姜，大枣，茯苓，白术	6
桂枝加附子汤	桂枝，芍药，大枣，生姜，炙甘草，炮附子	6
桂枝加葛根汤	桂枝，芍药，生姜，炙甘草，大枣，葛根	6
真武汤	茯苓，芍药，白术，生姜，炮附子	5
白术附子汤	白术，炙甘草，炮附子，生姜，大枣	5
桂枝附子汤	桂枝，炮附子，生姜，炙甘草，大枣	5
桂枝汤	桂枝，芍药，炙甘草，生姜，大枣	5
桂枝去芍药加附子汤	桂枝，炮附子，炙甘草，生姜，大枣	5
桂枝加芍药汤	桂枝，芍药，炙甘草，大枣，生姜	5
桂枝加桂汤	桂枝，芍药，生姜，炙甘草，大枣	5
茯苓甘草汤	茯苓，桂枝，生姜，炙甘草	4
茯苓桂枝甘草大枣汤	茯苓，桂枝，炙甘草，大枣	4
苓桂术甘汤	茯苓，桂枝，白术，炙甘草	4
桂枝去芍药汤	桂枝，大枣，生姜，炙甘草	4

可作为方根的结构符合方剂

结构符合方剂	方剂组成	药数
麻黄附子甘草汤	麻黄，炮附子，炙甘草	3
麻黄附子汤	麻黄，炙甘草，炮附子	3
芍药甘草附子汤	芍药，炙甘草，炮附子	3
薏苡附子散	薏苡仁，炮附子	2
芍药甘草汤	芍药，炙甘草	2
桂枝甘草汤	桂枝，炙甘草	2

另外再特别加上的单味药：怀牛膝。

【重要结构符合方剂说明】

从本方的结构符合方剂分析中可以看出，这主要是葛根汤和真武汤的合方结构。当然因为葛根汤本身就是桂枝汤的扩充，于是我们也看到了桂枝汤类方出现在本方剂结构中。

我们在多篇文章中说过真武汤就是"少阴病的葛根汤"，这是指真武汤的运用范围非常广泛，能治疗少阴病的感冒（阳虚体质兼有外感），就如同主治太阳病的葛根汤、少阳病的小柴胡汤一样。但是真武汤既然是针对少阴病的方剂，少阴病的患者其体力远不如太阳、少阳时期，而本方剂的合方是真武汤合葛根汤，也就是说本方会兼治从太阳到少阴的范围，可说是一个自表至里都兼顾的方剂。

当然，我们看到了这位患者有身冷畏寒无力的少阴表现，同时也有葛根汤主治的角弓反张的痉病，可以说是寒热阴阳错杂的情况。中医大脑经过反复计算，在选方上最终选定这两个方剂，对于症状的治疗力度以及对患者体质调整的精确，可说是令人赞叹不已。而临床的结果也告诉我们确实如此，这是正确的方向！

值得一提的是，葛根汤合真武汤（也就是葛根加苓术附汤）常用来治疗风寒湿所引起的严重肩、背、腰、膝疼痛。加重剂量的薏苡仁除了可以治疗小便不利以外，更能治疗湿痹引起的"筋脉拘挛"，这也是此诊处方能取效的关键之处。

使用问止中医大脑开具处方如上。这是治疗期间的主要处方，过程中每诊加减调整暂略不述。

小英服药2天后就迎来了比较明显的变化——小英可以扶着桌子自己站起来了；力气变大了；躺床上自己也可以坐起来了。

康复记录

以下是重症小组综合治疗（汤药＋针刺＋推拿）过程中，小英在不同时期的进步：

·2020年8月1日：以前无法一下子站起来拿东西，今天可以；今天还走了半小时；之前吃饭只能少少地咀嚼，今天会用牙齿咬东西了，吃得比之前快。

·2020年8月4日：吃饭快很多，以前1小时，现在半小时可吃完；手可以抬起来了，右手之前无法平摊，现在可以；脚变长，可以踩到地了；舌头可以左右碰触到口腔两边，以前发不了"te"这个音，现在可以；背部脊椎S形变直明显；走路可以走更久；下肢有力些了，晨起膝盖易弯。

·2020年8月4日：手脚都可以平贴平面，手上抬幅度变大，脊椎的弯曲幅度和肌肉拱度好转很多；屁股的痛感好转，时有反复；出汗较之前减少；可以膝盖站直；上半身伸直会有想往后倒的感觉；走着走着膝盖会歪；站久下肢酸的情况比之前好。

·2020年8月19日：喝完水会觉得热，出汗，打嗝；大便可；被吓到后，对声音敏感，易受惊；服药近期有点胃胀；站的较前稳些，不稳时脚比较没有力，久站腰右边酸，下肢不会那么酸；小便速度较前快些；大腿内侧痒。

·**2020年8月29日：今天的惊喜就是，不扶着桌子也可以自己站起来了！（这是治疗一个月来，小英最开心的事！）**

·2020年9月1日：屁股痛好很多；下肢有力些；现在几乎不怎么会被声音吓到；站着更稳些，有时膝盖可以站直；说话更清楚了；排尿速度较前快。

服药一个月内的症状改善对比：

1. 后背"S"形明显好转，右侧肌肉拱起明显改善。

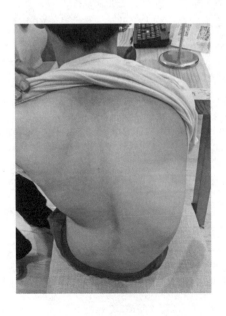 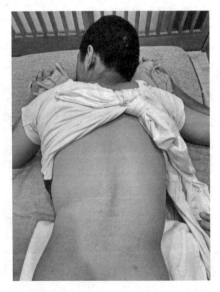

2. 右手可以翻过来平摊开了，手指可以平放在桌面。

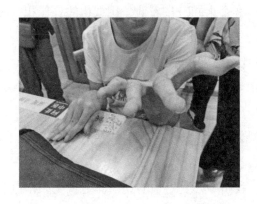
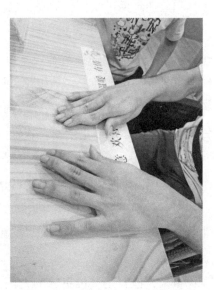

3. 双臂可以上举了。

4. 不用任何人搀扶，不借助外物，自己可以站立起来，且保持一定的时间。

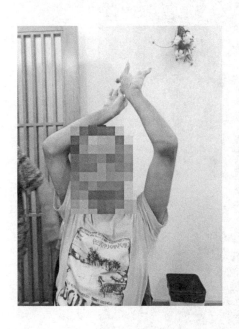
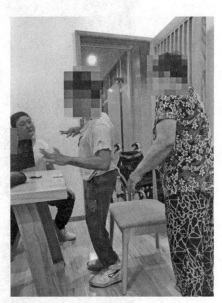

改善的症状还有很多。比如，之前小英的网课老师都听不清他说话，小英全靠打字，现在老师可以听清楚小英讲话了；以前无法用筷子夹东西吃，现在可以了；以前在马路上走时容易被声音惊吓到，现在不再胆小，不再对声音那么过敏；以前坐椅子

上，脚无法碰到地板，现在也都达到了；以前吃饭 1 小时，现在半小时内解决；写字也快了！另外还包括可以自己翻身，自己外翻双腿，大小便好转，走路可以更快更久，等等。

扎针时，小英非常容易紧张，身体不受控制地双脚上翘，全身肌肉紧绷，腹肌十分僵硬，有时针都扎不进去，且扎脖子时整个人总会缩起来。

姥姥说："以前在其他地方治疗，需要 3 个人同时按着他，用很粗的针，扎一次针加挂号费要 500 块，治疗了一年，效果还不如在问止这里一个月。"

我深吸一口气，一次 500 元，一年没什么效果，太不可思议了！

小英说："如果我早点来这里，我中考就不会少 100 分，也就不会考不上好学校了。"

他总是笑着对自己说："放松，不要紧张。"笑着说："对啊！可以啊！"笑着说："没关系的！"

在我看来，他就是一位折翼的天使。我希望修复好他的翅膀。他很聪明，也很让人心疼。病情的耽误有时候影响的是孩子的一生。

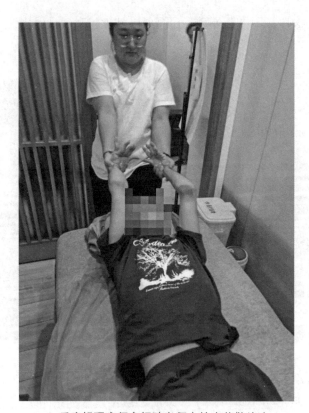

▲ 重症组理疗师宗绍珍老师在给小英做外治

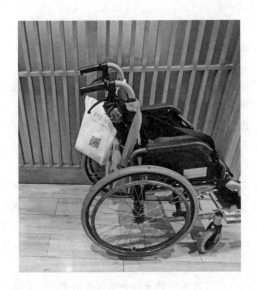

小英说："希望十月份会更进一步地明显变好！"

是的，希望你能告别这个工具，欢乐地跑跑跳跳去上学。

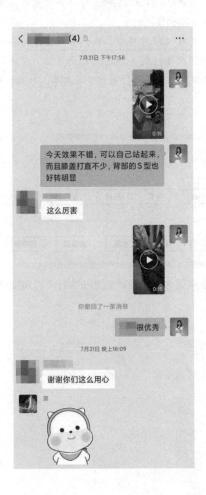

【本医案之整体分析】

中医的五迟是指立迟、行迟、语迟、发迟、齿迟；五软是指头项软、口软、手软、足软、肌肉软。五迟和五软均属于小儿生长发育障碍病证。西医学所述的脑发育不全、智力低下、脑性瘫痪、佝偻病等，均可见到五迟、五软证候。五迟以发育迟缓为特征，五软以痿软无力为主症，两者既可单独出现，也常互为并见。多数患儿由先天禀赋不足所致，证情较重，预后不良。立迟、行迟、齿迟、头项软、手软、足软，主要在肝肾脾不足；语迟、发迟、肌肉软、口软，主要在心脾不足。以补为其治疗大法，根据证型不同，可分别施以补肾养肝、健脾养心等治法。

而本医案却和中医儿科学常用的治法不同。由于此患者有严重的四肢僵硬拘挛，脊椎也变形，肌肉紧张，我们必须先以放松全身的肌肉为主，因此用了葛根汤这个放松骨骼肌的方子为主力方。葛根汤在《金匮要略》里是治疗痉病（角弓反张）的方子，而在王好古先生的书中明确记载附子这味药可治疗"督脉为病，脊强而厥"，因此中医大脑计算后所开立的葛根汤结合附子剂（真武汤）便可治疗此患者脊椎变形的问题，出手甚妙。

同时在这个案例中，我们可以看到针药和外治法同时配合治疗的结果。问止中医重症组中，一直都有"医师＋医助＋理疗师"同时配合提供的综合治疗，因为很多时候虽然说体质的调整以用药的效果最好，但与此同时，物理性的针灸和外治法可以提供更直接的治疗。在这个医案中，中医大脑不但提供了清楚的方剂治疗，同时也计算出不同治疗阶段需要使用的针灸穴位，甚至建议了外治法的项目。

事实上，在问止中医的重症治疗过程中，我们有一套外治法和针灸的标准流程，这在本书后面的附录里会提到——治疗重症的外治法及针灸方案。就在体质的调整中配合经络功能强化及外治法的身体结构与形态调理，我们看到了非常令人欣慰的结果。

经验取穴

针灸经典

小儿脑性瘫痪 （五迟、五软、 胎弱、胎怯）：	百会	四神聪	夹脊	悬钟	足三里	合谷	丰隆	阳陵泉
小便不利：	次髎	关元	中极	水道	阴陵泉	膀胱俞		

问止中医大脑针灸功能之初次针灸的穴位组合

•医案 2•

放弃手术的脑胶质瘤叔叔、
开颅术后的髓母细胞瘤阿姨

主诊医师：韦雅楠

┤ 案例一：放弃手术的脑胶质瘤叔叔 ├

张老师是一名人民教师，因岳父患结肠癌肝转移结识问止中医，几次看诊下来，对我和问止中医都很认可，他家里人也都找我看诊调理。这次，是他患有脑肿瘤的远方叔叔来看诊。

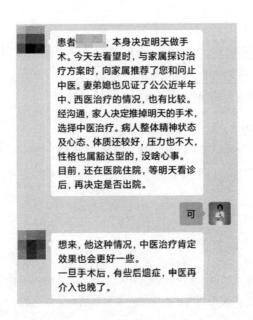

患者　　　，本身决定明天做手术。今天去看望时，与家属探讨治疗方案时，向家属推荐了您和问止中医。妻弟媳也见证了公公近半年中、西医治疗的情况，也有比较。
经沟通，家人决定推掉明天的手术，选择中医治疗。病人整体精神状态及心态、体质还较好，压力也不大，性格也属豁达型的，没啥心事。
目前，还在医院住院，等明天看诊后，再决定是否出院。

可

想来，他这种情况，中医治疗肯定效果也会更好一些。
一旦手术后，有些后遗症，中医再介入也晚了。

一诊：多发性胶质瘤

患者，男，53 岁。初诊在 2020 年 12 月 25 日，网诊。

患者 10 天前因剧烈的头晕呕吐入院检查，确诊为右侧脑室多发性胶质瘤，较大者有 6.6cm×3.3cm×4.1cm，5.0cm×3.5cm×2.6cm。

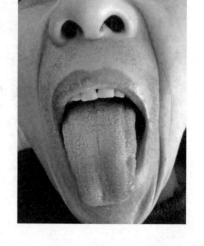

目前，患者眼球运动受阻，视野受限，偏视时需要扭头，视力下降；走路不辨方向，不能走直线；自觉后脑勺不适，头大，头沉，头晕，须按揉才缓解；大便一天一次，不成形；饭量比生病前少一些，有时打嗝。

脑肿瘤的发病机理多是痰湿瘀血阻滞脑窍。李叔叔的舌苔提示其寒湿很重。

他女儿告诉我：目前他在当地最好的肿瘤医院住院，但医生告知手术风险很大，即使手术成功，患者也只有 3 到 6 个月的生命，并且眼睛问题不会得到彻底解决；如果手术不成功，那有可能当场就……这是一个死劫。

听得我一身冷汗，我说："那就出院回家，纯中医治疗吧。"我用中医大脑开出祛痰利水的处方，以减轻脑水肿引起的走路不稳。因为病急病重，处方用药剂量很大，主力药生半夏已经用到 30 克之重。

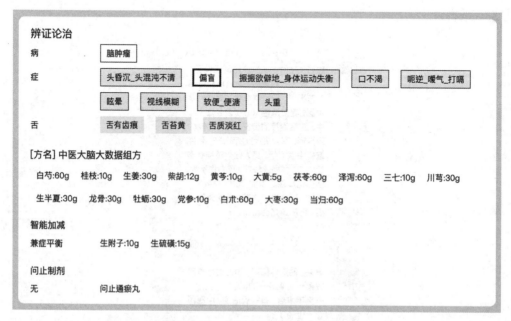

辨证论治

| 病 | 脑肿瘤 |

| 症 | 头昏沉_头混沌不清 | 偏盲 | 振振欲僻地_身体运动失衡 | 口不渴 | 呃逆_嗳气_打嗝 |
| | 眩晕 | 视线模糊 | 软便_便溏 | 头重 |

| 舌 | 舌有齿痕 | 舌苔黄 | 舌质淡红 |

[方名]中医大脑大数据组方

白芍:60g　桂枝:10g　生姜:30g　柴胡:12g　黄芩:10g　大黄:5g　茯苓:60g　泽泻:60g　三七:10g　川芎:30g

生半夏:30g　龙骨:30g　牡蛎:30g　党参:10g　白术:60g　大枣:30g　当归:60g

智能加减

兼症平衡　　生附子:10g　生硫磺:15g

问止制剂

无　　　　　问止通瘀丸

▲ 中医大脑：中医人工智能辅助诊疗系统

【本诊方剂整体药对结构分析】

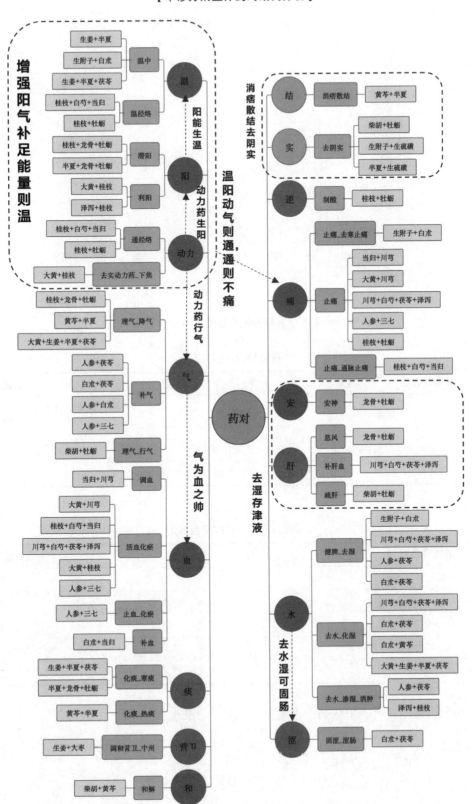

【方剂药性分析】

问止中医大脑方性图

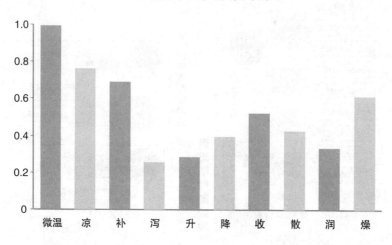

【本诊方剂的组成方剂结构分析】

重要结构符合方剂

结构符合方剂	方剂组成	药数
柴胡加龙骨牡蛎汤	柴胡，半夏，茯苓，桂枝，人参，黄芩，大枣，生姜，龙骨，牡蛎，大黄	11
当归芍药散	当归，川芎，芍药，茯苓，白术，泽泻	6
当归散	当归，黄芩，芍药，川芎，白术	5

可作为方根的结构符合方剂

结构符合方剂	方剂组成	药数
小半夏加茯苓汤	半夏，生姜，茯苓	3
泽泻汤	泽泻，白术	2
小半夏汤	半夏，生姜	2
佛手散	川芎，当归	2
二仙汤	黄芩，芍药	2

另外再特别加上的单味药：生硫黄、生附子、三七。

【重要结构符合方剂说明】

根据问止中医学习大脑"重要结构符合方剂"的分析，我们可以看得出来这张方剂以柴胡加龙骨牡蛎汤和当归芍药散为主体结构。细看这两个方剂的功用：

★ 柴胡加龙骨牡蛎汤能解散内外的病邪，降下上冲，疏通停滞的气、水。

★ 当归芍药散是《金匮要略》中的方剂，功用是养血柔肝、活血化瘀、健脾利水。此方常和《伤寒论》的柴胡剂一起合方，加强疏肝养血利水的效果。

之所以会选用柴胡加龙骨牡蛎汤治脑部的肿瘤就是因为本方有"生半夏、龙骨、牡蛎"这个重要的药对结构。生半夏可去至高之水，要治脑瘤非重用不可；龙骨、牡蛎潜阳的同时又可软坚散结。《神农本草经》有言：龙骨能治"癥瘕坚结"。脑瘤因为长在人体的最高处，治疗的时候除了攻坚散结之外还需要潜阳才行，因此治疗脑瘤，龙骨、牡蛎是必用之药。这就是中医大脑经过计算后会选用柴胡加龙骨牡蛎汤而不是选用大柴胡汤的主要原因。

此外，为何是合当归芍药散而不是合桂枝茯苓丸等活血化瘀的方药呢？因为在治疗脑瘤时，其重点是使用利水的药，利水的药除了能减缓头部的压力，也能在攻坚的同时让邪气从小便排出。当然，大黄也是必用的药。大黄除了可以让邪气从大便排出，同时也能降脑压减少脑出血的风险。而且，大黄本身就是活血化瘀的药，也可以治脑瘤。

生硫黄是中药里面最热的药。要知道它是产在火山口的药，虽甚热，但不会很燥。其行阳的力量很强。所有在人体里面的脓疡和肿瘤，都是因阴在里面，阳不行才会积，一旦阳能行，则有攻溃的机会。在中医重症的治疗上，柴胡剂加硫黄可以清利三焦系统。脑部有积水化脓时，硫黄是重要的单味药！本方主结构就是柴胡剂中的柴胡加龙骨牡蛎汤，加上硫黄，就是取效的心要。

生附子与炮附子不同。炮附子能够强心阳，固表阳；而生附子能够壮肾阳，去肾寒和阴实。在治重大阴实的时候，生附子能提供走通全身经络的动力，效果强大，不得不用。《神农本草经》上有言，生附子能"破癥坚、积聚、血瘕"，指的就是生附子可攻坚，去阴实（肿瘤、癌症等）。由于肾主脑，能去肾的阴实才能治到脑部的肿瘤，因此治脑瘤需要用到生附子。

三七这味药很特殊，一方面能化瘀，另一方面却可止血。在攻坚的时候，可防大量出血，又可令血不至于凝聚成血块，这是中医大脑智能加减中漂亮的一手。因此，对于像眼中风或眼底出血所造成的偏盲，三七也是必用之药。

初诊时开汤药7剂，并配合问止通瘀丸。1周后，李叔叔的女儿联系我，告知药后李叔叔挺好的，希望加号复诊。每天癌重症患者很多，我精力有限，当日无力加号，建议她次日看诊。

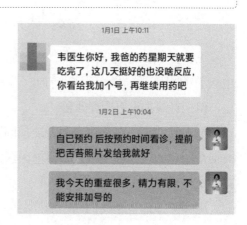

二诊：头晕改善，平衡改善

二诊在 2021 年 1 月 4 日。患者出院回家后就开始服用中药，目前药已经吃完了。复诊时表示：

1. 头沉、后脑勺不适、头晕消失。

2. 能自己走路，走路也不害怕摔倒了。

3. 精神状态好，胃口好，身体无明显不适，外观与正常人无明显差别。

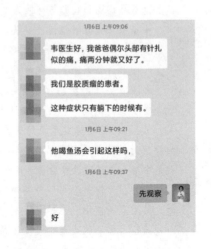

二诊守方 10 剂。二诊汤药还没快递寄到，患者出现了一个新症状：睡觉时后脑勺针刺样疼痛，影响睡眠。

这是瘀血致病，治疗过程中经络疏通，患者便会出现疼痛症状。其本质，是好转的迹象。我建议先观察。果不其然，后来一切平稳。

经常有患者询问："药吃后效果很好，自己按照原方抓药服用是否可以？"

答案从来都是"不可以"。复诊是医生根据病情细微变化调整处方用药，使用药更精准，有效缩短疗程和服药时间。况且重症用药的品质十分特殊，缺药或药质差，均有可能耽误病情。

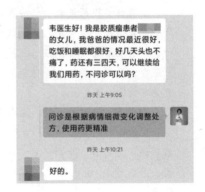

当时李叔叔的女儿也有同样的疑问时，我也给出了同样的答案。

三诊：体力改善佳，视野无改善

三诊在 2021 年 1 月 15 日。患者体力已经恢复到生病前的程度了，做事很有精神。舌苔已经基本正常，但视野缺损没有明显改善。

很多脑肿瘤患者都伴有视野缺损问题，这种视野缺损是肿瘤压迫视神经所致，目前西医没有很好的解决办法。

同样的，这也是我们问止治疗脑肿瘤患者所碰到

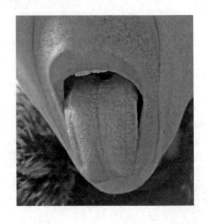

的难题。在治疗顺序上，坚持以通瘀、化瘀、利水治之，有希望减小脑肿瘤，进而解决肿瘤压迫视神经的问题。我选择继续守方 10 剂，等待治疗效果。

李叔叔的治疗还在继续，他的生活也在继续。在家修养一个月了，他有点待不住，问我年后是否可以回去上班。我告诉他："可以的！保持正常的节奏，生活才不会失衡，才能更加健康。"

【本医案之整体分析】

　　脑瘤是颅内肿瘤的简称，以头痛、呕吐、视力下降、感觉障碍、运动障碍、人格障碍等为主要临床表现，其中以偏盲、视力下降为较常见的症状。中医多以痰湿瘀血阻滞脑窍论治，处方以本案初诊的处方为主力军，呕吐严重可用生半夏至 30g 以上，头痛严重则重用川芎 30～60g，眼睛的视力问题则需要用到大黄和三七。如果眼白赤红，此时的大黄则不煮，我们会另外用热水泡大黄片 15～20 分钟，一片可重复泡 2～3 次，当开水喝，这是取其气而不取其味的特殊用法。而这个方法也可应用在眼睛的各种问题，如眼睛红肿热痛、针眼、角膜炎、结膜炎等。

　　本案中，患者是网诊，我们没有机会对患者施以针灸治疗，实为可惜。针对脑瘤引起的偏盲和视力下降，除了用汤剂以外，辅以针灸治疗，其效果更显。具体可选用以下的穴道：

　　1. 背部依次顺序：风府、风池、痞根（找压痛点左右取其一即可）、肾俞、委中（可放血）、消积（需扎到骨头）。

　　2. 正面依次顺序：百会、前顶、头临泣、合谷、睛明、太阳、养老、光明、太冲透涌泉。

　　3. 重症可再加强刺激天柱穴。

案例二：开颅术后的髓母细胞瘤阿姨

以前，我对面色惨白的理解只停留在文学作品里，直到 2021 年 1 月 15 日，一位脑肿瘤手术后的患者面诊。我才惊叹："这岂止是惨白！"

一诊：小脑髓母细胞瘤切除术后

王阿姨，49 岁。初诊在 2021 年 1 月 15 日。面诊。

来诊时，王阿姨瘦骨嶙峋，在家人的搀扶下缓慢挪进诊室，当她摘下帽子，只见她面白如枯骨。

王阿姨自 2020 年 10 月份开始间歇性头痛、呕吐，到 12 月底时，已经严重到无法承受，一检查傻眼了：右侧小脑髓母细胞瘤，伴发梗阻性脑积水，于 2020 年 12 月 24 日在北大医院（深圳医院）行右侧小脑髓母细胞瘤切除术。

手术很成功，可是术后王阿姨全身没力气，稍微走路就心慌气喘，出大汗；头晕、耳鸣，左半边脸冰冷麻木，感觉脸一直贴在冰柜里一样，舌头也木木的，身体也很冷；口中咸痰多，都是稀稀的白痰，喜欢吐口水；口渴，一喝水就刺激性咳嗽；流清鼻涕。

王阿姨在家修养一周，症状没有改善，医院又催着开始第一期化疗，她很为难。

西医的很多办法对控制肿瘤有直接帮助。患者身体底子硬，体质好，可以积极配合；如果患者身体太差，会吃不消，需要暂缓或放弃。

王阿姨最终选择了后者，到问止中医治疗。

病重及开颅手术后，患者阳气耗伤很严重，治疗当扶阳固脱。

我用中医大脑开出了固本为主的处方，并配合问止暖身丸。

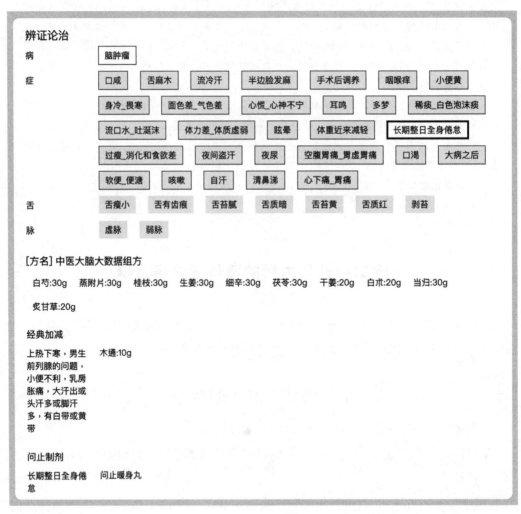

▲ 中医大脑：中医人工智能辅助诊疗系统

【本诊方剂整体药对结构分析】

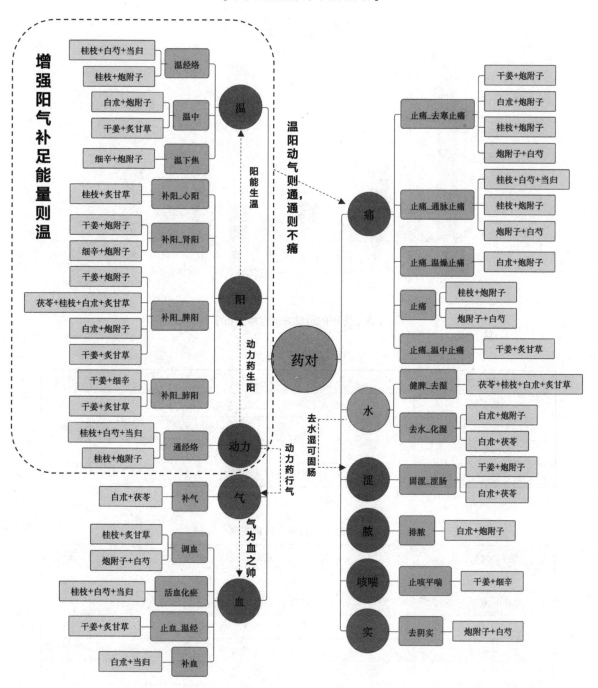

【方剂药性分析】

问止中医大脑方性图

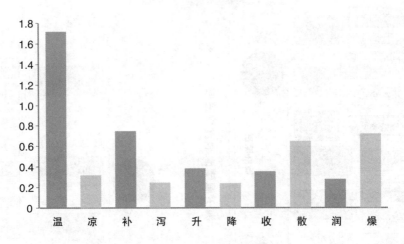

【本诊方剂的组成方剂结构分析】

重要结构符合方剂

结构符合方剂	方剂组成	药数
真武汤	茯苓，芍药，白术，生姜，炮附子	5
茯苓甘草汤	茯苓，桂枝，生姜，炙甘草	4
苓桂术甘汤	茯苓，桂枝，白术，炙甘草	4
甘草干姜茯苓白术汤	炙甘草，白术，干姜，茯苓	4

可作为方根的结构符合方剂

结构符合方剂	方剂组成	药数
通脉四逆汤	炙甘草，炮附子，干姜	3
芍药甘草附子汤	芍药，炙甘草，炮附子	3
四逆汤	炙甘草，干姜，炮附子	3
芍药甘草汤	芍药，炙甘草	2
甘草干姜汤	炙甘草，干姜	2
桂枝甘草汤	桂枝，炙甘草	2
干姜附子汤	干姜，炮附子	2

另外再特别加上的单味药：细辛、木通、当归。

【重要结构符合方剂说明】

由于患者是脑部肿瘤开刀后又经过化疗的患者，当她来到问止中医时，我们的策略是要先做术后的调补，提高患者的生活质量。中医大脑在医者选择入参之后开立了本方。

根据问止中医学习大脑"重要结构符合方剂"的分析，我们可以看得出来这个方剂是附子剂和苓术类方的合方。四逆汤、真武汤的结构都是为了做术后虚弱患者的扶阳工作。与此同时，因为她是脑部积水而开的刀，代表身上的水液代谢确实有问题，于是中医大脑在分析患者症状入参后计算选用了苓桂术甘汤为主的方剂，其用意是调节水湿。在主要结构之外，中医大脑同时又开出了细辛、木通和当归这三味药，其中就隐含着当归四逆汤（去掉大枣）的结构，可以治疗患者血虚有寒之症，如舌麻木、半边脸发麻、心慌、畏寒等。

我们整理这三味药的功能列表如下，这可以让我们更了解中医大脑的智能加减在本医案中的思考重点所在：

单味药	主治	应用
细辛	祛风解表，散寒止痛，温肺化饮，通窍	1. 用于外感风寒及阳虚外感证。2. 用于头痛、痹痛、牙痛等痛症。3. 用于寒饮咳喘
木通	清热，利水通淋，泄心火，通血脉，通乳	热淋涩痛，心烦尿赤，水肿脚气。经闭乳少，湿热痹痛
当归	补血，活血，调经，止痛，润肠	1. 用于血虚诸证。2. 用于血虚或血虚而兼有瘀滞的月经不调、痛经、经闭等症。3. 用于血虚、血滞或寒滞，以及跌打损伤、风湿痹阻的疼痛症。4. 用于痈疽疮疡。5. 用于血虚肠燥便秘

二诊：好转很多

二诊在 2021 年 1 月 22 日，面诊。

这一次，王阿姨是自己走进诊室的，虽然坐了 2 个多小时的地铁才来到问止中医后海店，可她没有明显的疲惫感。她和她先生都很开心，一坐下就很激动地说喝药改善了不少。

服药第 2 天，王阿姨就感觉到明显好转，有时能感觉到左半边脸暖和了，脸一暖和也就不麻木了；舌头发木感、口咸也减轻，痰减少，不吐口水了，刺激性咳嗽好了，白天不会心慌出冷汗了，视线模糊、剥苔改善很好。

二诊时，守方 10 剂。

治疗后王阿姨身体恢复大半，于是在 2021 年 2 月 1 日去做了第一次化疗。化疗后一直呕吐，饭也吃不下，稍微说话就喘大气，急得他们不知道该怎么办。

化疗 5 天后，王阿姨稍微能吃点稀饭，有力气来复诊了。她说："我以后安心喝中药调理。化疗不适合我。"

═══ 三诊：化疗后损伤严重 ═══

三诊在 2021 年 2 月 6 日。

王阿姨 1 月 27 日月经来潮（10 月份生病后就停经了），行经超过 10 天还没干净。其他情况比初诊时更差。

药后月经复来是好事，表示身体机能正在恢复。但是，化疗严重损伤了王阿姨的脾胃，脾失统摄，故月经淋漓不尽。这一次，先救脾血。

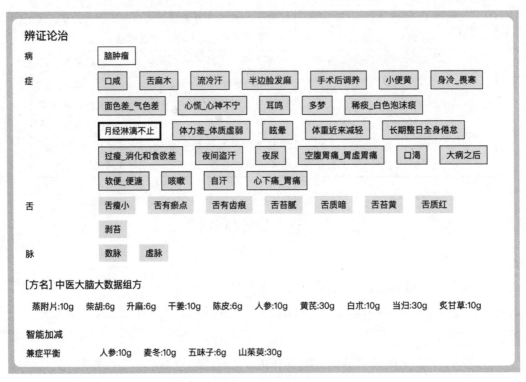

辨证论治

病　　脑肿瘤

症　　口咸　舌麻木　流冷汗　半边脸发麻　手术后调养　小便黄　身冷_畏寒
　　　面色差_气色差　心慌_心神不宁　耳鸣　多梦　稀痰_白色泡沫痰
　　　月经淋漓不止　体力差_体质虚弱　眩晕　体重近来减轻　长期整日全身倦怠
　　　过瘦_消化和食欲差　夜间盗汗　夜尿　空腹胃痛_胃虚胃痛　口渴　大病之后
　　　软便_便溏　咳嗽　自汗　心下痛_胃痛

舌　　舌瘦小　舌有瘀点　舌有齿痕　舌苔腻　舌质暗　舌苔黄　舌质红
　　　剥苔

脉　　数脉　虚脉

[方名] 中医大脑大数据组方

蒸附片:10g　柴胡:6g　升麻:6g　干姜:10g　陈皮:6g　人参:10g　黄芪:30g　白术:10g　当归:30g　炙甘草:10g

智能加减

兼症平衡　　　人参:10g　麦冬:10g　五味子:6g　山茱萸:30g

▲ 中医大脑：中医人工智能辅助诊疗系统

【本诊方剂整体药对结构分析】

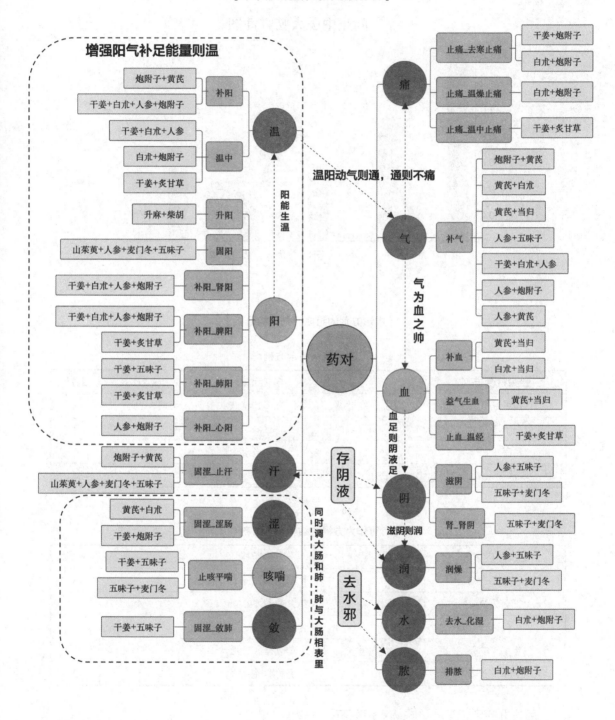

【方剂药性分析】

问止中医大脑方性图

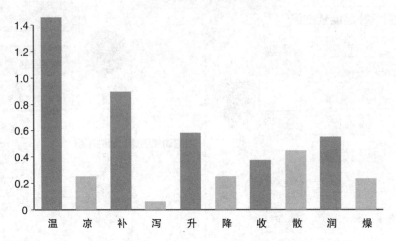

【本诊方剂的组成方剂结构分析】

重要结构符合方剂

结构符合方剂	方剂组成	药数
补中益气汤	黄芪，炙甘草，人参，当归，陈皮，升麻，柴胡，白术	8
附子理中汤	炮附子，干姜，白术，炙甘草，人参	5
理中汤	人参，干姜，炙甘草，白术	4
四逆加人参汤	炙甘草，炮附子，干姜，人参	4

可作为方根的结构符合方剂

结构符合方剂	方剂组成	药数
通脉四逆汤	炙甘草，炮附子，干姜	3
生脉饮	人参，麦门冬，五味子	3
四逆汤	炙甘草，干姜，炮附子	3
甘草干姜汤	炙甘草，干姜	2
干姜附子汤	干姜，炮附子	2

另外再特别加上的单味药：山茱萸。

【重要结构符合方剂说明】

因为本诊是针对患者月经淋漓不止的问题，中医大脑依着"脾不统血"的思维来调补脾胃。根据问止中医学习大脑"重要结构符合方剂"的分析，我们可以看得出来这个方剂主要是补中益气汤、四逆汤、生脉饮结构的组合，同时也隐含着附子理中汤、理中汤等结构。也就是说，这个方剂除了补益中州、强化脾胃之外，同时也是补阳温中的方剂。我们再次说明一下这几个结构符合方剂，从中来了解中医大脑的用方思维：

● 理中汤：是治疗虚证体质者急性慢性胃肠不适、肌肉弛缓、贫血而容易疲劳的方剂。可治疗本案患者的胃痛、大便稀溏等症。

● 四逆汤：是治里寒的主力方剂，更是止痛的要方。可治疗本案患者的稀痰、流清涕、畏寒等症。

● 补中益气汤：方名就明示着含有补中益气的功用，具有补益虚证疲劳病、强健脾胃的效果。后世医者多称本方是补剂之王而有"医王汤"之名，是应用范围很广的体力增强剂。

● 生脉饮：治疗气阴两伤的常用方剂。

炮附子能够固阳，也就能够治疗一切脱证，如遗精、崩漏、大汗出等，结合补中益气汤就更能益气固脱，治疗本案中患者因脾肾阳虚兼气血两虚导致的月经淋漓不止、流冷汗等症。由于患者还有舌质红、剥苔、数脉，代表着兼阴虚无疑，因此中医大脑又合用生脉饮，该方也能治疗患者的自汗、盗汗等问题。

此外，中医大脑再在方中加入了山茱萸。张锡纯先生多用山茱萸于很多救逆的场合（多合生山药），近代名医李可先生亦以山茱萸入其破格救心汤中。可见山茱萸非可小视。仲景先师制肾气丸用山茱萸以入肝而补肝，良有以也。

张锡纯先生多以山茱萸二两之量以收其效，他在《医学衷中参西录》中有这样的说明："味酸性温。大能收敛元气，振作精神，固涩滑脱。因得木气最浓，收涩之中兼具条畅之性，故又通利九窍，流通血脉，治肝虚自汗，肝虚胁疼腰疼，肝虚内风萌动，且敛正气而不敛邪气，与其他酸敛之药不同。"山茱萸对在本诊中手术化疗之后的患者，是助其体力恢复、固涩滑脱的良药。

四诊：持续恢复中

四诊时患者月经已经干净了，脸没有那么木了，精力比以前好多了，能吃一碗饭了，痰堵着的感觉不明显了，不会呛咳了，大便1次／日，眼睛模糊改善可，不会出冷汗了。脸色比较好。清鼻涕不明显了。

王阿姨的治疗还在继续着，我多么希望接下来的调理也能如原来那样有效。

我一直在想，是什么使两个严重的案例治疗初期很快起效，后来明白：是豁达的心态和家人的支持。

案例一的李叔叔，是一位朴实的北方农村老汉，平时在外打工，确诊脑肿瘤后，心态很好，三次视频看诊，女儿和儿子、老伴都陪在身旁，尤其是女儿，一直耐心解释，生怕我听不懂，我没有感受到任何沉重或哀叹。

案例二的王阿姨，是和先生一起来深圳打工的平凡深漂夫妻，可他们是我在问止出诊一年多以来，少有的几对让我羡慕的夫妻之一，如果说疾病是婚姻的试金石，那她的脑肿瘤一定试出了金闪闪的真爱。

新的一年到来了，希望在牛气满满的新岁里，我们能给患者带来不平凡的健康时刻。

【本医案之整体分析】

常有人会问："为什么脑瘤就算是恶性的，也都是被称为瘤，而不是被称为癌呢？"主要的原因是它本身不会发生转移，既然不会发生转移，也就不被称为癌。虽然不会转移，但是它的凶险度非常高，因为一旦脑中的肿瘤长大，头盖骨的坚硬会限制空间而令肿瘤挤压到大脑组织，最后会影响患者的身体机能而造成死亡。所以脑瘤是一个非常特殊的病症。

有人会问："如果不用手术，难道中医有办法去除脑瘤吗？"这个答案是肯定的。通过中药方剂确实可以攻坚肿瘤，只是因为大脑本身的特殊性，它有一个"血脑屏障"（blood-brain barrier，BBB）的机制，这会令大多数的药物无法进入大脑。而中医在治疗脑瘤时，必须用到一味非常重要的药才能够将药性带到大脑，这就是生半夏。我们常说半夏就是作用在头面的动力药，就是指这一点。这是治疗脑肿瘤的一个重要心法，先有了这一层的了解，再来辨证论治。

在本医案中看到的治疗结果，可以说是相当成功，这是中医大脑根据重症发展的阶段，以能够符合中医六大健康标准为原则而做的努力。相信通过中医大脑的长期调养，该患者可以活出高质量、长寿命的生活。

·医案 3·

克制淋巴细胞白血病，血象全面好转

主诊医师：韦雅楠

> 从今年 5 月至今，我一直在治疗一位白血病患者，刚开始是帮助她改善虚弱体质，为骨髓移植作准备；后来因为各种原因，她放弃骨髓移植，一直接受我们的中医治疗。目前，她的白细胞已经恢复正常，贫血症状也得到显著改善。
>
> 秦女士，40 岁，生病前生活虽然坎坷，但生活也还不错。用她自己的话说："我曾经也是一个天不怕、地不怕的女子，和前夫离婚后，努力工作。后来经家里人介绍，才认识了现在的先生，再婚，婚后有了儿子，生活也算幸福美满。"

——| 确诊为淋巴细胞白血病，多次治疗，几经生死 |——

2019 年 8 月，她口腔溃疡反复发作，颈部淋巴结肿大，在广东省某医院确诊为淋巴细胞白血病。儿子才四岁，不能没有妈妈，她像所有人一样，积极配合化疗，寻找配型。

幸运的是，她和自己与前夫所生的女儿骨髓配型成功。可是女儿只有 11 岁，很瘦弱，需要先增重，等到体重达标才能捐赠骨髓。

在接下来快一年的时间里，秦女士接受了 6 次化疗，骨穿 7 次，腰穿 3 次，还有靶向药治疗和其他叫不出名字的各种治疗和检查。好几次，因为身体太虚弱，她高烧不退，诱发败血症，几经波折才死里逃生。

疾病诊断证明书

编号：▨▨▨▨▨

科室：血液科病区

住院号（门诊号）：▨▨▨

姓名：▨▨▨　性别：女　年龄：40岁

入院日期：2020-07-25

病情摘要：
患者因"确诊急性淋巴细胞白血病1年余，返院化疗"。

诊　　断：
1. 急性淋巴细胞白血病
2. 感染性腹泻
3. 阵发性室上性心动过速
4. 中枢神经系统白血病
5. 肺部感染
6. 慢性肾脏病2期
7. 肺大泡
8. 结节性甲状腺肿

医　　嘱：
1. 健康宣教告知：消化道隔离，分餐，注意个人卫生。
2. 出院带药：无。自备：伊马替尼400mg 口服
qd。外院继续予哌拉西林钠他唑巴坦钠4.5g 静滴 q12h。
3. 复诊指导：每周复查大便及肛拭子培养。血液科门诊随诊。

复诊建议：
随诊；

医师：▨▨▨

很多时候，她都觉得自己快坚持不下去了。每次从医院出院后，她都偷偷找中医开药调理（医院的西医生不让她喝中药），可是效果不太明显。

今年5月，她在同学的推荐下就诊于问止中医。

初次就诊于问止中医

初诊：2020 年 5 月 28 日，网诊。

患者近一月连续腰穿两次后，腰痛难忍；口淡、口苦、恶心、牙痛、没胃口，吃东西感觉全压在胸口，闷闷的；感觉不到口渴，不想喝水，尿量很少，小便黄，有泡泡，大便 1～2 次 / 天，成形；怕冷，全身感觉重重的，人感觉很累，头晕，头发热；睡眠浅，每 2h 醒一次，醒后不易复睡。舌淡红，胖大，有齿印，苔黄厚腻。

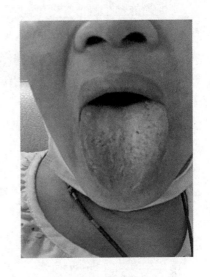

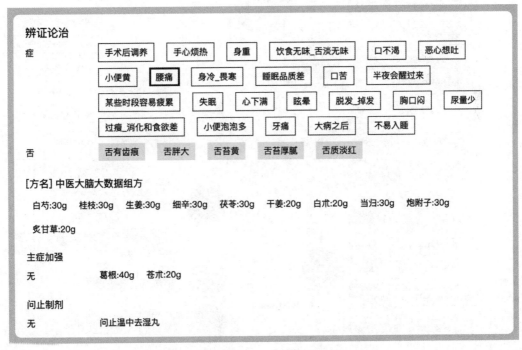

辨证论治

症　　手术后调养　手心烦热　身重　饮食无味_舌淡无味　口不渴　恶心想吐

　　　小便黄　**腰痛**　身冷_畏寒　睡眠品质差　口苦　半夜会醒过来

　　　某些时段容易疲累　失眠　心下满　眩晕　脱发_掉发　胸口闷　尿量少

　　　过瘦_消化和食欲差　小便泡泡多　牙痛　大病之后　不易入睡

舌　　舌有齿痕　舌胖大　舌苔黄　舌苔厚腻　舌质淡红

[方名] 中医大脑大数据组方

白芍:30g　桂枝:30g　生姜:30g　细辛:30g　茯苓:30g　干姜:20g　白术:20g　当归:30g　炮附子:30g

炙甘草:20g

主症加强

无　　　　葛根:40g　苍术:20g

问止制剂

无　　　　问止温中去湿丸

▲ 中医大脑：中医人工智能辅助诊疗系统

【本诊方剂整体药对结构分析】

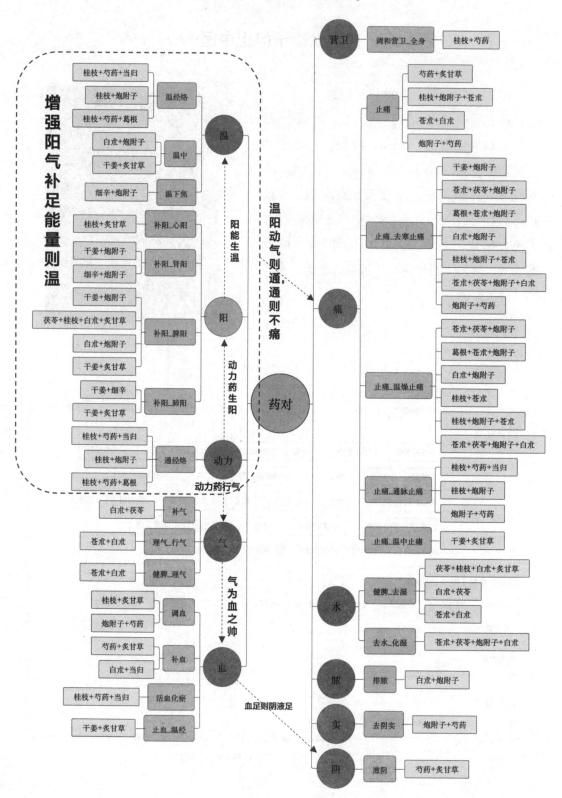

【方剂药性分析】

问止中医大脑方性图

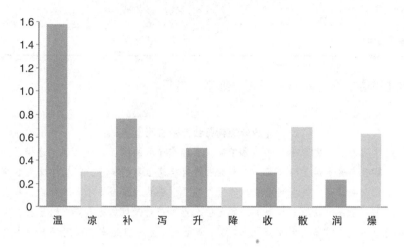

【本诊方剂的组成方剂结构分析】

重要结构符合方剂

结构符合方剂	方剂组成	药数
真武汤	茯苓，芍药，白术，生姜，炮附子	5
茯苓甘草汤	茯苓，桂枝，生姜，炙甘草	4
苓桂术甘汤	茯苓，桂枝，白术，炙甘草	4
甘草附子汤	炙甘草，苍术，炮附子，桂枝	4
甘草干姜茯苓白术汤	炙甘草，白术，干姜，茯苓	4

可作为方根的结构符合方剂

结构符合方剂	方剂组成	药数
通脉四逆汤	炙甘草，炮附子，干姜	3
芍药甘草附子汤	芍药，炙甘草，炮附子	3
四逆汤	炙甘草，干姜，炮附子	3
芍药甘草汤	芍药，炙甘草	2
甘草干姜汤	炙甘草，干姜	2

续表

结构符合方剂	方剂组成	药数
桂枝甘草汤	桂枝，炙甘草	2
干姜附子汤	干姜，炮附子	2

另外再特别加上的单味药：葛根、细辛、当归。

【重要结构符合方剂说明】

面对这样一个重症病患的初诊，医者录入了非常详尽的症状，但主症上选择了腰痛，应该是希望先减缓患者生活上的痛苦，进而再进行对疾病本身的治疗，所以中医大脑会围绕克治腰痛这个重点来计算。根据问止中医学习大脑"重要结构符合方剂"的分析，我们可以看得出来这个方剂是一个以附子剂为主，加上祛水湿的药对为辅的方剂。在这里面，可作为方根的结构符合方剂有"芍药甘草汤"，这是一个止痛良方。但是本方以附子剂为主是有深意的！我们来深入分析一下。

中医在临床上要止痛，四逆汤是不可缺少的重要方剂，也许有人会认为四逆汤只是治疗阳虚体寒的药，其实在临床上可以发现四逆汤是治疗痛症的一个强大方剂。附子剂之所以能够作为阳虚者（如本医案之患者）止痛的关键，原因就是本草学上所强调的附子能够走窜全身一切经络。

清代医家黄官绣所著《本草求真》一书中云："附子味辛大热，纯阳有毒，其性走而不守，通行十二经，无所不至，为补先天命门真火第一要药。"

我们知道针灸治疗的重点就是要打通全身经络的不通之处，所谓的"通则不痛，痛则不通"。附子既然能够走通全身的经络，那自然就可以达到像针灸止痛一样的效果。这虽然是从本草学上推理出来的结果，但是在临床上验证确是如此。

本方中还用到苓桂术甘汤来去中焦的湿，用到真武汤来去下焦的湿，就是希望能够祛水湿而令患者胸口闷痛、身重的问题得以解决，同时也改善患者眩晕、心下满的问题。

患者体质如此虚弱，须温肾固阳、振奋胃气为主。湿浊阻滞中焦，除开具上述汤剂外，也同时开了问止温中祛湿丸。

喝药5天后，秦女士复诊，觉得胸口闷好多了，牙痛也好了，小便不黄了，也没有泡泡了，怕冷、手心烦热不明显，腰痛和胃口也有改善。

化疗太痛苦，考虑纯中医治疗

这时，和医院预约的下次化疗时间还有一周，因为化疗和服用西药太痛苦，秦女士问我是否可以推迟化疗和骨髓移植时间，全靠中医治疗。

"癌症治疗，中医西医各有优势，我只尽我所能做我能做的，至于选择西医还是中医，还是两者结合，应该完全由患者自己决定。"我给了秦女士这样的解答。

后续治疗时，处方随症有调整，并开出帮助解肝毒的问止养肝丸。

整个 6 月，秦女士都及时挂号复诊，每次视频看诊，我发现她都还在家里，并没有按预约的时间回医院。

到 6 月底第 5 次就诊时，她的腰痛、唇干基本好了，进食、喝水后闷在胸口、打嗝、恶心、怕油腻、恶心想吐的感觉缓解了 70% ~ 80%，心情也很好。

还是准备回医院做移植

她告诉我，喝完这次开的药，她要回医院做移植准备了，拖了一个月才有勇气回去，只是太害怕自己因手术意外出不来。

2020 年 7 月 16 日，她第 6 次看诊。刚好在住院，医生告诉她，影响她移植的脑白细胞基本得到控制，只有微量残留，可以正常骨髓移植。

秦女士身体各方面已经很不错了，新长的头发很浓密，胃口很好，消化也好，不吃肉就觉得很饿（以前几乎不敢吃肉）；头部发热、头晕症状也明显减轻。她觉得中药很有帮助，想在移植前再服用中药一周。

看诊快结束时，她突然动情地说："韦医生，请祝福我一切顺利吧，您的祝福对我很重要，希望下次看诊时，我已经顺利移植，这一路，实在是太难了。"

我内心很受触动，有点想哭，可是强忍住，送上我最真诚的祝福。

无法移植，转回问止中医

2020 年 8 月 6 日，她第 7 次挂号看诊，很失落，很疲惫，告诉我："进舱前一小时确诊肺部真菌感染，移植只能再次暂缓，只好出院回家。"

目前血象很低。

检查结果：

2020-7-26 全血常规:白细胞计数:1.88*10^9/L↓,中性粒细胞计数:0.95*10^9/L↓,血红蛋白浓度:91g/L↓,血小板计数:136*10^9/L;

2020-7-26 降钙素原(PCT)检测:降钙素原检测:<0.05ng/mL;

2020-7-27 生化急诊八项:尿素:6.78mmol/L,二氧化碳结合力:

酐:91.89umol/L↑;

2020-7-26 心肌二项:脑利钠肽前体:55.0pg/mL,高敏肌钙蛋白

2020-7-25 细菌+真菌培养,细菌+真菌培养:细菌+真菌培养:沙

>=64 R.细菌+真菌培养:沙门菌肯塔基血清型 氨苄西林 >=32

住院期间，秦女士服用了很多西药，现在面肿、脚肿，眼睛看东西模糊，视力有重影，身体很虚弱，胃口差，尿量少，大便差。

秦女士很彷徨。

辨证论治

症　　复视_看东西有重影　　大便黑　　半夜会醒过来　　视线模糊　　尿量少

　　　过瘦_消化和食欲差　　面肿　　口干　　软便_便溏　　脚水肿_足肿　　不易入睡

舌　　舌苔腻　　唇干　　舌苔黄　　舌质淡红

[方名] 中医大脑大数据组方

姜半夏:10g　白芍:10g　桂枝:10g　生姜:10g　柴胡:12g　黄芩:10g　苍术:10g　厚朴:6g　茯苓:10g　猪苓:10g

泽泻:15g　陈皮:6g　人参:10g　白术:10g　大枣:30g　炙甘草:10g

经典加减

尿量少，湿疹，　连翘:10g　薏苡仁:30g
皮肤痒

引经药

咽喉、胸(引药　桔梗:10g
上行)

▲ 中医大脑：中医人工智能辅助诊疗系统

【本诊方剂整体药对结构分析】

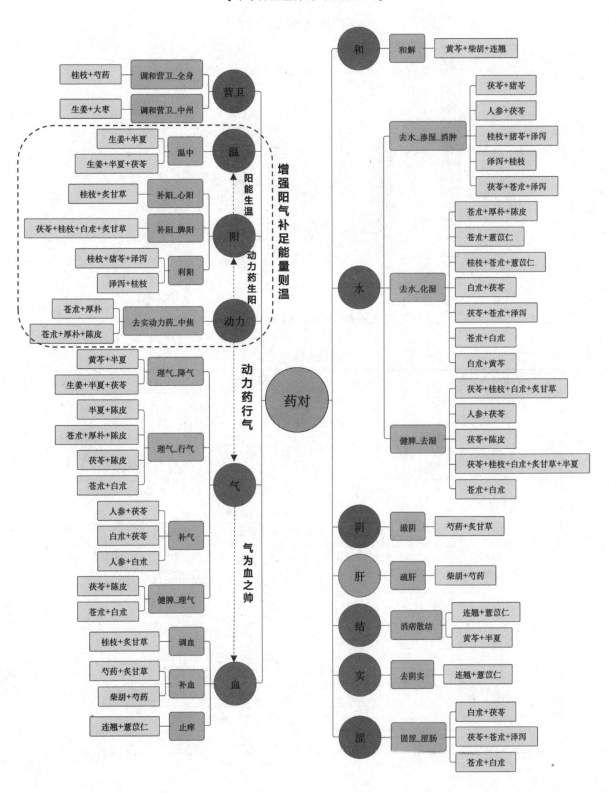

【方剂药性分析】
问止中医大脑方性图

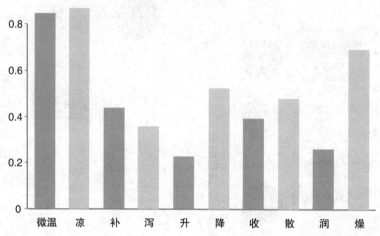

【本诊方剂的组成方剂结构分析】

重要结构符合方剂

结构符合方剂	方剂组成	药数
柴苓汤	柴胡，黄芩，生姜，半夏，人参，大枣，炙甘草，猪苓，茯苓，白术，泽泻，桂枝	12
胃苓汤	炙甘草，茯苓，苍术，陈皮，白术，桂枝，泽泻，猪苓，厚朴，大枣，生姜	11
柴胡桂枝汤	柴胡，半夏，桂枝，黄芩，人参，芍药，生姜，大枣，炙甘草	9
六君子汤	人参，白术，茯苓，半夏，大枣，陈皮，炙甘草，生姜	8
小柴胡汤	柴胡，黄芩，人参，炙甘草，半夏，生姜，大枣	7
黄芩加半夏生姜汤	黄芩，芍药，炙甘草，大枣，半夏，生姜	6
桂枝去桂加茯苓白术汤	芍药，炙甘草，生姜，大枣，茯苓，白术	6
桂枝加芍药生姜各一两人参三两新加汤	桂枝，大枣，人参，芍药，生姜，炙甘草	6
平胃散	苍术，厚朴，陈皮，炙甘草，生姜，大枣	6
四君子汤	人参，白术，茯苓，炙甘草，生姜，大枣	6
桂枝汤	桂枝，芍药，炙甘草，生姜，大枣	5
桂枝加芍药汤	桂枝，芍药，炙甘草，大枣，生姜	5

结构符合方剂	方剂组成	药数
桂枝加桂汤	桂枝，芍药，生姜，炙甘草，大枣	5
厚朴生姜半夏甘草人参汤	厚朴，生姜，半夏，炙甘草，人参	5
五苓散	猪苓，泽泻，白术，茯苓，桂枝	5
黄芩汤	黄芩，芍药，炙甘草，大枣	4
茯苓甘草汤	茯苓，桂枝，生姜，炙甘草	4
茯苓桂枝甘草大枣汤	茯苓，桂枝，炙甘草，大枣	4
苓桂术甘汤	茯苓，桂枝，白术，炙甘草	4
桂枝去芍药汤	桂枝，大枣，生姜，炙甘草	4
二陈汤	半夏，陈皮，茯苓，炙甘草	4

可作为方根的结构符合方剂

结构符合方剂	方剂组成	药数
猪苓散	猪苓，茯苓，白术	3
小半夏加茯苓汤	半夏，生姜，茯苓	3
半夏散及汤	半夏，桂枝，炙甘草	3
芍药甘草汤	芍药，炙甘草	2
泽泻汤	泽泻，白术	2
橘皮汤	陈皮，生姜	2
桂枝甘草汤	桂枝，炙甘草	2
小半夏汤	半夏，生姜	2
二仙汤	黄芩，芍药	2

另外再特别加上的单味药：桔梗、连翘、薏苡仁。

【重要结构符合方剂说明】

　　在患者各方面的指标都非常差的时候，医者和中医大脑之间的配合就要紧扣着能全面稳住局面的方剂。根据问止中医大脑"重要结构符合方剂"的分析，我们可以看得出来这个方剂的组成相当的复杂，但却有一明确的脉络可寻——整体而言就是柴胡剂、桂枝剂、苓术类方、半夏剂四个大方向合成的。我们可以用下图来说明其组成分类及对治重点：

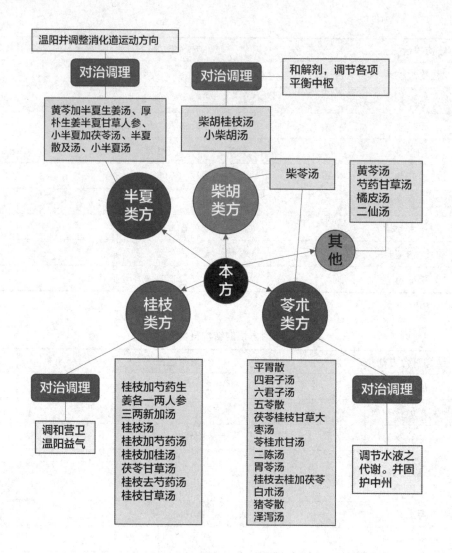

还是靠中医大脑吧！我及时开具新的处方。

药后，秦女士多方面都有改善，胃口好很多了，脸色也变好了。

彻底放弃骨髓移植

2020 年 8 月 22 日，这是她九诊的日子，也是她告诉我彻底放弃骨髓移植的日子。

从这时开始，我们要以纯粹中医的方式治疗她的白血病，我时刻关注着她的血象变化。

治疗到 2020 年 9 月 16 日，秦女士的身体已经得到明显改善。

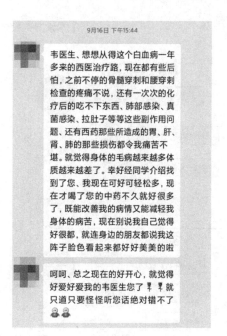

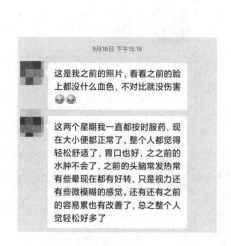

2020 年 9 月 23 日，第 11 诊，因为照顾感冒的儿子，她不小心跟着病倒了。已经感冒 2 天，自己服用感冒药还是反复发烧，体温波动在 36.8 ~ 37.9℃，几乎不出汗，咳嗽、胸骨痛、头痛、流鼻涕、咽痛，头经常发热；干呕频繁，饥不欲食（发烧前情况都很好）。

她的白细胞还很低，意味着身体免疫力很差，稍有不慎，后果不堪设想。我后背发凉，申请医学中心会诊后才开出处方。

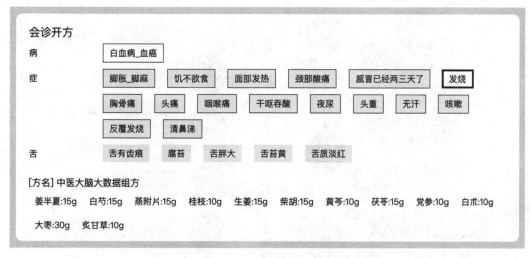

▲ 中医大脑：中医人工智能辅助诊疗系统

【本诊方剂整体药对结构分析】

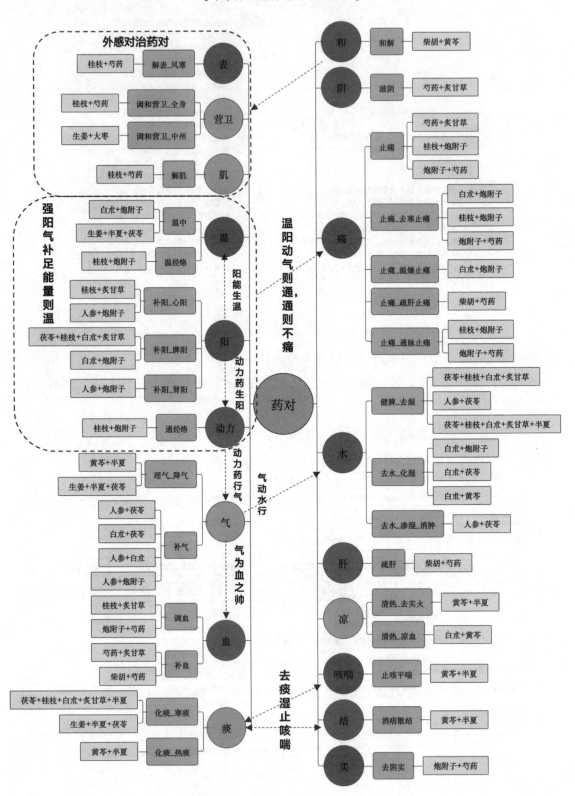

【方剂药性分析】

问止中医大脑方性图

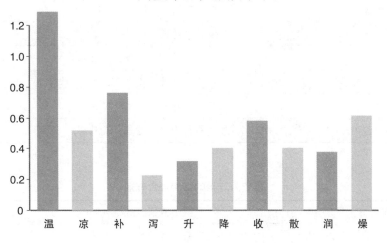

【本诊方剂的组成方剂结构分析】

重要结构符合方剂

结构符合方剂	方剂组成	药数
柴胡桂枝汤	柴胡，半夏，桂枝，黄芩，人参，芍药，生姜，大枣，炙甘草	9
小柴胡汤	柴胡，黄芩，人参，炙甘草，半夏，生姜，大枣	7
黄芩加半夏生姜汤	黄芩，芍药，炙甘草，大枣，半夏，生姜	6
桂枝去桂加茯苓白术汤	芍药，炙甘草，生姜，大枣，茯苓，白术	6
桂枝加附子汤	桂枝，芍药，大枣，生姜，炙甘草，炮附子	6
桂枝加芍药生姜各一两人参三两新加汤	桂枝，大枣，人参，芍药，生姜，炙甘草	6
四君子汤	人参，白术，茯苓，炙甘草，生姜，大枣	6
附子汤	炮附子，茯苓，人参，白术，芍药	5
真武汤	茯苓，芍药，白术，生姜，炮附子	5
白术附子汤	白术，炙甘草，炮附子，生姜，大枣	5
桂枝附子汤	桂枝，炮附子，生姜，炙甘草，大枣	5
桂枝汤	桂枝，芍药，炙甘草，生姜，大枣	5
桂枝去芍药加附子汤	桂枝，炮附子，炙甘草，生姜，大枣	5
桂枝加芍药汤	桂枝，芍药，炙甘草，大枣，生姜	5

续表

结构符合方剂	方剂组成	药数
桂枝加桂汤	桂枝，芍药，生姜，炙甘草，大枣	5
黄芩汤	黄芩，芍药，炙甘草，大枣	4
茯苓甘草汤	茯苓，桂枝，生姜，炙甘草	4
茯苓桂枝甘草大枣汤	茯苓，桂枝，炙甘草，大枣	4
苓桂术甘汤	茯苓，桂枝，白术，炙甘草	4
桂枝去芍药汤	桂枝，大枣，生姜，炙甘草	4

可作为方根的结构符合方剂

结构符合方剂	方剂组成	药数
芍药甘草附子汤	芍药，炙甘草，炮附子	3
小半夏加茯苓汤	半夏，生姜，茯苓	3
半夏散及汤	半夏，桂枝，炙甘草	3
芍药甘草汤	芍药，炙甘草	2
桂枝甘草汤	桂枝，炙甘草	2
小半夏汤	半夏，生姜	2
二仙汤	黄芩，芍药	2

【重要结构符合方剂说明】

先来比较本诊和上一诊的差别：

原有但不再收录的症状	半夜会醒过来，口干，视线模糊，面肿，过瘦－消化和食差，脚水肿－足肿，复视－看东西有重影，舌苔腻，大便黑，尿量少，唇干，软便－便溏，不易入睡
另外又收录的新症状	舌有齿痕，颈部酸痛，咳嗽，腐苔，感冒已经两三天了，清鼻涕，干呕吞酸，发烧，夜尿，面部发热，反复发烧，饥不欲食，胸骨痛，无汗，脚胀－脚麻，头痛，咽喉痛，头重，舌胖大，白血病－血癌

　　根据问止中医学习大脑"重要结构符合方剂"的分析，我们可以看得出来这个方剂主要是柴胡桂枝汤和真武汤的合方。

　　柴胡桂枝汤专门用在虚人感冒，而真武汤则是用在阳虚型的感冒。柴胡剂本身就能退烧，而附子剂则是用于反复的发烧或低烧。此人既有白血病的血虚问题，又有阳虚的体质（舌胖大有齿痕），所以用此合方确能解掉虚证的发烧和外感诸症。

　　患者的咽喉痛提示着少阴病的发展趋势，可用真武汤和半夏散及汤来解。

> 颈部酸痛并非都是葛根汤或桂枝加葛根汤证，临床上用柴胡桂枝汤或真武汤都能解掉肩颈酸痛的问题。
>
> 此人虽然无汗但却不用麻黄剂，原因就是虚人感冒需慎用麻黄或宁可不用，否则容易产生心悸等诸多后遗症。

命运没有辜负奋力求生的人。服药1剂后，她退烧了，体温恢复正常，咳嗽、干呕和颈酸痛也好了，胃口恢复正常。

治疗顺利回到攻癌阶段。中医大脑所最擅长的以中医克制癌重症，将要释放出完全的力量。

纯中医治疗，血象显著好转

最近一次看诊是2020年11月18日，病例记录、舌苔、血象检查如下。秦女士的血象显著改善。她已经回到了正轨了。

自诉

十六诊：右小腿酸胀好了，胃口变好很多，睡眠变好，每3h才醒一次（以前每2h醒一次）

现证：后脑勺抽痛，右侧头痛，抽痛时头部发热感，右耳朵痛，整个有头部不舒服，脚尖轻微发麻，半夜3：00以后、5：00以后各醒一次，口渴，饮可，晨起喝水打嗝。大便成形了。

血象如下：

11月18日：WBC 5.14*10^9/L（恢复正常了），RBC，3.08*10^12/L，Hb109g/L

11月6日：WBC 2.71*10^9/L，RBC，2.93*10^12/L，Hb103g/L

10月28日：WBC 3.07*10^9/L，RBC，2.72*10^12/L，Hb96g/L

10月22日：WBC 3.18*10^9/L，RBC，2.47*10^12/L，Hb90g/L

10月11日：WBC 2.83*10^9/L，N 1.53*10^9/L，RBC，2.49*10^12/L，Hb89g/L，PLT 135*10^9/L；

9月28日：WBC 2.56*10^9/L，N 1.14*10^9/L，RBC，2.43*10^12/L，Hb87g/L，PLT 135*10^9/L；

9月23日：WBC 3.5*10^9/L，RBC，2.22*10^12/L，Hb83g/L，PLT 92*10^9/L；

9月16日：WBC 2.62*10^9，RBC，2.44*10^12，Hb83g/l

9月9日：WBC2.87*10^9，RBC，2.55*10^9，Hb 87g/L

9月9日：WBC2.87*10^9，RBC，2.55*10^9，Hb 87g/L

9月1日：WBC2.5*10^9，RBC 2.4*10^9，Hb 82g/L；

8月22日：WBC2.25*10^9，RBC2.55*10^9，Hb 91g/L。

▲ 中医大脑：中医人工智能辅助诊疗系统

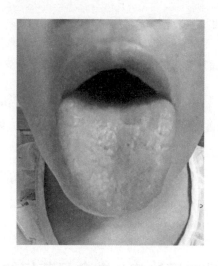

血液细胞分析仪检验报告单

[血常规]

姓名:　　　　性别:女　　年龄:　　　　　样本编号:
病历号:　　　科室:　　　床号:　　　　　模式:全血
检验时间:　　临床诊断:

检验项目		结果 单位	参考范围
白细胞数目		5.14 x10^9/L	4.00 - 10.00
中性粒细胞百分比		69.0 %	50.0 - 70.0
淋巴细胞百分比		22.9 %	20.0 - 40.0
单核细胞百分比		6.9 %	3.0 - 12.0
嗜酸性粒细胞百分比		0.7 %	0.5 - 5.0
嗜碱性粒细胞百分比		0.5 %	0.0 - 1.0
中性粒细胞数目		3.55 x10^9/L	2.00 - 7.00
淋巴细胞数目		1.18 x10^9/L	0.80 - 4.00
单核细胞数目		0.36 x10^9/L	0.12 - 1.20
嗜酸性粒细胞数目		0.03 x10^9/L	0.02 - 0.50
嗜碱性粒细胞数目		0.02 x10^9/L	0.00 - 0.10
红细胞数目	↓	3.08 x10^12/L	3.50 - 5.50
血红蛋白浓度	↓	109 g/L	110 - 160
红细胞压积	↓	34.3 %	37.0 - 54.0
平均红细胞体积	↑	111.4 fL	80.0 - 100.0
平均红细胞血红蛋白含量	↑	35.5 pg	27.0 - 34.0
平均红细胞血红蛋白浓度	↓	318 g/L	320 - 360
红细胞分布宽度变异系数		12.4 %	11.0 - 16.0
红细胞分布宽度标准差	↑	58.4 fL	35.0 - 56.0
血小板数目		199 x10^9/L	100 - 300
平均血小板体积		7.2 fL	6.5 - 12.0
血小板分布宽度		16.1	9.0 - 17.0
血小板压积		0.144 %	0.108 - 0.28
异常淋巴细胞百分比		0.1 %	0.0 - 2.0
巨大未成熟细胞百分比		0.0 %	0.0 - 2.5
异常淋巴细胞数目		0.00 x10^9/L	0.00 - 0.20
巨大未成熟细胞数目		0.00 x10^9/L	0.00 - 0.20

"*" 表示研究参数,不作为临床诊断依据

FS DIFF
SS
WBC/BASO
0　100　200 fL
RBC
0　100　200 fL
PLT
0　10　20　30 fL

检验者:
医检时间
审核者:
打印时间: 2020-11-1
*本结果仅对此次检查

身体好转后，她有时会和朋友一起逛街，这在以前是不敢想象的。

白血病的中医治疗，也会经历很多困难和波折，身体出现新症状或不适时，秦女士都很理智，听我客观分析原因，安心服药，这份魄力和勇气，也是她能坚持治疗的原因。

后期治疗，我们将着重改善长期服用靶向药引起的头部发热不适及新出现的严重头痛。离真正的康复还有很长的路需要走，只希望我们都能走到最后，期待那份Happy Ending！

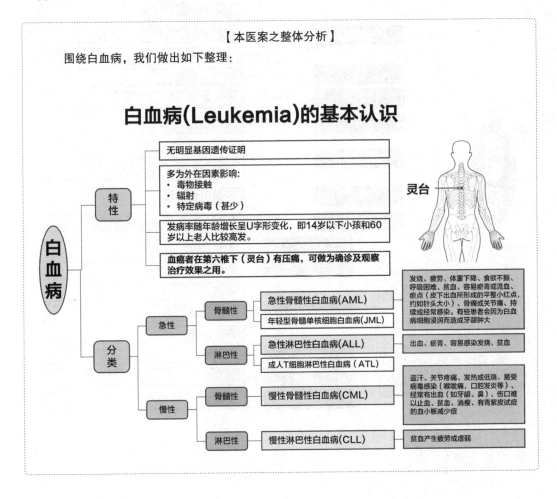

【本医案之整体分析】

围绕白血病，我们做出如下整理：

白血病(Leukemia)的基本认识

白血病

特性
- 无明显基因遗传证明
- 多为外在因素影响：
  - 毒物接触
  - 辐射
  - 特定病毒（甚少）
- 发病率随年龄增长呈U字形变化，即14岁以下小孩和60岁以上老人比较高发。
- 血癌者在第六椎下（灵台）有压痛，可做为确诊及观察治疗效果之用。

灵台

分类

急性
- 骨髓性
  - 急性骨髓性白血病(AML)
  - 年轻型骨髓单核细胞白血病(JML)
- 淋巴性
  - 急性淋巴性白血病(ALL)
  - 成人T细胞淋巴性白血病（ATL）

慢性
- 骨髓性
  - 慢性骨髓性白血病(CML)
- 淋巴性
  - 慢性淋巴性白血病(CLL)

发烧、疲劳、体重下降、食欲不振、呼吸困难、贫血、容易瘀青或流血、瘀点（皮下出血所形成的平整小红点，约如针头大小）、骨痛或关节痛、持续或经常感染。有些患者会因为白血病细胞浸润而造成牙龈肿大

出血、瘀青、容易感染发烧、贫血

盗汗、关节疼痛、发热或低烧、易受病毒感染（喉咙痛，口腔发炎等）、经常有出血（如牙龈、鼻）、伤口难以止血、贫血、消瘦、有青紫皮试症的血小板减少症

贫血产生疲劳或虚弱

中医大脑有"智能问诊提示"功能，会提示医者追问核心相关证、容易被遗漏的症状并注意区别容易导致误诊的症状。在面对白血病时，中医大脑提醒医者一定要仔细在以下重要且常见的症状上做深入了解，如此中医大脑才能在取方用药上计算出最适合方剂：

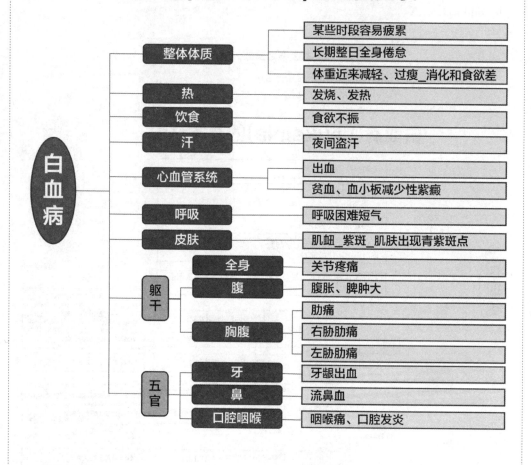

白血病(Leukemia)的重要症状

- 白血病
  - 整体体质
    - 某些时段容易疲累
    - 长期整日全身倦怠
    - 体重近来减轻、过瘦_消化和食欲差
  - 热
    - 发烧、发热
  - 饮食
    - 食欲不振
  - 汗
    - 夜间盗汗
  - 心血管系统
    - 出血
    - 贫血、血小板减少性紫癜
  - 呼吸
    - 呼吸困难短气
  - 皮肤
    - 肌衄_紫斑_肌肤出现青紫斑点
  - 躯干
    - 全身
      - 关节疼痛
    - 腹
      - 腹胀、脾肿大
    - 胸腹
      - 肋痛
      - 右胁肋痛
      - 左胁肋痛
  - 五官
    - 牙
      - 牙龈出血
    - 鼻
      - 流鼻血
    - 口腔咽喉
      - 咽喉痛、口腔发炎

我们在问止中医开放大学的中医师培训中，也明确了中医大脑治疗白血病的治疗流程，见下图：

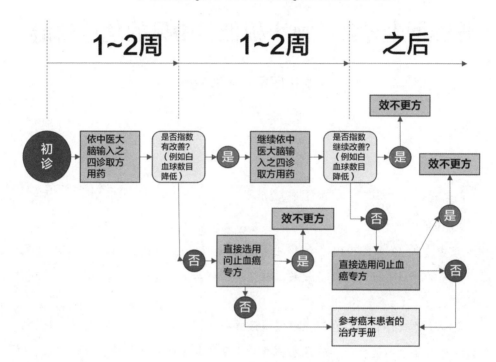

针对各类重症，我们在问止中医开放大学的内训课程里已经将临症要点做了整理培训；中医大脑在功能上也可以提示医者在每一个看诊阶段中的注意事项，这可以帮助医者在面对重症患者时更易保持理性清明、临危不乱。

这则治疗白血病的案例相当成功。我们看到，一开始医者并没有把白血病（血癌）这个疾病输入中医大脑，而是依着辨证论治的原则，由中医大脑根据症状来做方证计算，到了后面的时候医者才把白血病录入中医大脑。但是纵观之前和之后的中医大脑组方，我们发现其实它的整体思路和方剂结构非常相近。这代表着中医大脑"辨病论治"和"辨证论治"的方法有殊途同归之效。

最后，对中医治白血病的治则做一概述。白血病在中医属于"血枯""血瘀""血燥""血热""血寒"证的范畴。本医案中患者属于血寒证，也可说是阴实（寒盛），需用附子剂等去阴寒之方药才能有效对治。但是在治疗过程中会遇到症状的轻重缓急不同，需要根据主症来做因应的方证。比如此案最后一诊，因为患者反复发烧，中医大脑结合了柴胡桂枝汤来退烧，虽然一样是用附子剂（真武汤），但是症状不同，方证就随之不同而有所变化。

白血球属于阳，红血球属于阴，白血球过多属于阳实，因此血热也是白血病的常见证型。治疗血热证白血病，需要用到黄连解毒汤来破坏过多的白血球；治疗白血病出血的问题，一般常会用到温清饮，即黄连解毒汤加四物汤。

·医案 4·

骨髓增生异常、血小板低、中风的危重救治

主诊医师：韦雅楠

【背景】

2020 年 3 月 14 日，我收到问止中医人工智能联盟合作伙伴的微信沟通。合作方家中老人 73 岁，2019 年被检出骨髓增生异常综合征（MDS）、血小板低，服用一年的升血小板西药没有效果，但服用西药后老人身体状态急剧下降，现在情况不太好。

之前合作伙伴替老人在问止中医网诊过一次，服药后已经看到改善。但是我们认为老人属于不适合网诊的危急重症，于是婉拒了老人的复诊，建议老人在本地就医。合作伙伴直接找我沟通，是想能在问止中医继续就诊。

感受到联盟合作伙伴对我们的信任和希望寄托，我们只能竭力而为。借本文也想说的是：对于危急重症，我们不是神仙，我们无法包治百病；作为医者，我们能做的是竭尽全力提供最好的方案去帮助患者。

崔祥瑞

问止中医 CEO

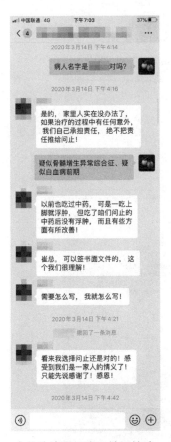

合作伙伴联系我，希望就诊

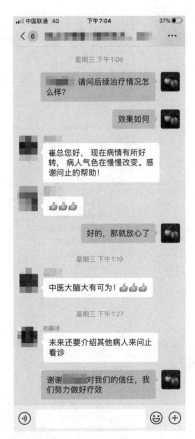

治疗中，合作伙伴的反馈

一诊

张先生，73 岁。一诊在 2020 年 3 月 14 日。

既往史：高血压 18 年、血小板过低数年。2019 年 2 月在中国科学院血液病医院诊断为髓系原始细胞比例增高，粒系核右移，红系比例减低。这常见于骨髓增生异常综合征，疑似白血病前期。

从去年 10 月份开始，张先生服用达那唑（用于血小板减少性紫癜）、沙利度胺（用于免疫调节及抗肿瘤）两种西药，但是药后出现倦怠嗜睡、严重便秘等副作用。近一年血压高，浑身无力，反复肺部感染，脑萎缩，脑部少量栓塞，曾晕倒三次，每次通过输血缓解。

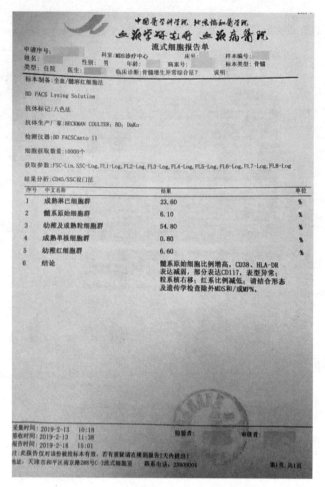

医院检查报告

现病史：半月前受寒后连续剧烈打嗝8天，服用中药、西药后打嗝停止，但病情急转直下，两天前再次入院输血。输血时医院未做出明确的中风诊断，家属注意力也集中在血小板过低问题上，并没有留意到中风症状，但问诊时发现中风状况尤为危急，稍不慎，极有可能诱发严重的二次中风。

主要症状及舌象：

中风：嘴角歪斜，淌涎，手抖，舌头短缩，语言不受意识支配，表达不利索，已无法自行起身，行走需要搀扶，呼吸急促声重。

脾肺相关问题：进食、饮水困难，卧位时水上逆入食管诱发严重呛咳，咳到面红，自觉短气，发不出声音。

二便及睡眠：大便2～3次/日，大便干，大便硬。血尿，夜尿2～4次，尿量多。睡眠极差，多梦，噩梦，容易惊醒，难以复睡。

其他：颧红，皮肤有瘀青，牙龈出血，小腿肌肤甲错，手脚出热汗。牙龈萎缩。

舌象：舌淡红胖大，边有齿痕，舌苔中部黄腻，有裂纹。

危急病症，辨证必须准确，误诊会贻误最佳治疗时机。我将采集的现病史录入中医大脑。

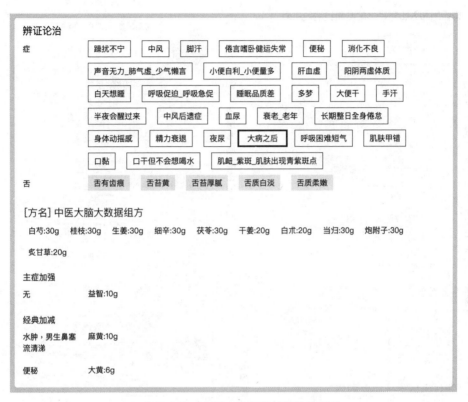

辨证论治

症
躁扰不宁 中风 脚汗 倦言嗜卧健运失常 便秘 消化不良
声音无力_肺气虚_少气懒言 小便自利_小便量多 肝血虚 阳阴两虚体质
白天想睡 呼吸促迫_呼吸急促 睡眠品质差 多梦 大便干 手汗
半夜会醒过来 中风后遗症 血尿 衰老_老年 长期整日全身倦怠
身体动摇感 精力衰退 夜尿 大病之后 呼吸困难短气 肌肤甲错
口黏 口干但不会想喝水 肌衄_紫斑_肌肤出现青紫斑点

舌
舌有齿痕 舌苔黄 舌苔厚腻 舌质白淡 舌质柔嫩

[方名] 中医大脑大数据组方

白芍:30g 桂枝:30g 生姜:30g 细辛:30g 茯苓:30g 干姜:20g 白术:20g 当归:30g 炮附子:30g

炙甘草:20g

主症加强

无   益智:10g

经典加减

水肿，男生鼻塞   麻黄:10g
流清涕

便秘   大黄:6g

▲ 中医大脑：中医人工智能辅助诊疗系统

感寒之后剧烈打嗝，皆因久病体虚，寒邪直中三阴，胃气虚衰。服用他药止嗝而寒邪未解，故病情加重，见风中经络。手脚出热汗，说明虚阳浮越，病症危急，当急固阳气；夜尿频，身体轻飘飘的，乃肾阳虚，水邪上犯，当温阳利水；同时再加桂枝通心阳。

由于患者病重，我特意使用了中医大脑的［重］剂量。

为了使方剂作用方向更精准，我使用了中医大脑的智能加减。

麻黄 10g： 组成麻黄附子细辛汤，针对寒邪直中三阴。

大黄 6g： 逐瘀去实，解决便秘问题。

益智（益智仁）10g： 暖肾缩尿，改善夜尿、频尿。

此方适用于救急，但方中干姜、附子乃辛燥之品，久服、多服会加重牙龈渗血、尿血情况，我只开三剂作为 A 方，中午服用以救急。

【本诊 A 方整体药对结构分析】

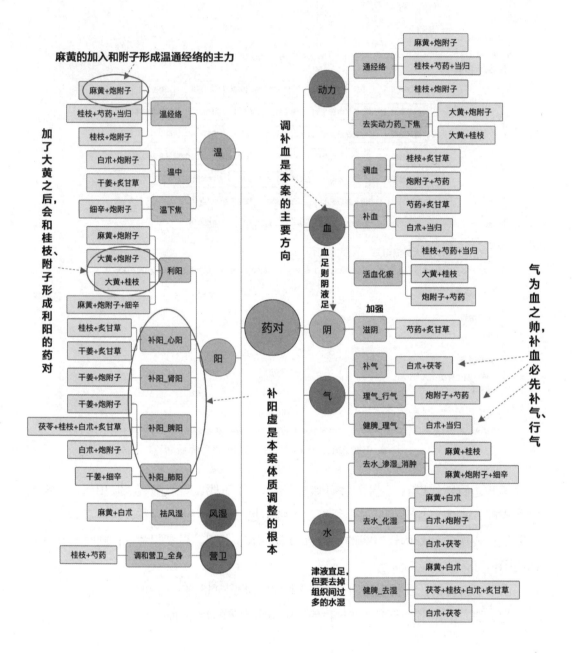

【方剂药性分析】

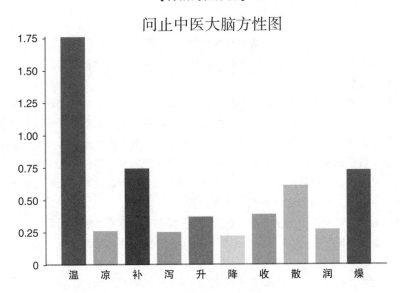

问止中医大脑方性图

【本诊 A 方的组成方剂结构分析】

重要结构符合方剂

结构符合方剂	方剂组成	药数
真武汤	茯苓，芍药，白术，生姜，炮附子	5
茯苓甘草汤	茯苓，桂枝，生姜，炙甘草	4
苓桂术甘汤	茯苓，桂枝，白术，炙甘草	4
甘草干姜茯苓白术汤	炙甘草，白术，干姜，茯苓	4

可作为方根的结构符合方剂

结构符合方剂	方剂组成	药数
麻黄附子细辛汤	麻黄，炮附子，细辛	3
麻黄附子甘草汤	麻黄，炮附子，炙甘草	3
麻黄附子汤	麻黄，炙甘草，炮附子	3
芍药甘草附子汤	芍药，炙甘草，炮附子	3
大黄附子汤	大黄，炮附子，细辛	3
芍药甘草汤	芍药，炙甘草	2
甘草干姜汤	炙甘草，干姜	2
桂枝甘草汤	桂枝，炙甘草	2

另外再特别加上的单味药：益智（益智仁）、当归。

【重要结构符合方剂说明】

经过中医学习大脑的分析之后，我们可以看出其中包含哪些方剂结构，反映中医大脑对所有症状参数的思考。

从其中可以看出主要是真武汤和苓桂术甘汤这两个方剂；加了麻黄之后，麻黄附子细辛汤的结构也在其中。这表示，本方剂以补阳温里为主，符合我们对阳虚体质调整的期望。真武汤一般用于下焦虚寒，苓桂术甘汤多用于中焦有水气，代表调整水液的输布。当然，在其中出现了麻黄附子细辛汤，这个主治少阴病的方剂更是强力提高阳气的重要方剂。另一个值得注意的点是在这个方剂结构中真武汤用的是生姜，而甘草干姜茯苓白术汤用的是干姜，这表示组方用意在同时处理上焦和中焦的虚寒，因为干姜入肺，其作用偏上焦，而生姜入胃，其作用偏中焦。方中加入了少量大黄，除了能通大便之外，也有利尿的效果，对于中风的患者，大黄是非常重要的药，很多时候借由攻下才能真正化瘀，从而治疗中风的问题。

同时，张先生有夜卧不安等情志表现。仔细分析，皆由便秘所致，救急的同时，仍需解决大便不通问题，作为本诊中的 B 方。

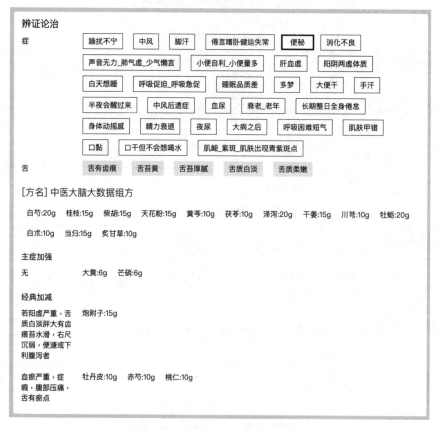

▲ 中医大脑：中医人工智能辅助诊疗系统

针对便秘导致的情志不安问题，《伤寒论》第29条给出了治疗法则：

若胃气不和、谵语者，少与调胃承气汤。

加入大黄、芒硝，和炙甘草组成调胃承气汤，缓下热结而不伤正气。

血虚：将当归调高为15g，补血润肠通便。

患者73岁，肾阳衰败：用炮附子10g固肾气。

同时，张先生有一个很明显的症状：小腿肌肤甲错多年。

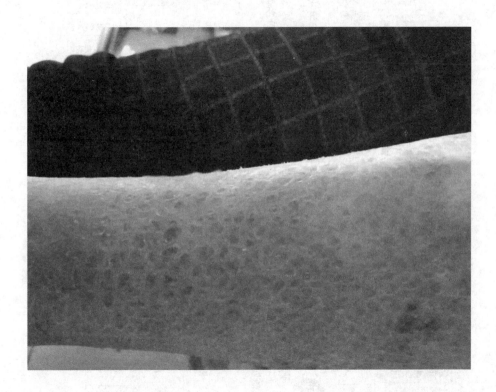

肌肤甲错见于血瘀，破瘀生新才能打破需要不断输血的困局。我使用中医大脑的推荐加减，加入牡丹皮、赤芍、桃仁各10g，合原方桂枝、茯苓组成桂枝茯苓丸，活血化瘀。开方7剂，作为B方，早晚饭后1小时服用。

张先生进食或饮水稍有不慎就呛咳，担心喂服汤药诱发呛咳，我添加了"汤剂浓缩"医嘱，A方每袋150mL，B方每袋100mL，同时将芒硝分装，大便通畅后不再添加。药房优先煎药快递。

病情危重，稍有不慎都会很危险。张先生女儿每天汇报患者情况，我根据患者家属反馈及时给出服药调整建议。

【本诊 B 方整体药对结构分析】

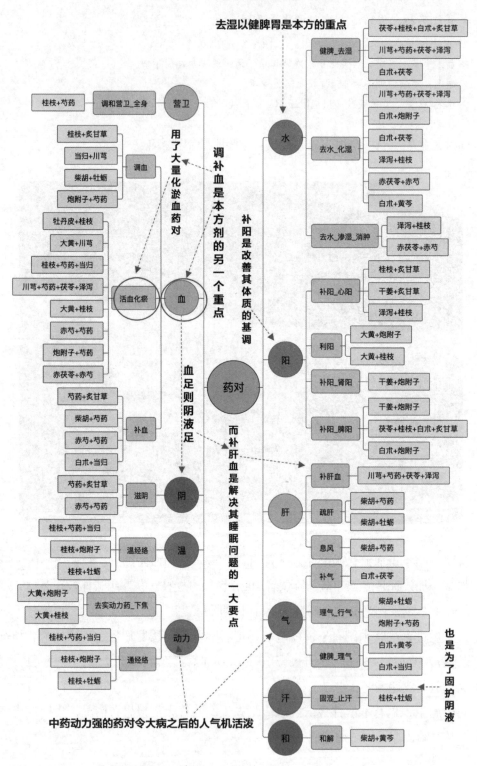

注：此为计算机自动导出，此图中赤茯苓功效与茯苓同。

【方剂药性分析】

问止中医大脑方性图

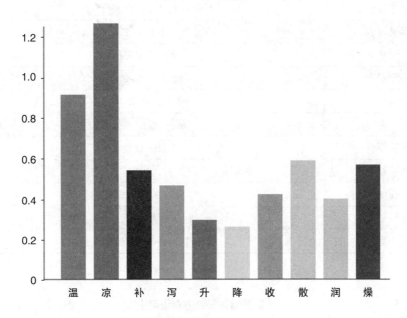

【本诊 B 方的组成方剂结构分析】

重要结构符合方剂

结构符合方剂	方剂组成	药数
柴胡桂枝干姜汤	柴胡，桂枝，干姜，天花粉，黄芩，牡蛎，炙甘草	7
当归芍药散	当归，川芎，芍药，茯苓，白术，泽泻	6
当归散	当归，黄芩，芍药，川芎，白术	5
桃核承气汤	桃仁，大黄，桂枝，炙甘草，芒硝	5
桂枝茯苓丸	桂枝，茯苓，牡丹皮，桃仁，赤芍	5
苓桂术甘汤	茯苓，桂枝，白术，炙甘草	4
甘草干姜茯苓白术汤	炙甘草，白术，干姜，茯苓	4

可作为方根的结构符合方剂

结构符合方剂	方剂组成	药数
通脉四逆汤	炙甘草，炮附子，干姜	3
调胃承气汤	大黄，炙甘草，芒硝	3

续表

结构符合方剂	方剂组成	药数
芍药甘草附子汤	芍药，炙甘草，炮附子	3
四逆汤	炙甘草，干姜，炮附子	3
芍药甘草汤	芍药，炙甘草	2
甘草干姜汤	炙甘草，干姜	2
泽泻汤	泽泻，白术	2
桂枝甘草汤	桂枝，炙甘草	2
栝蒌牡蛎散	天花粉，牡蛎	2
佛手散	川芎，当归	2
二仙汤	黄芩，芍药	2
干姜附子汤	干姜，炮附子	2
芒硝外敷方	芒硝	1

【重要结构符合方剂说明】

这个 B 方和 A 方的结构有很多相似的部分，比如有真武汤（生姜换成干姜）和苓桂术甘汤等温阳祛湿的方剂结构。

B 方的完整结构符合方剂是柴胡桂枝干姜汤和当归芍药散，此合方是经方大师胡希恕先生的重要方对思考，有和解温中补血祛湿的作用，适合肝郁血虚兼有上热下寒的病机。

治疗上热的部分有天花粉加牡蛎，这个重要药对就能解决口干、便秘或大便干的问题，同时牡蛎有攻坚兼有潜阳的功效，这对于中风而言是很重要的用药；下寒则有甘草干姜汤，加上加减的炮附子，于是就有四逆汤的结构。再加上大黄和加减的桂枝茯苓丸则更能契合其瘀血的病机，能更好地解决肌肤甲错、口干不欲饮、中风或其后遗症等症状。

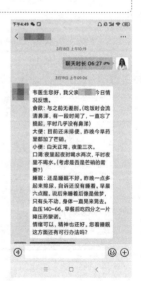

3 月 22 号，家属告诉我，服用汤剂两次后，张先生可能度过危险期了。我心里很高兴，告诉她还要继续加油。

同时也有坏消息。只要当天没有排便，张先生就会比较焦虑，自行加服果糖和麻仁软胶囊后腹泻。

恐泻下伤阳，所有的努力功亏一篑，我叮嘱张先生中午恢复服用已经停服一天的A方（救急方），并安慰他不要担心便秘问题。

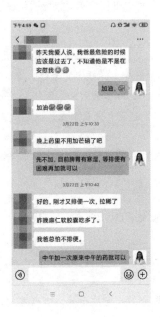

3月23日，服药5天后，患者家属反馈，老人的睡眠、咳嗽、表达能力、牙龈渗血、肢体温度等方面开始改善。

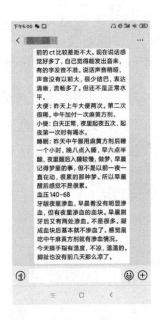

二诊

二诊在 2020 年 3 月 23 日。复诊时了解到，药后老人症状改善佳，目前已经停服西药。家属反馈情况：

第一，基本没有结巴，说话声音变大，吐字变清楚，病情好转，心情佳。

第二，睡眠改善佳，近 3 天 23：00 前能入睡，做梦少，有梦，但是梦境轻松。

第三，中午配合服用救急方牙龈会有少量渗血，但是没有燥热。单独服用 B 方 + 芒硝可以自主排便，软便，有时便溏。

第四，进食或饮水诱发呛咳的情况少了很多，手脚变暖和，嘴角歪斜只剩一点点，手基本不抖了，颧红消失。

二诊时舌象及通过问诊了解到的症状：

二便：容易放臭屁，大便时干时溏，前干后软，颜色深，味臭。小便红黄色，有一次出现了纯黄色，夜尿 2～4 次。

脾肺相关问题：有时还会被呛到，连续干咳，咳到脸红，咳声小，咳嗽说话气不够用，上不来，饮水少，吃东西不觉得香，饭量少。

睡眠：半夜会醒过来，醒后入睡慢，嗜卧，白天想睡，中午能睡着了。

体力：身上力量弱，腿没有劲，膝盖弯曲，直不起来，但白天能坐 3 个多小时，起身或低头时有点头晕。

其他：手心潮，脚汗，躺下时呼吸声音重，牙龈渗血，按摩耳垂会出现瘀血，小腿肌肤甲错。

唇色及舌象：唇淡白；舌质淡红，有瘀点，边有齿印，舌中部苔黄腻，有纵向裂纹。

用 A 方救急，同时配合 B 方养血，中风得到了很好的改善。因为老人病情开始平稳，二诊时守 B 方不变，把一诊的 A 方更换为对治血尿问题的方剂。针对大病之后的便秘问题，我搭配了丸剂问止清空六味丸，这是针对老年性便秘、习惯性便秘、严重体虚便秘的问止中药制剂。

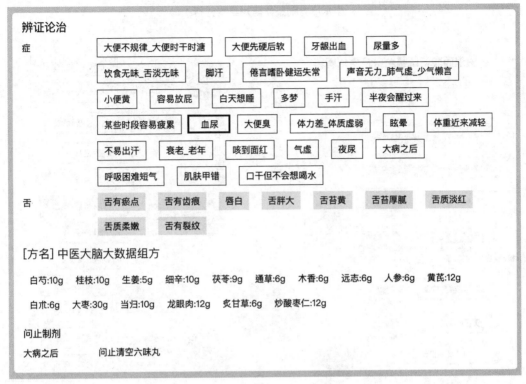

辨证论治

症

| 大便不规律_大便时干时溏 | 大便先硬后软 | 牙龈出血 | 尿量多 |

饮食无味_舌淡无味　脚汗　倦言嗜卧健运失常　声音无力_肺气虚_少气懒言

小便黄　容易放屁　白天想睡　多梦　手汗　半夜会醒过来

某些时段容易疲累　血尿　大便臭　体力差_体质虚弱　眩晕　体重近来减轻

不易出汗　衰老_老年　咳到面红　气虚　夜尿　大病之后

呼吸困难短气　肌肤甲错　口干但不会想喝水

舌　舌有瘀点　舌有齿痕　唇白　舌胖大　舌苔黄　舌苔厚腻　舌质淡红

舌质柔嫩　舌有裂纹

[方名] 中医大脑大数据组方

白芍:10g　桂枝:10g　生姜:5g　细辛:10g　茯苓:9g　通草:6g　木香:6g　远志:6g　人参:6g　黄芪:12g

白术:6g　大枣:30g　当归:10g　龙眼肉:12g　炙甘草:6g　炒酸枣仁:12g

问止制剂

大病之后　　　问止清空六味丸

▲ 中医大脑：中医人工智能辅助诊疗系统

二诊时还了解到，张先生自觉从肚子里上来一股气，使他不停咳嗽。同时右大腿侧后方一条肌肉疼，已经 2 天了，不红不肿，3 月 20 日晚疼感明显，睡眠极差，精神疲惫。

针对小腿肌肉酸疼的问题，我指导患者家属帮助按揉，在家悬灸特定穴位，并于当地抓中药包温敷。

气上冲，是因为腹泻伤阴于下。张先生过于执拗，仍然不时服用润肠软胶囊，中间出现了几次腹泻。

《伤寒论》第 117 条有云：

气从少腹上冲心者，灸其核上各一壮，与桂枝加桂汤，更加桂二两也。

一诊所开急救方中有桂枝 30g 可平冲降逆。中午恢复服用两次急救方后，患者气上冲症状消失，咳嗽也逐渐缓解。

【本诊方剂整体药对结构分析】

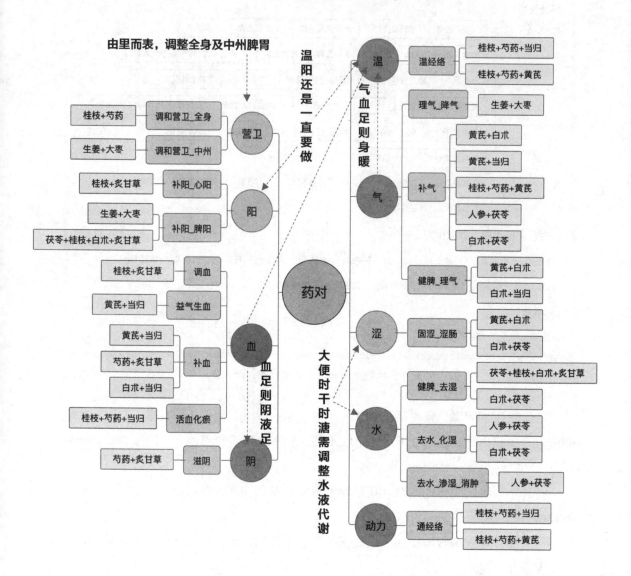

【方剂药性分析】

问止中医大脑方性图

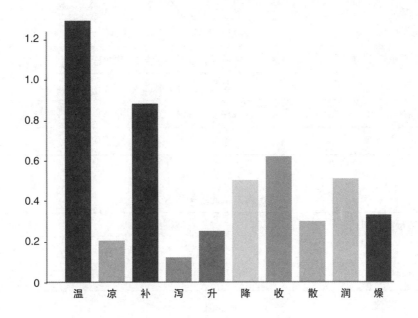

【本诊方剂的组成方剂结构分析】

重要结构符合方剂

结构符合方剂	方剂组成	药数
归脾汤	白术，当归，茯苓，黄芪，远志，龙眼肉，炒酸枣仁，人参，木香，炙甘草，生姜，大枣	12
当归四逆汤	当归，桂枝，芍药，细辛，炙甘草，通草，大枣	7
归芪建中汤	桂枝，芍药，炙甘草，生姜，大枣，当归，黄芪	7
桂枝去桂加茯苓白术汤	芍药，炙甘草，生姜，大枣，茯苓，白术	6
桂枝加黄芪汤	桂枝，芍药，大枣，生姜，炙甘草，黄芪	6
桂枝加芍药生姜各一两人参三两新加汤	桂枝，大枣，人参，芍药，生姜，炙甘草	6
四君子汤	人参，白术，茯苓，炙甘草，生姜，大枣	6
黄芪桂枝五物汤	黄芪，芍药，桂枝，生姜，大枣	5
桂枝汤	桂枝，芍药，炙甘草，生姜，大枣	5

续表

结构符合方剂	方剂组成	药数
桂枝加芍药汤	桂枝，芍药，炙甘草，大枣，生姜	5
桂枝加桂汤	桂枝，芍药，生姜，炙甘草，大枣	5
茯苓甘草汤	茯苓，桂枝，生姜，炙甘草	4
茯苓桂枝甘草大枣汤	茯苓，桂枝，炙甘草，大枣	4
苓桂术甘汤	茯苓，桂枝，白术，炙甘草	4
桂枝去芍药汤	桂枝，大枣，生姜，炙甘草	4

可作为方根的结构符合方剂

结构符合方剂	方剂组成	药数
芍药甘草汤	芍药，炙甘草	2
桂枝甘草汤	桂枝，炙甘草	2

【重要结构符合方剂说明】

在这个中医大脑所开出的方剂中，我们可以看到由桂枝汤的结构而衍生出的桂枝汤类方。另外，归脾汤的整体结构也都在本方中。纵观中医学习大脑的整理，有几点值得仔细分析：

1. 这里面有黄芪桂枝五物汤的结构，这个方剂原本就是作为中风之后的调理，所以相当符合患者的需要。

2. 有归芪建中汤的完整结构，这是在桂枝汤类方中同时又能补气补血的一个方剂。

3. 当归四逆汤的加入，更体现出桂枝汤类方中温里助阳的特色。

4. 我们也同时看到补气的四君子汤的结构。

5. 但只有桂枝汤类方的结构，补血力是不足的。所以中医大脑用了后世方剂的归脾汤结构，更是把体质虚弱的老年人应该做的补养做了进一步的发挥。

至于血尿、牙龈出血、肌衄－紫斑－肌肤出现青紫斑点等症状，在中医大脑的整体判断可推知为脾气虚导致的脾不统血，因此中医大脑选择了归脾汤的完整结构。方中同时有当归四逆汤的结构，除了能温阳又有木通（古之通草即为今之木通）能引火下行，导心火入小肠，于是就能治疗出血等问题。

整个方剂还是延续着前面两个方剂的精神，在大病之后的调整里面，补气血并温阳是必须坚持的大方向。

三诊服药后，患者家属反馈：

严格按照医嘱服药后，3月28日未排便，但3月29日上午九点多自主排便，量多，软，条状，颜色比前几次浅，为深棕色，之前是深褐色。睡眠佳，饭量增加。以前只有输血后才会有胃口，目前没有输血，却愿意多吃一些。

　　3月31日，睡眠持续改善，咳嗽和呛咳均减少，虽然有时出现稀便，但艾灸后第二天就会出现明显改善。

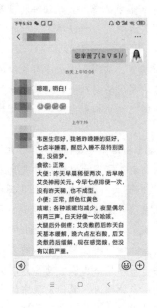

　　4月1日，患者家属开心地给我发来了一段她和张先生的对话。我看后也十分开心。

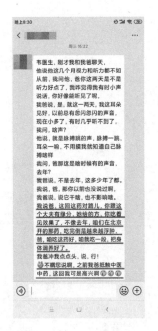

【本医案之整体分析】

本案中，患者罹患的是西医学中令人棘手的血液病。血液病在中医而言多属于阴实之证，常需用附子剂等去阴寒之方药才能有效对治。而此患者经辨证即为阴实证，此患者的"阴"为寒盛，"实"为血瘀加便秘。

从最开始的 A 方来看，经过问止中医学习大脑的分析，我们看得出来中医大脑一开始先紧急固护患者的阳气，尤其是下焦的阳气，所以中医大脑在比较分析之后使用了真武汤这一类附子剂的结构。

同时开出的方剂 B 偏向调整脾胃，从问止中医学习大脑的分析可见，其结构主要是柴胡桂枝干姜汤和当归芍药散的合方。利用柴胡剂来调整消化功能是我们在中医临床上常用的方法；像当归芍药散这样能够补血的方剂结构也出现在其中，就是希望能够先把胃气调整好之后再加强其和营养血之力。

久病必有瘀，A 方、B 方同时都用到了大黄，因为除了患者有便秘的症状以外，大黄在中风初期治疗中扮演着非常重要的角色。国医大师任继学先生就指出，中风急性期，也就是病发 72 小时内，治法以通为主，必先投三化汤的加减，三化汤就是小承气汤加羌活，而主力药其实就是大黄。中医大脑辅助医者攻补兼施，除了用附子剂顾住阳气之外同时用大黄攻下瘀实，这才是真正的"化瘀"，也因此，患者才能平稳渡过中风的危险期。

在有初步进步之后，中医大脑开始使用桂枝汤结构的方剂，这有些像倪海厦先生在治疗癌症时的思维：尽量从里开始治，治到最后出表。前面，中医大脑使用的是偏里治脾胃为主的方剂，最后转为偏表的桂枝剂；与此同时，我们发现中医大脑也把归脾汤的结构纳入，其含义是处理表证之外，还必须把脾胃及气血顾好，而归脾汤对于大病初愈、身体偏虚的人来说，有其重要意义。

重症的治疗必须考虑不同面向、不同角度以及很多细节的过程。经由中医大脑强大计算力的辅助，医者的思维会更为全面细腻。经由本医案，我们已经体会到人工智能辅助诊疗重症的全新面貌。

· 医案 5 ·

治 B 细胞性淋巴瘤，全身多处肿大

主诊医师：王丹丹

　　该患者是一位 74 岁的女性，西医诊断为 B 淋巴细胞性淋巴瘤。当遇到此类问题时，患者大多选择西医住院治疗了。

　　但是，该患者的女婿是医院的西医医生，平时自学中医，大概也知道这类问题太过于棘手，故问诊于我们问止中医。

　　本案是治疗第一阶段的总结，目前取得了一定的进步：

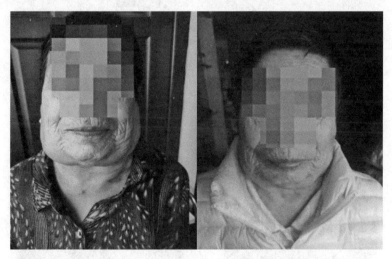

治疗前　　　　　　　　　治疗中，淋巴肿显著缩小

一诊

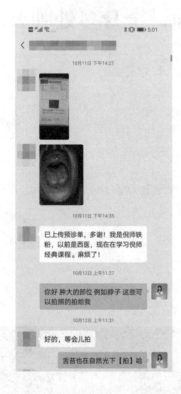
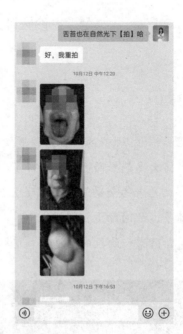

如图可见，患者身上多处淋巴结严重肿大，以双侧颈下、双腋下、双侧腹股沟肿甚，伴随症状有下肢水肿、夜间盗汗、口苦、食欲差、睡眠差等。

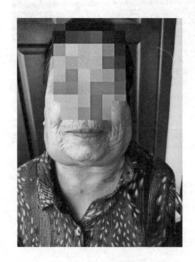
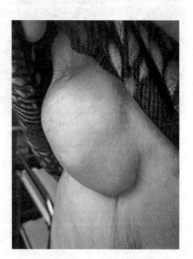

自诉

结节内边缘区B淋巴细胞性淋巴瘤一年，现：全身淋巴结肿大，颈部、左右腋下、腹股沟淋巴肿大，造成压迫疼痛，咽喉受压迫出现压迫感；上火会有痰；行动缓慢，白天犯困，2点多才能入睡，5点醒小便继续睡，近期大便微干，平时正常；口不干，微口苦，
胃癌手术史20年，长期吃抗生素，

自述：我岳母▓▓▓预约了2020.10.12.17：00-17：30，她是结节内边缘区B淋巴细胞性淋巴瘤，一年多了，现在全身淋巴结肿大，尤其脖子、腋下和腹股沟。没经过化疗，因是倪师铁粉，坚持吃中药，前期有短期吃过炮附子等温阳中药，并用艾灸灸肩井、针刺足三里等，刚开始有效果，现效果不显，颈部肿大有加大迹象，压迫有疼，灸了疼痛减轻，但出现口渴现象，舌体红等，现医生建议用滋阴药，效果不好，好像疼痛加重，小便淡黄，大便正常，不拉肚子，一天一次，夜里有盗汗，睡眠能入睡，中途因热醒，无时间规律，最近食欲不振，不发热不发寒，脚不冷，小腿有肿，近一周来右盆底部疼。[抱拳]

▲ 中医大脑：中医人工智能辅助诊疗系统

西医诊断：结节内边缘区B淋巴细胞性淋巴瘤。

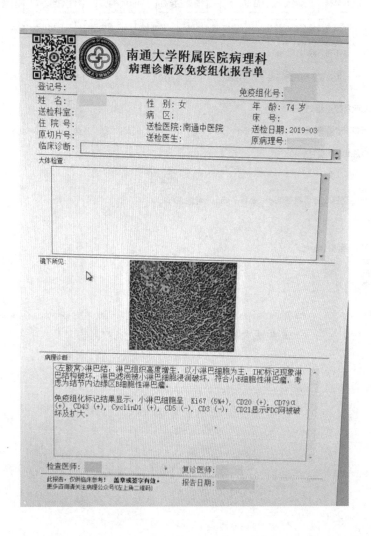

根据当下的症状录入中医大脑后，开具如下处方：

辨证论治

病　　恶性淋巴瘤_淋巴癌　　淋巴结肿大

症　　早醒　胃弛缓_食后胃胀痛　易怒_生气　食欲不振　白天想睡　口苦

　　　改变身体姿势时眩晕　中焦_腹部虚冷　恶梦　夜间盗汗　脚水肿_足肿

　　　不易入睡

舌　　舌苔腻　舌苔白　舌质红　舌有裂纹

[方名] 中医大脑大数据组方

白芍:30g　桂枝:15g　柴胡:15g　天花粉:15g　黄芩:10g　茯苓:10g　泽泻:15g　干姜:10g　川芎:10g　牡蛎:30g

白术:15g　当归:10g　炙甘草:10g

智能加减

主症加强　　防己:30g　茯苓:15g　瓦楞子:15g　牡蛎:30g

经典加减

若阳虚严重，舌　蒸附片:3g
质白淡胖大有齿
痕苔水滑，右尺
沉弱，便秘或便
溏者

▲ 中医大脑：中医人工智能辅助诊疗系统

【本诊方剂整体药对结构分析】

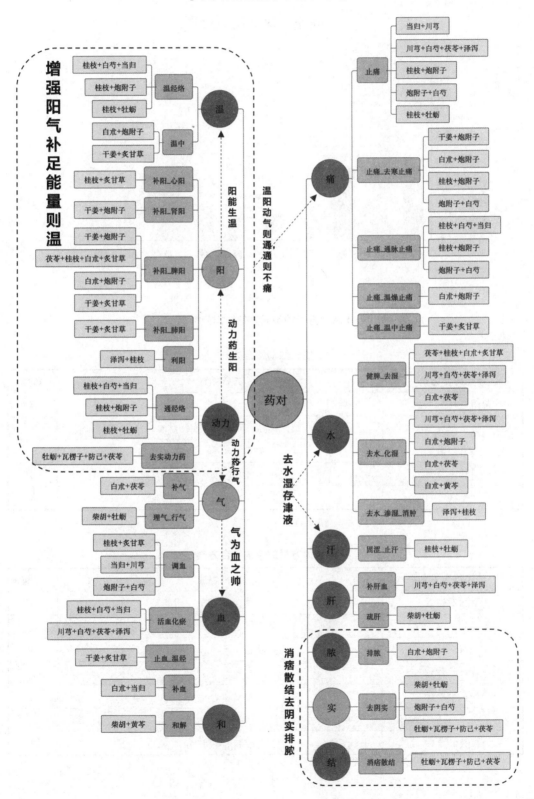

【方剂药性分析】

问止中医大脑方性图

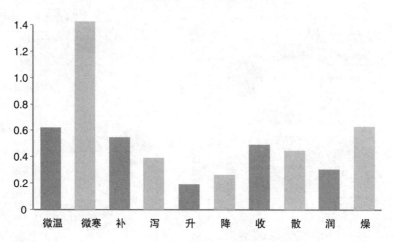

【本诊方剂的组成方剂结构分析】

重要结构符合方剂

结构符合方剂	方剂组成	药数
柴胡桂枝干姜汤	柴胡，桂枝，干姜，天花粉，黄芩，牡蛎，炙甘草	7
当归芍药散	当归，川芎，芍药，茯苓，白术，泽泻	6
当归散	当归，黄芩，芍药，川芎，白术	5
苓桂术甘汤	茯苓，桂枝，白术，炙甘草	4
甘草干姜茯苓白术汤	炙甘草，白术，干姜，茯苓	4

可作为方根的结构符合方剂

结构符合方剂	方剂组成	药数
通脉四逆汤	炙甘草，炮附子，干姜	3
芍药甘草附子汤	芍药，炙甘草，炮附子	3
四逆汤	炙甘草，干姜，炮附子	3
芍药甘草汤	芍药，炙甘草	2
甘草干姜汤	炙甘草，干姜	2
泽泻汤	泽泻，白术	2
桂枝甘草汤	桂枝，炙甘草	2

结构符合方剂	方剂组成	药数
栝蒌牡蛎散	天花粉，牡蛎	2
佛手散	川芎，当归	2
二仙汤	黄芩，芍药	2
干姜附子汤	干姜，炮附子	2

另外再特别加上的单味药：防己、瓦楞子。

【重要结构符合方剂说明】

经过问止中医大脑的分析，我们可以看得出在重要结构符合方剂中，主要是柴胡桂枝干姜汤的结构，再加上当归芍药散和苓桂术甘汤等方剂的结构。

我们先列出这些方剂的功能，再和患者的症状做一个连接。

★柴胡桂枝干姜汤主治胸胁满微结、小便不利、口渴不呕、寒热往来，以及神志方面的郁证、神经官能症、癔病、焦虑。

★当归芍药散是《金匮要略》中的方剂，功用是养血柔肝、活血化瘀、健脾利水。此方常和《伤寒论》的柴胡剂一起合方，加强疏肝养血利水的效果。尤其是女性常有血虚的病机，更是需要和柴胡剂一起搭配使用才能增强疗效。本方可治疗妇女腹痛、眩晕、小便不利、肥胖等问题。

★当归散也是《金匮要略》的方剂，功用是清热、养血、健脾，常用于妇科妊娠初期的安胎。

★苓桂术甘汤是主治胃的元气衰弱造成水饮停滞于中焦，因而发生水气上逆及上冲头眩等症状的方剂。

★甘草干姜茯苓白术汤（肾着汤）是治腰部以下感觉冷重感、冷痛、身体倦怠感等症状的方剂。

患者症状和其对应方剂结构：

【寒】中焦 – 腹部虚冷→柴胡桂枝干姜汤、甘草干姜茯苓白术汤（肾着汤）。

【饮食】食欲不振→柴胡桂枝干姜汤、当归芍药散。

【汗】夜间盗汗→柴胡桂枝干姜汤。

【肿】脚水肿 – 足肿→当归芍药散、甘草干姜茯苓白术汤（肾着汤）。

【胃及消化】胃弛缓 – 食后胃胀痛→甘草干姜茯苓白术汤（肾着汤）。

【睡眠】不易入睡，早醒，白天想睡→当归芍药散、柴胡桂枝干姜汤。

【梦】噩梦→柴胡桂枝干姜汤。

【情绪】易怒 – 生气→柴胡桂枝干姜汤。

【疾病及现代诊断：皮肤 – 表皮】淋巴结肿大→柴胡桂枝干姜汤。

【口】口苦→柴胡桂枝干姜汤。

【全身性问题】改变身体姿势时眩晕→当归芍药散、苓桂术甘汤。

【疾病及现代诊断：癌症】恶性淋巴瘤 – 淋巴癌→本方综合效益。

此外，本方另加入两味药，我们也列出其功能以帮助大家了解中医大脑在智能加减上的用意：

单味药	主治	应用
防己	祛风湿，止痛，利水消肿	1.用于风湿痹证。2.用于水肿，小便不利，脚气肿痛
瓦楞子	消痰软坚，化瘀散结，制酸止痛	1.顽痰积结，瘰疬，瘿瘤。2.癥瘕痞块。3.煅用可制酸止痛

一诊无明显改善，守方三周

初诊 7 天的剂量，改善尚不明显，二诊时申请医学团队会诊，会诊意见：使用初诊方再合防己黄芪汤（并去掉附子）。

守方三周后，2020 年 11 月 27 日三诊时，患者已经出现明显好转，同时为患者开具问止通瘀丸和问止养胃丸以加强疗效。

自诉

现在感觉挺好很多，痛感的好转，肿块消软些了，饭后腹胀，口干，会饿吃的少，饭后胃胀，大便量少，1-2天一次，放屁，水肿消失。夜间盗汗改善不明显，睡眠可，微口苦，白天出汗正常，

▲ 中医大脑：中医人工智能辅助诊疗系统

之后，患者肿块变小的速度就比较快了，持续好转中。但出现一定的排病反应，臀部和身上出现小红疹，对症治疗：

自诉

肿块消很多，颈部/腋下/腹股沟都好转；疼痛感几乎不明显；盗汗还有，现大便2天未上，量少，软，臭；腹胀，放屁多，
新症状：臀部新长水泡，部分白色透明，部分发暗，痛；

▲ 中医大脑：中医人工智能辅助诊疗系统

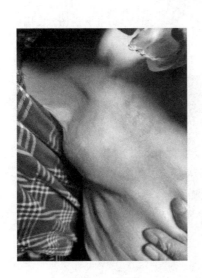

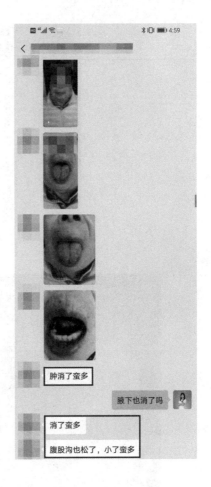

肿消了蛮多

腋下也消了吗

消了蛮多

腹股沟也松了，小了蛮多

近期：淋巴肿变小变松

最近一次看诊：肿块持续变小且松散开来；之前口干严重，目前口干好转明显；胃口好了，不会胃胀，盗汗消失，水肿时有反复，但很轻微。

自诉

口干好转明显，肿块持续变小，变松，腋下肿块由一整个大肿块变成葡萄状，变软；有胃口，无胃胀，无盗汗，半夜醒来时有睡不着，轻微小腿水肿；轻微口苦
大便硬，费劲，臭，1-3天一次，便前腹痛放屁；
臀部疼痛好点，有脓；
颈部有新发红疹，时痒，时有点痛感；

▲ 中医大脑：中医人工智能辅助诊疗系统

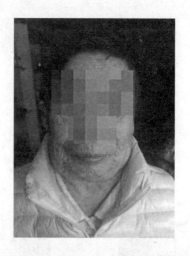

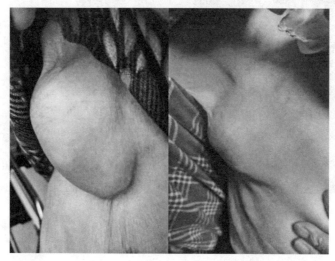

| 治疗前 | 治疗中，淋巴肿显著缩小 |

目前，该患者继续巩固治疗中。2021 年，我们希望以中医大脑的力量为病患带来更多不平凡的疗效。

【本医案之整体分析】

现代医学所称的淋巴肿瘤和中医所称的瘰疬有相似之处。中医在治疗瘰疬方面有大量成熟的经验，也有许多理法方药的记载。在疗效上，我们分析历代中医典籍的记载，得知中医治疗用于淋巴肿瘤，其效果非常好。本医案也是一个明显的例证。

依据中医的看法，淋巴肿瘤一开始就是比较稠重的水湿，也就是中医所说的痰。当痰被不断挤压形成硬块的时候就成为肿瘤。淋巴肿瘤在中医而言属于三焦的问题，因此治疗时需要先选用柴胡剂以入三焦。由于本案中的患者有口苦、盗汗、腰痛、脚水肿、眩晕等问题，因此中医大脑计算后选用了经方大师胡希恕先生常用的柴胡桂枝干姜汤合当归芍药散的方对。中医大脑智能加减提醒医者加了瓦楞子并重用牡蛎，其含义是二药能入三焦同时能软坚散结。

与此同时，问止医学中心会诊时建议在中医大脑原方基础之上加用的防己、黄芪，也能入三焦并利水，对于淋巴肿瘤和水肿帮助甚大。方子看似平凡无奇，其实功用甚妙。只要持续守方，就能立大功。

中医治疗淋巴肿瘤的单味药很多，举例来说有半夏、天南星、白附子、何首乌、夏枯草、连翘、玄参、泽漆（猫眼草、五朵云）、浙贝母、海藻、昆布、瓦楞子、牡蛎、天葵子（紫背天葵子）、紫参（石见穿）、全蝎、僵蚕等。注意，圆括号中是问止中医常用等效药物。

如何选取这么多味中药，这对医者是一个很大的挑战。中医大脑的智能加减功能是怎么计算出合适的加减药味的呢？中医大脑在本草学上的能力相当强大，在做单味药的选取时，不仅会分析单味药的治证功能，更会分析单味药药性与患者体质的匹配，如药性的寒、热、补、泻，体质的虚、实、润、燥等。以上举例的这些单味药在中医大脑的眼中会自动分成以下的类别：

[寒性药] 夏枯草、连翘、玄参、泽漆、浙贝母、海藻、昆布、牡蛎、天葵子、紫参。
[热性药] 半夏、天南星、白附子。
[寒热中性药] 全蝎、僵蚕、何首乌、瓦楞子。

[补性药] 夏枯草、玄参、半夏、白附子、牡蛎、何首乌。
[泻性药] 连翘、泽漆、天南星、浙贝母、海藻、昆布、僵蚕、天葵子、紫参。
[补泻中性药] 全蝎、瓦楞子。

[升性药] 全蝎、僵蚕、何首乌。
[降性药] 夏枯草、连翘、玄参、泽漆、半夏、天南星、浙贝母、海藻、昆布、瓦楞子。
[升降中性药] 白附子、牡蛎、天葵子、紫参。

[收性药] 牡蛎、何首乌。
[散性药] 夏枯草、连翘、玄参、泽漆、半夏、天南星、浙贝母、海藻、昆布、全蝎、僵蚕、天葵子、紫参、瓦楞子。
[收散中性药] 白附子。

[润性药] 玄参。
[燥性药] 夏枯草、连翘、泽漆、半夏、天南星、白附子、浙贝母、海藻、昆布、牡蛎、僵蚕、天葵子、紫参。
[润燥中性药] 全蝎、何首乌、瓦楞子。

值得一提的是，在本医案中，中医大脑并不是只针对患者的淋巴肿瘤拿着单味药猛攻，中医大脑所计算出的方剂也并不是治疗瘰疬的专方。虽然医者使用了散肿溃坚的药，但从根本上来说，中医大脑是在做患者体质的平衡。从治疗情况来看，中医大脑的方向正确。我们还要指出的是，面对某些疾病时，历代医者固然总结出了某些行之有效的专方、验方，但临床更常见的情况是病症错综复杂，超过医者经验，令医者无专方验方可用，这时候医者需进行方证、药性、体质等方面的计算，思考并提出最适合患者的处方。临证如此，人工智能辅助确实是精准有效的方式之一。

·医案6·

小细胞肺癌肝转移及骨转移，最后的努力

主诊医师：韦雅楠

2020年5月8日晚，我收到来信，得知患者已经离世，内心悲痛。

患者是肺癌肝转移、骨转移，近一年忍受剧烈疼痛，于2020年4月11日就诊。经治疗后，患者疼痛大幅度缓解，其他诸症也均有改善。这一点令我欣慰。

感谢信

感谢韦大夫，感谢小文，感谢问止中医：

父亲已逝，但仍表感谢，因相识恨晚，药虽良但用之太晚。在最后关头仍使父亲减少了许多痛苦，支撑了多日，出西医之所料。同时让我真正见识了倪师之所谓中医"一剂知，二剂已，立竿见影"之奇效，每每使各种症状药到病除。

父亲患病期间，我曾带他遍访中西医，从未见有"问止中医"之奇效、细心、负责者。见周围之病患者，若都能遇如韦大夫之医师，则民之幸甚。

我的医案可毫不保留供问止中医宣传研究，如有需要，全力配合。

言不尽意，有缘再说，此致敬礼！

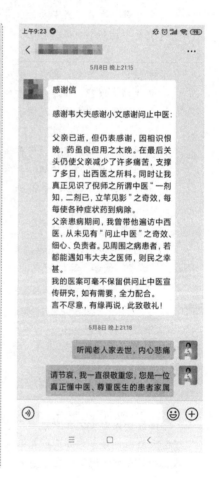

一诊

某患者，男，64 岁。其子王先生因父亲病重而关注中医，于 2020 年 4 月 11 日初诊。

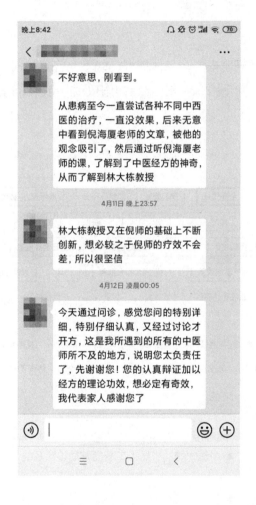

既往史：小细胞肺癌转肝癌再转骨癌，一年前开始出现腰痛，2019 年 3 至 12 月做过 5 个疗程的化疗和 1 个疗程的放疗。全身疼痛、刺痛，入夜尤甚，每天服用大量吗啡缓解疼痛。

就诊时患者的疼痛、水肿、少尿情况最为急迫：

> **疼痛：**全身剧痛，入夜痛甚，已经连续 3 个月无法入睡，一整天勉强保持坐位，其他体位都很难受，乏力倦怠。
>
> **水肿、少尿：**四肢水肿、胫骨和脚踝肿、大腿有时候肿、手掌肿，早晨轻、下午和晚上重。
>
> **基本情况不乐观：**面色虚白，少气懒言，说胡话。近 5 天自觉气上冲，恶心想吐，口苦，腹胀，进食少，只能勉强吃几口；恶风（屋子不能有一点风），怕冷，手脚逆冷，胸口窝和头部一直出汗。

病情危重，患者又极度虚弱，身体情况已经不允许直接对治癌症。问诊结束，我和其子沟通，希望申请问止医学专家会诊后再出处方。我在问止专家的帮助下，于 11 日晚十点开方 5 剂。

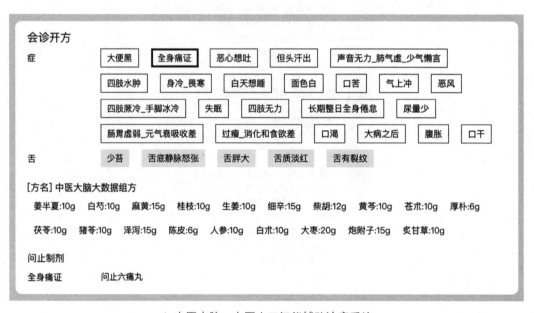

▲ 中医大脑：中医人工智能辅助诊疗系统

【本诊方剂整体药对结构分析】

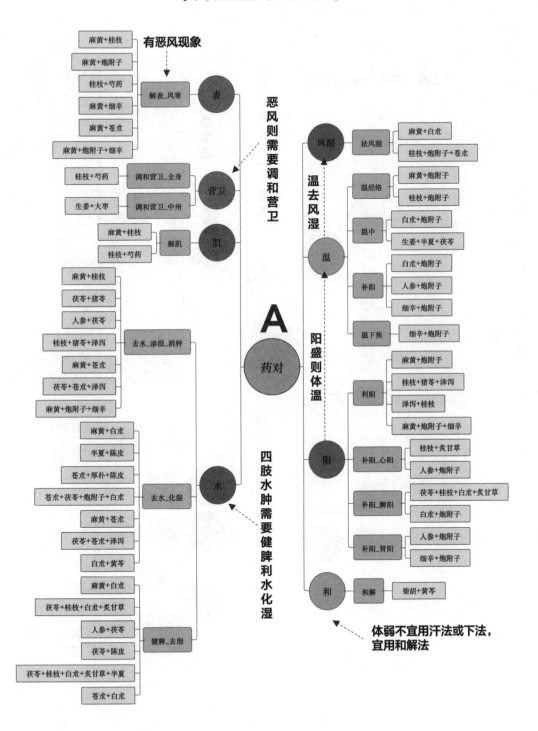

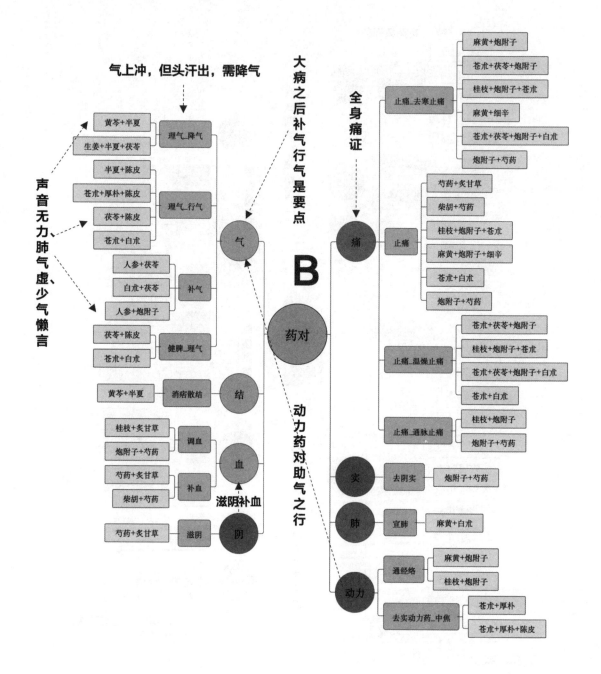

气上冲，但头汗出，需降气

大病之后补气行气是要点

全身痛证

声音无力肺气虚、少气懒言

滋阴补血

动力药对助气之行

黄芩+半夏	理气_降气	
生姜+半夏+茯苓		
半夏+陈皮	理气_行气	
苍术+厚朴+陈皮		
茯苓+陈皮		
苍术+白术		
人参+茯苓	补气	
白术+茯苓		
人参+炮附子		
茯苓+陈皮	健脾_理气	
苍术+白术		

气

B

药对

黄芩+半夏	消痞散结

结

桂枝+炙甘草	调血
炮附子+芍药	
芍药+炙甘草	补血
柴胡+芍药	

血

芍药+炙甘草	滋阴

阴

痛

麻黄+炮附子	止痛_去寒止痛
苍术+茯苓+炮附子	
桂枝+炮附子+苍术	
麻黄+细辛	
苍术+茯苓+炮附子+白术	
炮附子+芍药	

芍药+炙甘草	止痛
柴胡+芍药	
桂枝+炮附子+苍术	
麻黄+炮附子+细辛	
苍术+白术	
炮附子+芍药	

苍术+茯苓+炮附子	止痛_温燥止痛
桂枝+炮附子+苍术	
苍术+茯苓+炮附子+白术	
苍术+白术	

桂枝+炮附子	止痛_通脉止痛
炮附子+芍药	

实

炮附子+芍药	去阴实

肺

麻黄+白术	宣肺

动力

麻黄+炮附子	通经络
桂枝+炮附子	

苍术+厚朴	去实动力药_中焦
苍术+厚朴+陈皮	

【方剂药性分析】

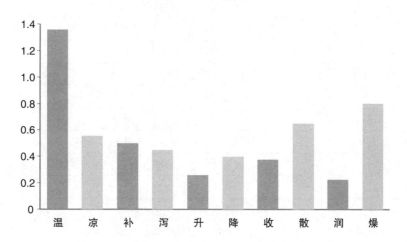

问止中医大脑方性图

【本诊方剂的组成方剂结构分析】

重要结构符合方剂

结构符合方剂	方剂组成	药数
柴苓汤	柴胡，黄芩，生姜，半夏，人参，大枣，炙甘草，猪苓，茯苓，白术，泽泻，桂枝	12
胃苓汤	炙甘草，茯苓，苍术，陈皮，白术，桂枝，泽泻，猪苓，厚朴，大枣，生姜	11
柴胡桂枝汤	柴胡，半夏，桂枝，黄芩，人参，芍药，生姜，大枣，炙甘草	9
六君子汤	人参，白术，茯苓，半夏，大枣，陈皮，炙甘草，生姜	8
桂姜草枣黄辛附子汤	桂枝，生姜，炙甘草，大枣，麻黄，细辛，炮附子	7
小柴胡汤	柴胡，黄芩，人参，炙甘草，半夏，生姜，大枣	7
黄芩加半夏生姜汤	黄芩，芍药，炙甘草，大枣，半夏，生姜	6
桂枝去桂加茯苓白术汤	芍药，炙甘草，生姜，大枣，茯苓，白术	6
桂枝加附子汤	桂枝，芍药，大枣，生姜，炙甘草，炮附子	6
桂枝加芍药生姜各一两人参三两新加汤	桂枝，大枣，人参，芍药，生姜，炙甘草	6
平胃散	苍术，厚朴，陈皮，炙甘草，生姜，大枣	6
四君子汤	人参，白术，茯苓，炙甘草，生姜，大枣	6
附子汤	炮附子，茯苓，人参，白术，芍药	5
真武汤	茯苓，芍药，白术，生姜，炮附子	5

续表

结构符合方剂	方剂组成	药数
白术附子汤	白术，炙甘草，炮附子，生姜，大枣	5
桂枝附子汤	桂枝，炮附子，生姜，炙甘草，大枣	5
桂枝汤	桂枝，芍药，炙甘草，生姜，大枣	5
桂枝去芍药加附子汤	桂枝，炮附子，炙甘草，生姜，大枣	5
桂枝加芍药汤	桂枝，芍药，炙甘草，大枣，生姜	5
桂枝加桂汤	桂枝，芍药，生姜，炙甘草，大枣	5
厚朴半夏甘草人参汤	厚朴，生姜，半夏，炙甘草，人参	5
五苓散	猪苓，泽泻，白术，茯苓，桂枝	5
黄芩汤	黄芩，芍药，炙甘草，大枣	4
茯苓甘草汤	茯苓，桂枝，生姜，炙甘草	4
茯苓桂枝甘草大枣汤	茯苓，桂枝，炙甘草，大枣	4
苓桂术甘汤	茯苓，桂枝，白术，炙甘草	4
甘草附子汤	炙甘草，苍术，炮附子，桂枝	4
桂枝去芍药汤	桂枝，大枣，生姜，炙甘草	4
二陈汤	半夏，陈皮，茯苓，炙甘草	4

可作为方根的结构符合方剂

结构符合方剂	方剂组成	药数
麻黄附子细辛汤	麻黄，炮附子，细辛	3
麻黄附子甘草汤	麻黄，炮附子，炙甘草	3
麻黄附子汤	麻黄，炙甘草，炮附子	3
猪苓散	猪苓，茯苓，白术	3
芍药甘草附子汤	芍药，炙甘草，炮附子	3
小半夏加茯苓汤	半夏，生姜，茯苓	3
半夏散及汤	半夏，桂枝，炙甘草	3
芍药甘草汤	芍药，炙甘草	2
泽泻汤	泽泻，白术	2
橘皮汤	陈皮，生姜	2
桂枝甘草汤	桂枝，炙甘草	2
小半夏汤	半夏，生姜	2
半夏麻黄丸	半夏，麻黄	2
二仙汤	黄芩，芍药	2

【重要结构符合方剂说明】

"药简力专"是经方的特性，这也就是为什么经方在治症时的力量会如此强大，效果非常明确快速。但是面对重症患者，而且是身体非常虚弱的患者时，我们必须从各个方面小心地来处理，药的剂量不妨谨慎些，用药必须把握局势，以守势为主。

本诊的方剂基本上是柴胡剂（有小柴胡汤结构）和桂枝剂（有桂枝汤结构）的合方，再加上调补脾胃、利水祛湿的方剂结构（平胃散及五苓散结构），以及温阳利水的麻黄附子细辛汤所合成的。中医大脑在面对重症病患的时候，会提供攻势或守势等不同切入点的方案，而医者在临床上运用中医大脑的建议，配合临床的观察，在这个医案中是采取了调补稳定的方案。虽然看似药物甚多，但是其中结构非常清楚，总结起来就是如上面所说的五个主要方剂的协同作用。

小柴胡汤加桂枝汤在《伤寒论》里面被称为柴胡桂枝汤，平胃散加五苓散为后世常用的胃苓汤，上述两者的组合为薛振声"十年一剑全息汤"的基本结构。在其书中，此结构的加减几乎可以治疗全身的各种疾病，因此可以用来对治口苦、腹胀、恶心想吐、没胃口等木克土肝胆兼有脾湿为患的问题，而这也是现代人最常见的病机。

但是，对于这位癌症晚期患者严重的全身痛症以及四肢水肿、手足逆冷等症状，治证上还必须增加少阴病的主力方——麻黄附子细辛汤才行。麻黄附子细辛汤中的三味药都是中药里面的强力止痛药，同时也是利尿剂，因此可治疗阴实证的痛症兼有全身水肿的问题。

在《金匮要略》水气病篇里面有述：

"气分，心下坚，大如盘，边如旋杯，水饮所作，桂枝去芍药加麻黄附子细辛汤主之。"

而本方剂因为也有桂枝去芍药加麻黄附子细辛汤的结构，因此对于腹水等问题也可一并解决。

病情危重，患者又极度虚弱，在这种虚实夹杂的病症里，处方也必须攻补兼施。因此，本方除了有利水止痛等攻实的药以外，还有人参、炮附子组合成参附汤的结构来补气回阳。此外，方中更有小半夏加茯苓汤的结构，除了能止吐降逆以外，更是用来推动中焦中轴不可缺的要药。

2020年4月15日，患者家人收到快递的汤药。可患者因严重呼吸困难、胸腔积液被紧急送院治疗。16日，患者情况稍稳定时才开始服药。

药后，患者出现心烦、疼痛加重的情况。这是排病反应，这种时候最需要患者及患者家属的信任和坚持。其子认同并坚持让父亲服药，**药后第三天患者疼痛明显减轻**。

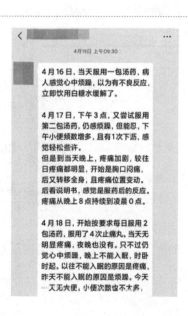

二诊

药已中病，患者家属坚定了继续治疗的决心，于 2020 年 4 月 19 日二诊。

二诊时反馈一诊后的改善有：

1. 疼痛明显减轻。

2. 白天可入睡，每次睡 1 至 2 个小时。

3. 手部水肿消失，腿部水肿已消近半。

4. 手脚开始温热。

5. 恶心呕吐现象消失，胃口改善。

6. 小便 6 ～ 7 次 / 日。

目前不适症状表现在 6 个方面：

1. 心中烦躁，晚上不能入眠，时卧时起。

2. 近几日说胡话，每日越重。

3. 心悸、呼吸困难短气，需要呼吸机维持，心率 110 ～ 150 次 / 分。

4. 口苦、口渴、口干，大量饮水。

5. 胸口及头部出汗。

6. 睾丸胀大不适。

在上述问题之外，胸腔和腹腔积液是导致患者勉强采取坐姿、难以躺平入睡、呼吸困难、水肿的主要原因，是一直压在患者心上的石头。

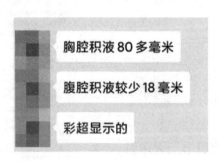

二诊继续请问止医学中心会诊后给出处方如下。

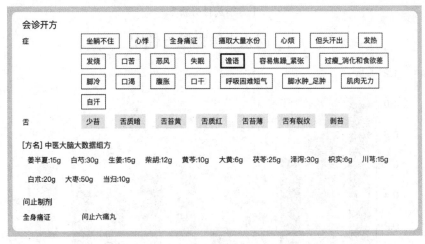

▲ 中医大脑：中医人工智能辅助诊疗系统

【本诊方剂整体药对结构分析】

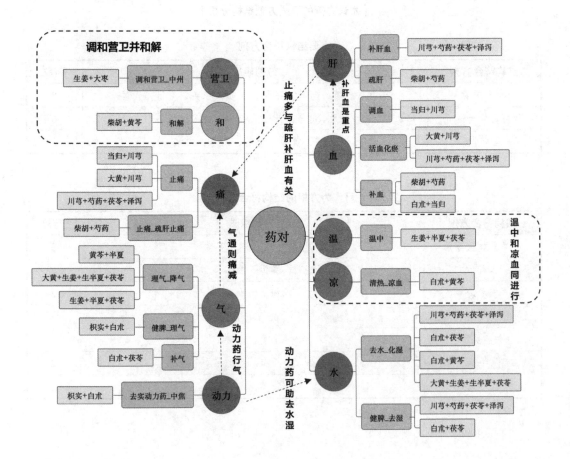

【方剂药性分析】

问止中医大脑方性图

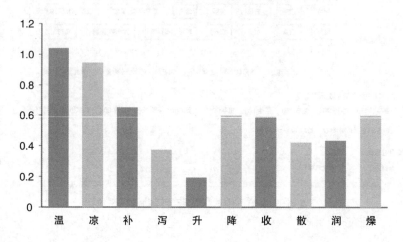

【本诊方剂的组成方剂结构分析】

重要结构符合方剂

结构符合方剂	方剂组成	药数
大柴胡汤	柴胡，黄芩，芍药，半夏，生姜，枳实，大枣，大黄	8
当归芍药散	当归，川芎，芍药，茯苓，白术，泽泻	6
当归散	当归，黄芩，芍药，川芎，白术	5

可作为方根的结构符合方剂

结构符合方剂	方剂组成	药数
小半夏加茯苓汤	半夏，生姜，茯苓	3
泽泻汤	泽泻，白术	2
枳术汤	枳实，白术	2
枳实芍药散	枳实，芍药	2
小半夏汤	半夏，生姜	2
佛手散	川芎，当归	2
二仙汤	黄芩，芍药	2

【重要结构符合方剂说明】

本方的组合有大柴胡汤和当归芍药散的结构，这是因为考虑了发热、心烦、谵语（说胡话）等问题，这在《伤寒论》里面属于阳明里实证，也就是宿便所造成的问题；患者同时又有口苦、口干等少阳证，因此选择了大柴胡汤。

患者四肢水肿虽然有所改善，但是还有睾丸胀大不适、难以躺平入睡等症状，这说明了水停的病机还在，因此需要再加入当归芍药散这个活血利水的方子。在它的方根结构符合方剂里面，我们可以看到小半夏加茯苓汤的结构，因此虽然此合方着重在攻下，但同时又能顾护中焦升降的气机。

三诊

三诊在 2020 年 4 月 24 日。患者好转之处：烦躁、说胡话、大量饮水的症状消失，每餐可进食半斤面条，掌心由苍白变粉红，睡眠时长持续增加，小便 7 ~ 8 次 / 天，每次约 500 毫升。

三诊时的不适：

1. 便秘、腹胀、腹部硬。
2. 胸口闷、气喘、呼吸困难。
3. 双下肢下垂时出现水肿。

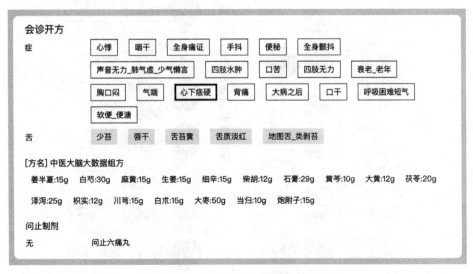

▲ 中医人脑：中医人工智能辅助诊疗系统

【本诊方剂整体药对结构分析】

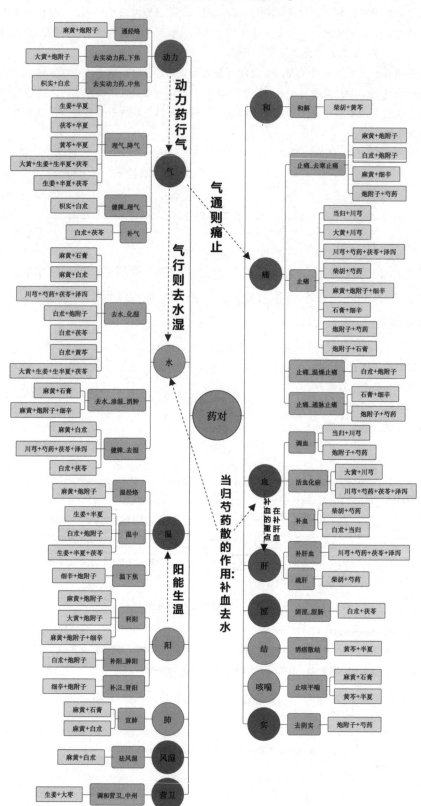

【方剂药性分析】

问止中医大脑方性图

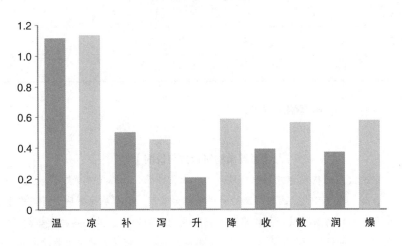

【本诊方剂的组成方剂结构分析】

重要结构符合方剂

结构符合方剂	方剂组成	药数
大柴胡汤	柴胡，黄芩，芍药，半夏，生姜，枳实，大枣，大黄	8
当归芍药散	当归，川芎，芍药，茯苓，白术，泽泻	6
真武汤	茯苓，芍药，白术，生姜，炮附子	5
当归散	当归，黄芩，芍药，川芎，白术	5

可作为方根的结构符合方剂

结构符合方剂	方剂组成	药数
麻黄附子细辛汤	麻黄，炮附子，细辛	3
小半夏加茯苓汤	半夏，生姜，茯苓	3
大黄附子汤	大黄，炮附子，细辛	3
泽泻汤	泽泻，白术	2
枳术汤	枳实，白术	2
枳实芍药散	枳实，芍药	2
小半夏汤	半夏，生姜	2

续表

结构符合方剂	方剂组成	药数
半夏麻黄丸	半夏，麻黄	2
佛手散	川芎，当归	2
二仙汤	黄芩，芍药	2

另外再特别加上的单味药：石膏。

【重要结构符合方剂说明】

　　本诊的中医大脑结构符合方剂分析显示出，大柴胡汤、当归芍药散、真武汤、麻黄附子细辛汤的组合都出现在其中。大柴胡汤的运用是因为我们必须解决患者胸胁苦满严重的问题，同时患者消化道的动力又不足，所以出现了腹胀及便秘的问题，虽然各种柴胡剂多能处理胸胁苦满的问题，但问题有多处且严重时，就不得不使用在中药动力学中力量较大的大柴胡汤。另外，当归芍药散的加入主要是做补血且同时去水的动作，患者有水肿问题，就是因为水湿停留在组织间，所以必须利用去水的药对，把水重新送回脉管中。

　　本方加了麻黄附子细辛汤，除了再度利水以治疗全身痛症、四肢水肿的问题之外，加入的附子隐含着的真武汤结构也能治疗全身颤抖的问题。加入的石膏除了制衡附子的热性，改善口干、咽干等症状之外，还与麻黄一起组成了麻黄石膏的药对结构，更有助于利水以消除全身水肿的问题。中医大脑在本诊中的考虑可说是相当全面。

　　患者于 4 月 25 号在西医院计划抽积液，**经彩超检查得知患者的胸腔积液明显减轻，西医大夫很吃惊，取消了抽积液。**

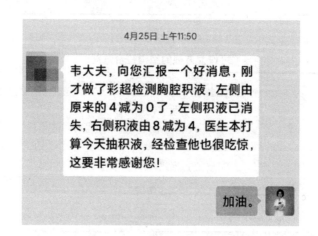

患者胸口闷痛，也通过家属按揉膻中穴而得以缓解。

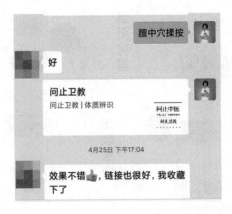

四诊

四诊在 2020 年 4 月 29 日。**好转的症状：胸腔积液大幅度吸收，胸闷、胸痛改善佳，说话声音变洪亮，已经不需要西医小针剂止痛，腿脚水肿完全消失。**

> 现症：
> 1. 便秘、腹胀、腹痛。
> 2. 心慌、易怒、容易急躁。

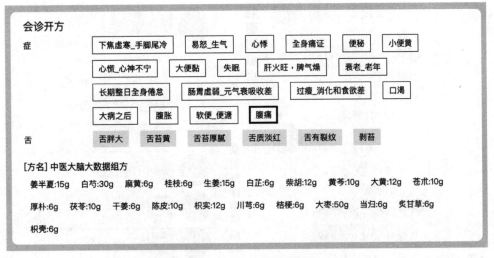

▲ 中医大脑：中医人工智能辅助诊疗系统

【本诊方剂整体药对结构分析】

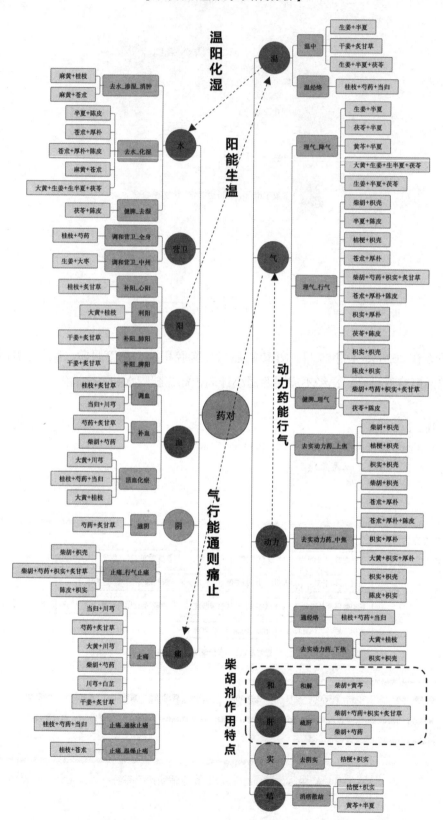

【方剂药性分析】

问止中医大脑方性图

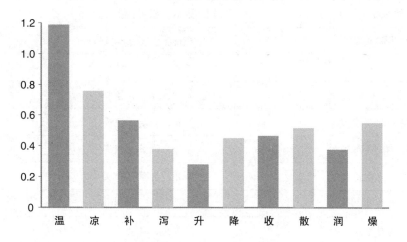

【本诊方剂的组成方剂结构分析】

重要结构符合方剂

结构符合方剂	方剂组成	药数
大柴胡汤	柴胡，黄芩，芍药，半夏，生姜，枳实，大枣，大黄	8
黄芩加半夏生姜汤	黄芩，芍药，炙甘草，大枣，半夏，生姜	6
桂枝加大黄汤	桂枝，大黄，芍药，生姜，炙甘草，大枣	6
平胃散	苍术，厚朴，陈皮，炙甘草，生姜，大枣	6
桂枝汤	桂枝，芍药，炙甘草，生姜，大枣	5
桂枝加芍药汤	桂枝，芍药，炙甘草，大枣，生姜	5
桂枝加桂汤	桂枝，芍药，生姜，炙甘草，大枣	5
黄芩汤	黄芩，芍药，炙甘草，大枣	4
茯苓甘草汤	茯苓，桂枝，生姜，炙甘草	4
茯苓桂枝甘草大枣汤	茯苓，桂枝，炙甘草，大枣	4
桂枝去芍药汤	桂枝，大枣，生姜，炙甘草	4
四逆散	炙甘草，枳实，柴胡，芍药	4
二陈汤	半夏，陈皮，茯苓，炙甘草	4
五积散	茯苓，苍术，桔梗，枳壳，陈皮，麻黄，芍药，白芷，川芎，当归，炙甘草，桂枝，半夏，厚朴，干姜，生姜	16

可作为方根的结构符合方剂

结构符合方剂	方剂组成	药数
橘枳姜汤	陈皮，枳实，生姜	3
桂枝生姜枳实汤	桂枝，生姜，枳实	3
排脓散	枳实，芍药，桔梗	3
小承气汤	大黄，枳实，厚朴	3
小半夏加茯苓汤	半夏，生姜，茯苓	3
厚朴大黄汤	厚朴，大黄，枳实	3
厚朴三物汤	厚朴，大黄，枳实	3
半夏散及汤	半夏，桂枝，炙甘草	3
芍药甘草汤	芍药，炙甘草	2
甘草干姜汤	炙甘草，干姜	2
橘皮汤	陈皮，生姜	2
桂枝甘草汤	桂枝，炙甘草	2
枳实芍药散	枳实，芍药	2
小半夏汤	半夏，生姜	2
半夏麻黄丸	半夏，麻黄	2
半夏干姜散	半夏，干姜	2
佛手散	川芎，当归	2
二仙汤	黄芩，芍药	2

【重要结构符合方剂说明】

经过中医学习大脑上述方剂分析可以看出本诊方剂中有大柴胡汤，同时也出现了桂枝汤结构——我们看到好几个桂枝汤类方的出现。这些经方的方剂在原设计中中药简力专，其中的单味药都不多，但是我们发现这些单味药集合起来居然可以产生一个在后世方剂中常用的方剂——五积散，这是宋朝《太平惠民和剂局方》中的一个名方，主要是用来顺气、化痰、活血、消积，并且能够祛寒。由此可以看出，宋朝的医者在制的过程中，把经方的几个用药的方向都结合在一起，因而产生了五积散这一个方剂。我们可以看看上面列出的"可作为方根的结构符合方剂"，这些在经方中的小方剂，其实就是一个个药对，而这些药对的整体组合就会产生五积散。

四诊药后家属反馈**患者大便通畅，并有碎屑异物排出。**

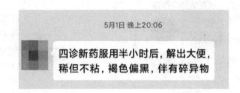

五诊

2020 年 5 月 3 日五诊。好转的症状：大便通畅、腹痛消失；想吃饭，可以进食少量肉食；晚上每次可睡 1 ~ 2 小时，醒后可以复睡；凹陷的合谷穴恢复正常了。

现症：

1. 气喘短气，心率 135 ~ 160 次 / 分，动则尤甚。
2. 头晕，四肢无力，经常渗鼻血（血小板不足）。
3. 小便深黄，大便散。

患者 5 月 2 日晚吃了 7 个肉馄饨之后精神变差。久病肠胃弱，猛然进食过多肉食，积食难消，阻碍气机。

患者五脏已虚极，经不得一点意外，这一点积食怕是最后的稻草。本次会诊后虽调整处方，仍回天乏术，作为医者，实在遗憾。

记录五诊处方如下。

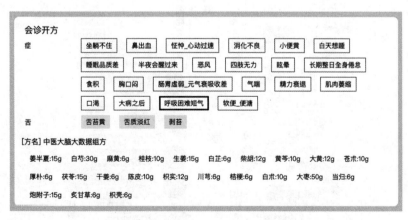

▲ 中医大脑：中医人工智能辅助诊疗系统

【本诊方剂整体药对结构分析】

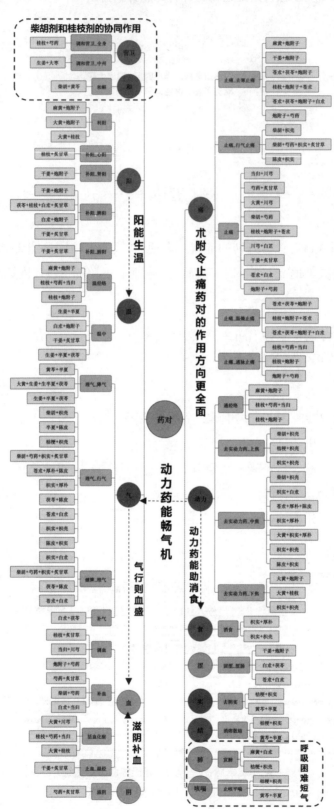

【方剂药性分析】

问止中医大脑方性图

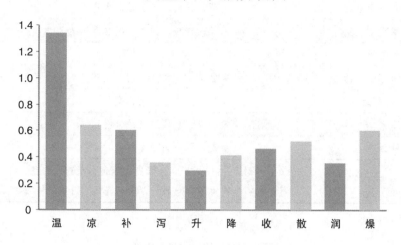

【本诊方剂的组成方剂结构分析】

重要结构符合方剂

结构符合方剂	方剂组成	药数
大柴胡汤	柴胡，黄芩，芍药，半夏，生姜，枳实，大枣，大黄	8
黄芩加半夏生姜汤	黄芩，芍药，炙甘草，大枣，半夏，生姜	6
桂枝去桂加茯苓白术汤	芍药，炙甘草，生姜，大枣，茯苓，白术	6
桂枝加附子汤	桂枝，芍药，大枣，生姜，炙甘草，炮附子	6
桂枝加大黄汤	桂枝，大黄，芍药，生姜，炙甘草，大枣	6
平胃散	苍术，厚朴，陈皮，炙甘草，生姜，大枣	6
真武汤	茯苓，芍药，白术，生姜，炮附子	5
白术附子汤	白术，炙甘草，炮附子，生姜，大枣	5
当归散	当归，黄芩，芍药，川芎，白术	5
桂枝附子汤	桂枝，炮附子，生姜，炙甘草，大枣	5
桂枝汤	桂枝，芍药，炙甘草，生姜，大枣	5
桂枝去芍药加附子汤	桂枝，炮附子，炙甘草，生姜，大枣	5
桂枝加芍药汤	桂枝，芍药，炙甘草，大枣，生姜	5
桂枝加桂汤	桂枝，芍药，生姜，炙甘草，大枣	5
黄芩汤	黄芩，芍药，炙甘草，大枣	4
茯苓甘草汤	茯苓，桂枝，生姜，炙甘草	4

续表

结构符合方剂	方剂组成	药数
茯苓桂枝甘草大枣汤	茯苓，桂枝，炙甘草，大枣	4
苓桂术甘汤	茯苓，桂枝，白术，炙甘草	4
甘草附子汤	炙甘草，苍术，炮附子，桂枝	4
甘草干姜茯苓白术汤	炙甘草，白术，干姜，茯苓	4
桂枝去芍药汤	桂枝，大枣，生姜，炙甘草	4
四逆散	炙甘草，枳实，柴胡，芍药	4
二陈汤	半夏，陈皮，茯苓，炙甘草	4
五积散	茯苓，苍术，桔梗，枳壳，陈皮，麻黄，芍药，白芷，川芎，当归，炙甘草，桂枝，半夏，厚朴，干姜，生姜	16

可作为方根的结构符合方剂

结构符合方剂	方剂组成	药数
麻黄附子甘草汤	麻黄，炮附子，炙甘草	3
麻黄附子汤	麻黄，炙甘草，炮附子	3
通脉四逆汤	炙甘草，炮附子，干姜	3
芍药甘草附子汤	芍药，炙甘草，炮附子	3
橘枳姜汤	陈皮，枳实，生姜	3
桂枝生姜枳实汤	桂枝，生姜，枳实	3
排脓散	枳实，芍药，桔梗	3
小承气汤	大黄，枳实，厚朴	3
小半夏加茯苓汤	半夏，生姜，茯苓	3
四逆汤	炙甘草，干姜，炮附子	3
厚朴大黄汤	厚朴，大黄，枳实	3
厚朴三物汤	厚朴，大黄，枳实	3
半夏散及汤	半夏，桂枝，炙甘草	3
芍药甘草汤	芍药，炙甘草	2
甘草干姜汤	炙甘草，干姜	2
橘皮汤	陈皮，生姜	2
桂枝甘草汤	桂枝，炙甘草	2
枳术汤	枳实，白术	2
枳实芍药散	枳实，芍药	2

续表

结构符合方剂	方剂组成	药数
小半夏汤	半夏，生姜	2
半夏麻黄丸	半夏，麻黄	2
半夏干姜散	半夏，干姜	2
佛手散	川芎，当归	2
二仙汤	黄芩，芍药	2
干姜附子汤	干姜，炮附子	2

【重要结构符合方剂说明】

此方剂和前一诊的方剂大致相同，所不同者在于本诊加上了白术和炮附子这两个单味药。因为附子的加入，使得附子剂结构也出现在本诊方剂里。事实上，白术跟附子的合用是一个非常重要的药对，知名的术附汤就是其具体运用的展现。此药对具有排脓和去除寒湿的作用，一般用来治疗阳虚寒湿。在这个案例中，我们可以看得出来这位患者呼吸困难短气的情形相当严重，而在吸气有困难时，通常都是肾肾有问题，所以我们会用到强肾阳的炮附子。从这一诊的中医大脑的分析中我们主要学习到：有时候多加一两味药，会令结构符合方剂产生很大的变化，当方剂结构被完整呈现之后，我们才领略到原方的功能和运用为什么会随之扩大。

记录在最后

自就诊以来，即使有时情况紧急，其子王先生也依然尽可能配合我的时间，每次高效沟通，显示出对医者极大的尊重和支持。对这一点，我一直心怀感激。

经过近一个月的频繁沟通，王先生坚定了他对中医的热爱，询问是否有可能把问止中医引进当地。

我已经及时将王先生的心愿反馈给公司，公司非常支持，但愿他对中医的热爱可以开花结果。

愿逝者一路走好。

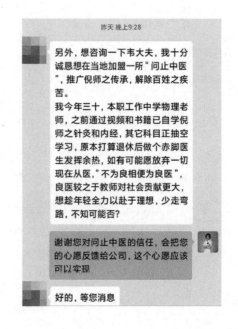

【本医案之整体分析】

　　肝病患者最怕感冒，因为金容易克木导致病情加重，这是临床上必须注意的要点。初诊的方剂里面含有柴胡桂枝汤的结构，这正是虚人感冒的常用方；而麻黄附子细辛汤也是阳虚外感的常用方，因此可用来治疗此人恶风、怕冷等"可能"是外感风寒的症状。

　　当然，在癌重症的末期，饮食非常重要，保持六七分饱即可，这样才不会再给脾胃造成负担变成食积，否则肠胃一败就难救了。中医常讲：有胃气则生，无胃气则死。在治癌重症的每个阶段，就算病况改善很多，也不能对病患的饮食掉以轻心，否则常可能因为吃错食物而导致功亏一篑！

　　中医治疗是相当吃力的工作，尤其是到了癌症末期的危症。怎样提高患者的生活质量，缓解严重的疼痛，扶助患者的正气，这是癌症晚期治疗过程中巨大的挑战。

　　在本医案中，我们可以看到中医大脑在开立处方的时候提供了比较全面的方剂，无论是阴阳、气、血、水的调养中都有一些着墨，并且不着重在阴实的攻坚上，毕竟要考虑到患者来诊时已经极度虚弱的临床现实。虽然，最后的努力无法完全令患者癌症消失，但是从患者家属的回馈中，我们可以看得出来中医大脑在重症治疗方面的表现。相信随着 AI 快速且不断累积临证经验的过程中，问止中医大脑的重症医治功力会继续提升，在癌症晚期这个医学难题领域创造更多突破。

· 医案 7 ·

肺癌已转移，肺积水、严重咳嗽和水肿

主诊医师：韦雅楠

近期接诊，经常碰到的情况：子女帮父母挂号，但子女不在父母身边，希望代诉病情开方调理。这样好不好呢？显然是弊大于利。

最近，我接诊了一位老年肺癌患者，儿子代诉病情，初诊时经历不少波折，治疗得非常辛苦。幸运的是，目前取得了一些好的进展，症状改善得不错。

吴先生71岁，2019年11月份确诊为右肺腺癌，已经转移至右侧纵隔淋巴结、右肺门，西医不支持手术。患者及家人觉得放疗化疗导致生存质量不高，确诊后就出院了，改服用中药治疗。

2020年5月，患者重感冒诱发肺积水、严重咳喘。经当地中医治疗后，患者体虚不耐受，服药后腹痛、腹胀、不能进食，体重暴跌20斤。病情严重，故改到问止中医就诊。

一诊

一诊：2020 年 7 月 6 日，网诊，患者儿子代诉病情。症状如下：

> **肺积水、咳喘**：右肺积水，不能躺卧，一躺下就剧烈咳嗽，晚上几乎不能睡觉；有时咳吐白色泡沫痰，痰中带血丝，有时痰黏难咳；咳嗽严重时胸闷、憋气、气喘、自觉身体冒火、出虚汗、面色惨白。
>
> **肺病及心**：心动过速，怔忡，心率 90～110 次/分。
>
> **脾胃衰败**：腹痛腹胀不能进食；严重便秘，服用乳果糖才能勉强解便，大便不成形，大便黏；夜尿 3 次以上。
>
> **其他**：手脚发热，背冷，脚轻微水肿。
>
> **舌象**：舌淡红胖大，苔黄腻，有裂纹。

我使用中医大脑开出处方。

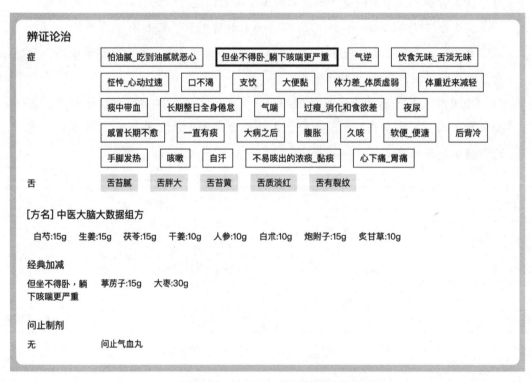

辨证论治

症　怕油腻_吃到油腻就恶心　但坐不得卧_躺下咳喘更严重　气逆　饮食无味_舌淡无味

怔忡_心动过速　口不渴　支饮　大便黏　体力差_体质虚弱　体重近来减轻

痰中带血　长期整日全身倦怠　气喘　过瘦_消化和食欲差　夜尿

感冒长期不愈　一直有痰　大病之后　腹胀　久咳　软便_便溏　后背冷

手脚发热　咳嗽　自汗　不易咳出的浓痰_黏痰　心下痛_胃痛

舌　舌苔腻　舌胖大　舌苔黄　舌质淡红　舌有裂纹

[方名] 中医大脑大数据组方

白芍:15g　生姜:15g　茯苓:15g　干姜:10g　人参:10g　白术:10g　炮附子:15g　炙甘草:10g

经典加减

但坐不得卧，躺　葶苈子:15g　大枣:30g
下咳喘更严重

问止制剂

无　　　　问止气血丸

▲ 中医大脑：中医人工智能辅助诊疗系统

【本诊方剂整体药对结构分析】

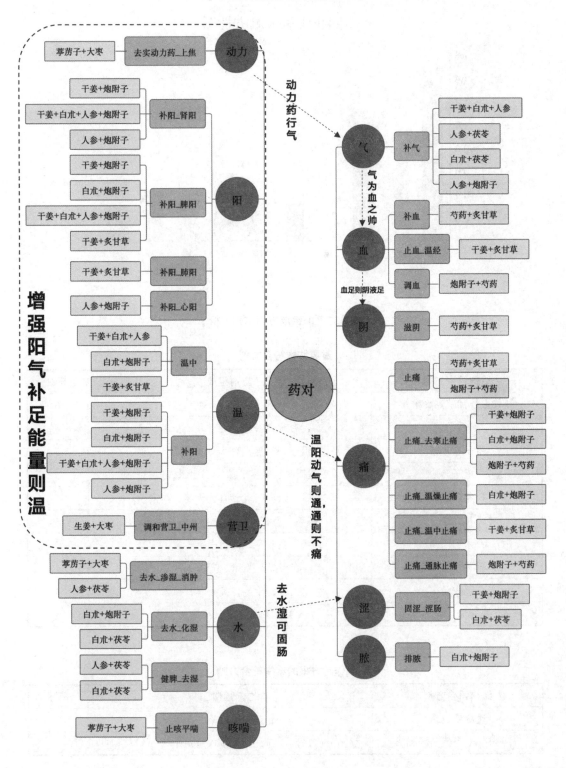

【方剂药性分析】

问止中医大脑方性图

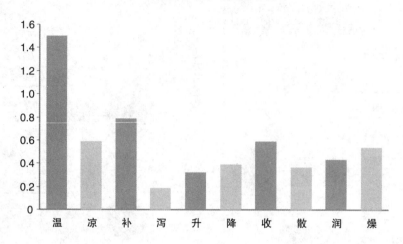

【本诊方剂的组成方剂结构分析】

重要结构符合方剂

结构符合方剂	方剂组成	药数
桂枝去桂加茯苓白术汤	芍药，炙甘草，生姜，大枣，茯苓，白术	6
四君子汤	人参，白术，茯苓，炙甘草，生姜，大枣	6
附子理中汤	炮附子，干姜，白术，炙甘草，人参	5
附子汤	炮附子，茯苓，人参，白术，芍药	5
茯苓四逆汤	茯苓，人参，炙甘草，干姜，炮附子	5
真武汤	茯苓，芍药，白术，生姜，炮附子	5
白术附子汤	白术，炙甘草，炮附子，生姜，大枣	5
甘草干姜茯苓白术汤	炙甘草，白术，干姜，茯苓	4
理中汤	人参，干姜，炙甘草，白术	4
四逆加人参汤	炙甘草，炮附子，干姜，人参	4

可作为方根的结构符合方剂

结构符合方剂	方剂组成	药数
通脉四逆汤	炙甘草，炮附子，干姜	3
芍药甘草附子汤	芍药，炙甘草，炮附子	3

续表

结构符合方剂	方剂组成	药数
四逆汤	炙甘草，干姜，炮附子	3
葶苈大枣泻肺汤	葶苈子，大枣	2
芍药甘草汤	芍药，炙甘草	2
甘草干姜汤	炙甘草，干姜	2
干姜附子汤	干姜，炮附子	2

【重要结构符合方剂说明】

　　根据问止中医学习大脑的分析，本方剂主要由以下方剂结构组成：真武汤、四君子汤、附子理中汤、四逆汤、葶苈大枣泻肺汤。

这几个方剂结构的作用如下：

- **真武汤**：温阳利水而宿有"少阴病的葛根汤"之称，用以治精力衰退、肢重浮肿、小便不利、头眩心悸。
- **四君子汤**：治脾胃虚弱。
- **附子理中汤**：治太阴病、里虚寒而有水的方剂；治肠胃消化道虚寒之证。
- **四逆汤**：新陈代谢机能极度虚衰时，用以振奋鼓舞的温里散寒的重要方剂。
- **葶苈大枣泻肺汤**：肺痈初期，或是在进行到中期时，所用之涤痰方剂。

　　当然，这是一位肺癌伴有肺积水及严重咳嗽的病患，故此本方剂去水的力量比较强大。与此同时，我们也重视"温阳以去水"这个重要治则。在前面的整体药对结构分析中可以看出这样组合的作用重点在哪里。

　　患者儿子强调：他们最在意肺积水，希望优先解决，可我坚持以咳喘为主症，并解释其中缘由：咳喘病位在肺，最伤脾肾阳气。脾肾阳气不固，患者没法存活，治病无从谈起。

　　患者病重体弱，先开方5剂，同时搭配问止气血丸兼顾心悸怔忡问题。

　　7月8日下午收到快递的汤药，8日当晚开始服用。

　　7月9日反馈：药后胃痛、腹胀。

　　7月10日反馈：胃痛转腹痛、便秘，心率过快。

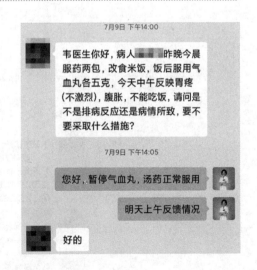

7月9日 下午14:00

韦医生你好，病人███昨晚今晨服药两包，改食米饭，饭后服用气血丸各五克，今天中午反映胃疼（不激烈），腹胀，不能吃饭，请问是不是排病反应还是病情所致，要不要采取什么措施？

7月9日 下午14:05

您好，暂停气血丸，汤药正常服用

明天上午反馈情况

好的

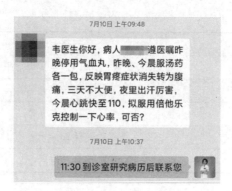

7月11日上午：痰中带血、便血。

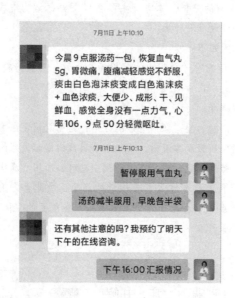

7月11日下午：咳嗽减轻，但排便无力，血色痰，咳嗽时想吐。

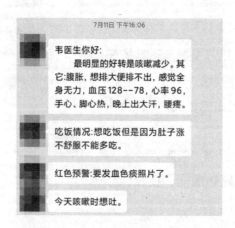

　　患者远在外地，就诊时只是儿子代诉病情，药后不适频出，我非常担心。其次，剧烈咳嗽，出现血色浓痰，肺部肿瘤可能破裂大咯血。治疗癌重症，如入虎穴，医生和患者都很辛苦，患者家属冷静、理智，显得非常重要。患者儿子第二天复诊。我强烈要求和患者本人视频通话，详细了解药后的真实情况。

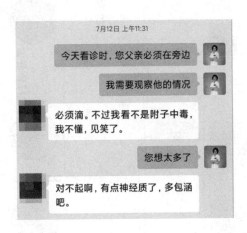

┤ 二诊 ├

　　为复诊，患者儿子着急赶到老家，我第一次和患者视频问诊。

　　了解到：总共服药 7 袋，咳嗽减轻 1/2，以前连续咳个不停，现在间歇性咳嗽，不咳的时候也能睡觉了，吃饭比以前好，能吃一小碗米饭。气喘、憋气也都有改善；脚不肿了，面色改善好。

　　我松了一口气，叮嘱患者恢复服用初诊的汤药。

　　二诊守方。但患者身体虚，食欲不振，大枣调到 50g；加桔梗引药上行，促进排痰。针对患者的便秘问题，配合问止清空六味丸。

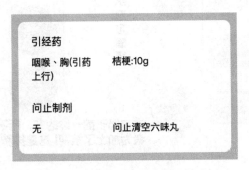

引经药	
咽喉、胸(引药上行)	桔梗:10g
问止制剂	
无	问止清空六味丸

▲ 中医大脑：中医人工智能辅助诊疗系统

【本诊方剂整体药对结构分析】

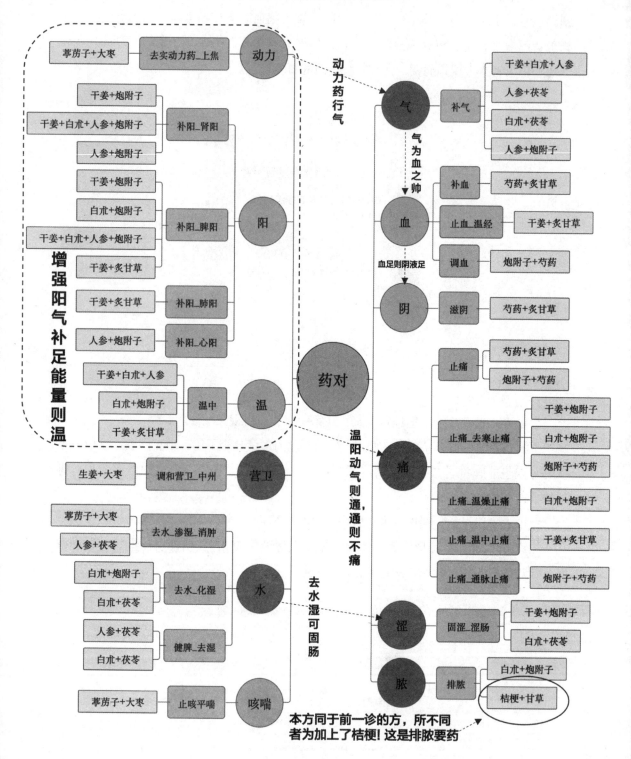

本方同于前一诊的方，所不同者为加上了桔梗! 这是排脓要药

【方剂药性分析】

问止中医大脑方性图

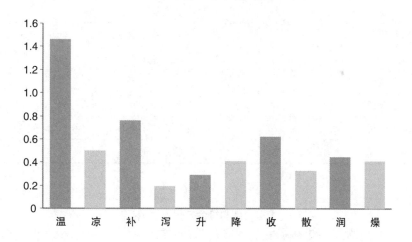

【本诊方剂的组成方剂结构分析】

重要结构符合方剂

结构符合方剂	方剂组成	药数
桂枝去桂加茯苓白术汤	芍药，炙甘草，生姜，大枣，茯苓，白术	6
四君子汤	人参，白术，茯苓，炙甘草，生姜，大枣	6
附子理中汤	炮附子，干姜，白术，炙甘草，人参	5
附子汤	炮附子，茯苓，人参，白术，芍药	5
茯苓四逆汤	茯苓，人参，炙甘草，干姜，炮附子	5
真武汤	茯苓，芍药，白术，生姜，炮附子	5
白术附子汤	白术，炙甘草，炮附子，生姜，大枣	5
甘草干姜茯苓白术汤	炙甘草，白术，干姜，茯苓	4
理中汤	人参，干姜，炙甘草，白术	4
四逆加人参汤	炙甘草，炮附子，干姜，人参	4
排脓汤	桔梗，甘草，生姜，大枣	4

可作为方根的结构符合方剂

结构符合方剂	方剂组成	药数
通脉四逆汤	炙甘草，炮附子，干姜	3
芍药甘草附子汤	芍药，炙甘草，炮附子	3
四逆汤	炙甘草，干姜，炮附子	3
葶苈大枣泻肺汤	葶苈子，大枣	2
芍药甘草汤	芍药，炙甘草	2
甘草干姜汤	炙甘草，干姜	2
干姜附子汤	干姜，炮附子	2

【重要结构符合方剂说明】

本方和前一诊的方剂是相同的，只是多加上了桔梗这味药，在医者的记录上看到其用法主要是引药上行。但其实，这个单味药的加入，在整个治疗过程中起了非常大的作用——当痰饮严重，甚至在肺中形成了脓痰的时候，我们会使用排脓汤来帮助去除脓痰。在前一个方剂里面，本来就已经有白术和炮附子这组重要的排脓药对，再加入了桔梗之后，就形成了《金匮要略》中的排脓汤！

在前一诊的方剂里面有完整的葶苈大枣泻肺汤的结构，中医大师倪海厦先生在其《人纪》教学中曾提道：

"葶苈大枣泻肺汤是用在肺痈初期时，或是在肺痈进行到中期时，都是葶苈大枣泻肺汤证。如果已经成脓，此汤就来不及了……如果已经全部成脓，吐出来的痰全部都会像米水一样，白白的颜色呈泡沫状，这就完全进入肺痈了，这个时候就是张仲景所说的桔梗甘草汤证。"

从这一个例证里面我们看得出来问止中医大脑在做整体思考时的细腻程度，治肺痈前中后期的中医治则它都——思考和比较，虽然本诊只是加上一味桔梗，但是已经把中医在排除严重的脓痰时的治疗原则考虑在其中了！

| 三诊 |

三诊在 2020 年 7 月 20 日。患者儿子告诉我，二诊汤药服用第一天，患者白天黑夜都咳嗽，比任何时候都严重，咳吐大量黏痰，但痰中无血丝，于是安心服药。意外的是，从第二天开始，咳嗽大大减轻，黏痰少了很多，上半夜能睡了（以前几乎不能睡），皮肤、气色、精神都在变好。

继续用上述处方不变。

四诊

　　四诊是 2020 年 7 月 29 日，患者近几天突然出现下肢凹陷性水肿，脚踝尤甚。男怕脚肿，女怕脸肿。有水肿，需要优先解决。

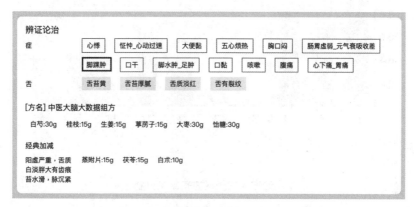

▲ 中医大脑：中医人工智能辅助诊疗系统

【本诊方剂整体药对结构分析】

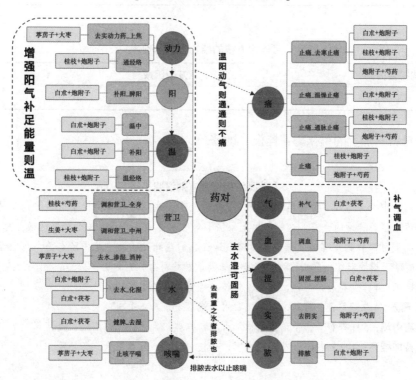

【方剂药性分析】

问止中医大脑方性图

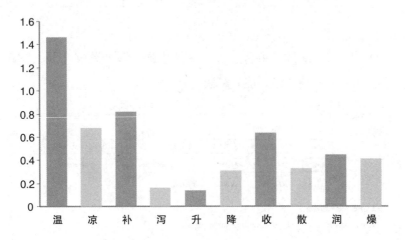

【本诊方剂的组成方剂结构分析】

重要结构符合方剂

结构符合方剂	方剂组成	药数
真武汤	茯苓，芍药，白术，生姜，炮附子	5

可作为方根的结构符合方剂

结构符合方剂	方剂组成	药数
葶苈大枣泻肺汤	葶苈子，大枣	2

另外再特别加上的单味药：桂枝、饴糖。

【重要结构符合方剂说明】

在问止中医大脑的"重要结构符合方剂分析"中，我们可以看得出来这个方剂就是真武汤和葶苈大枣泻肺汤的合方，这一诊用上了温下焦去水湿的真武汤，适合加强疗效并稳固之。此外，我们可以看到还有加上桂枝和饴糖，这让我们想到是否和小建中汤有关。我们通过中医大脑的学习模块继续做分析，列出只差一味药的结构符合方剂如下：

桂枝汤： 4味药符合，芍药，大枣，桂枝，生姜；只差1味，炙甘草。

附子汤： 4味药符合，芍药，茯苓，白术，炮附子；只差1味，人参。

小建中汤： 5味药符合，芍药，饴糖，大枣，桂枝，生姜；只差1味，炙甘草。

桂枝加桂汤： 4味药符合，芍药，大枣，桂枝，生姜；只差1味，炙甘草。

桂枝附子汤： 4味药符合，大枣，桂枝，生姜，炮附子；只差1味，炙甘草。

白术附子汤： 4味药符合，大枣，生姜，白术，炮附子；只差1味，炙甘草。

桂枝加芍药汤： 4味药符合，芍药，大枣，桂枝，生姜；只差1味，炙甘草。

桂枝加附子汤： 5味药符合，芍药，大枣，桂枝，生姜，炮附子；只差1味，炙甘草。

黄芪桂枝五物汤： 4味药符合，芍药，大枣，桂枝，生姜；只差1味，黄芪。

桂枝去芍药加附子汤： 4味药符合，大枣，桂枝，生姜，炮附子；只差1味，炙甘草。

桂枝去桂加茯苓白术汤： 5味药符合，芍药，大枣，生姜，茯苓，白术；只差1味，炙甘草。

从上述分析我们可以看得出来，许多桂枝剂都因为差了一味药而无法进入重要结构符合方剂的计算中，基本上缺少的这味药就是炙甘草。为什么？因为这位患者有严重的水肿！而甘草是能够蓄水的单味药，所以中医大脑把滋腻蓄水的炙甘草去掉，就是为了避免使用甘草而造成水肿更为严重的状况。与此同时，我们也可以看到像小建中汤这样的结构出现在本方中，代表着中医大脑希望能够加强患者的脾胃功能，因为患者脾胃虚弱、元气衰、吸收差，所以问止中医大脑才会把小建中汤也列入在调整患者体质的结构里。整方去掉了炙甘草就非常完整契合临床之所见所需！

处方很简单，效果却很好，患者儿子告诉我：服药5剂，咳嗽好转95%，水肿消失99%。五诊继续守方巩固。

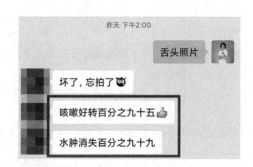

看诊结束时，患者儿子还告诉我，以前都是他劝爸爸喝药，告诉他哪好了。可是现在，爸爸主动喝药了，因为身体的这种好转是他看得到的。他想努力守住，彻底摆脱咳嗽吐痰、彻夜不能睡的噩梦。

【本医案之整体分析】

在癌症的治疗上，问止中医大脑会根据患者的癌症病种和临床症状，辅助医者做出治疗的方案。借此案分享问止中医治癌症的基本原则。

我们首先要确立的是中医在癌症治疗上的两大目标：

1. 先是重点恢复患者的"中医六大健康标准"（吃、喝、拉、撒、睡、寒热），使患者在日常生活饮食作息上都能够正常舒适、阴阳调和，并培育强大的体力。

2. 再视不同的癌症及症状表现，进行减除肿瘤的治疗。我们的目标是，一方面减去患者的病痛和不适，二方面更在于延长患者的寿命，能够大幅超越西医定下来的生存期限。

实现上述目标，则中医对癌症的治疗就有重大意义。

一般而言，我们会分成两种可能的治疗流程：

A 流程：患者目前没有西医介入，患者仅由现代医学检测出癌症之后，就完全由中医来进行治疗。

B 流程：患者已经接受西医的手术或放化疗，甚或还处于西医治疗的过程中间。

上述两种情况的治疗先后次第有所不同。如果纯用中医（A 流程）来治疗，我们会先看患者是否符合中医六大健康标准，以此来决定"先守再攻"或"先攻再守"。守是指患者体质虚弱，需要先强化体力，减少症状；攻是指患者体质基础不错，可以直接针对性用方药消除肿瘤。这是中医大师倪海厦先生治疗癌症的基本原则。而如果是已经有西医介入的情况下（B 流程），经受手术、放疗、化疗后，患者来寻求中医帮助时，几乎体质都已经比较虚衰，这种情况下我们则着重在中医六大健康标准的改善，而很少直接使用攻法。

治疗过程中，我们根据如下两项因素判断治疗方向是否正确：

1. 患者胃气的有无，也就是消化吸收功能是否正常。

2. 患者寒热的表现，患者要恢复到上冷下热、手脚温暖。

本医案是肺癌，值得一提的是"肺与大肠相表里"，在治肺病的过程中一定要注意大便的通畅，在本案中适时使用通大便的药也是成功的关键之一。

以下和读者补充肺癌的前兆和诊断：

1. 呛咳：40 岁以上，无原因的、顽固性的刺激性呛咳，尤其凌晨 3 到 5 点会无故醒来咳嗽，常为肺癌的早期先兆。

2. 胸痛：胸部尖锐刺痛亦为较早信号。

3. 咳血：为中央型肺癌的较早信号，因气管黏膜血管分布丰富，但血丝为极少量，周围型肺癌因离气管较远，咳血出现一般较晚。

4. 低热：出现不明原因的低热，尤其是间歇热（约占 70%），并兼以上症状者，应引起重视。

5. 如肺肿瘤较大可出现压迫症状：胸膜气促（侵犯胸膜），头面浮肿，静脉怒张（压迫上腔静脉）。

6. 赤痰：发现痰带血要检查排除肺癌、肺结核可能。痰带血还有恶臭的，肺癌可能性最大。

7. 眼诊可见眼白处有明显白色的点点，慢慢到褐点，再转成白色面包屑样，代表肺癌越来越严重。

在本医案中，中医大脑并没有使用很峻猛的药来强攻，在治疗上有攻有守、补泻有度。从患者的回馈来看，疗效相当显著，相信患者可以摆脱病苦、平安健康！

·医案 8·

治肺癌脑转移的头面肿和淋巴肿

主诊医师：韦雅楠

　　有些中医爱好者就诊问止中医时喜欢对处方评头论足，冒出诸如三逆汤、六苓散之类的笑话。殊不知术业有专攻，拿自己的兴趣爱好挑战别人的专业，白费。

　　中医讲究"三因适宜"，其中"因人适宜"便是根据体质遣方用药——同样的西医病名，处方因人而同或因人而异，均有可能。

　　最近，我使用中医大脑治疗一例肺癌（鳞癌低分化）并发脑转移的患者，患者身体改善很好。本文记录这位患者第 1 诊至第 11 诊的治疗经历。

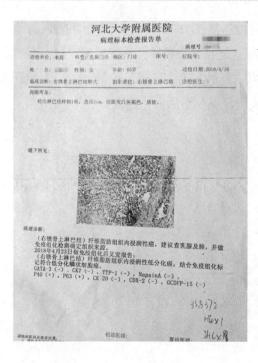

西医治疗史

王女士 67 岁。2018 年 4 月份被查出肺癌鳞癌低分化，纵隔颈部锁骨淋巴结肿大转移，2018 年 5 月底化疗 6 次，主要用紫杉醇顺铂类药物，2018 年 11 月份颈部锁骨部位放疗 30 次；2019 年 10 月发现脑转移，放疗 19 次，后用抗脑肿瘤血管生成药治疗 4 次，并口服替莫唑胺 3 盒。

王女士经历的治疗过程艰难曲折，不管是患者本人还是家里人都已经筋疲力尽，故来问止中医就诊，希望通过中医的方法改善病情。

一诊

初诊在 2020 年 6 月 3 日，网诊。

症状：后脑勺疼痛，头晕，记忆力下降；肿瘤扩散转移引起面肿、颈肿、脚肿；颈部病灶处皮肤红、发痒；全身没劲，双腿发软无力，手脚胀麻，脚抽筋；心律不齐，心慌，说话气短，声音沙哑；胃镜提示：糜烂性胃炎；怕吃冷的东西，怕冷，口干，咽干。

视频里的王女士面部臃肿，我一度以为她体重在 150 斤以上，然而实际只有不到 90 斤。中医讲"男怕脚肿，女怕头肿"（实际这是互文的修辞：不管男女，对头面和足部的水肿都需引发重视，并优先对治）。我以"面肿"为主证辨证论治，中医大脑开出处方如下；因为"久病多瘀"，我同时为王女士开具问止活血化瘀丸。

辨证论治

症　| 脚胀_脚麻 | 记忆力下降 | 脚抽筋 | 咽干 | 声音沙哑 | 下肢无力 |

| 身冷_畏寒 | 皮肤痒 | 心慌_心神不宁 | 皮肤发红 | 眩晕 | 手胀_手麻 |

| 长期整日全身倦怠 | 面肿 | 气虚 | 后头痛 | 口干 | 颈部肿块按之痛 |

舌　| 舌有齿痕 | 舌苔黄 | 舌质淡红 | 舌苔薄 |

[方名] 中医大脑大数据组方

姜半夏:15g　生姜:10g　细辛:15g　柴胡:15g　黄芩:10g　茯苓:20g　干姜:15g　燀苦杏仁:10g　人参:10g

大枣:30g　五味子:10g　炙甘草:15g

经典加减

淋巴结肿大及淋　连翘:20g
巴细胞增多者

引经药

咽喉、胸(引药　桔梗:10g
上行)

问止制剂

无　　　　　问止活血化瘀丸

▲ 中医大脑：中医人工智能辅助诊疗系统

137

【本诊方剂整体药对结构分析】

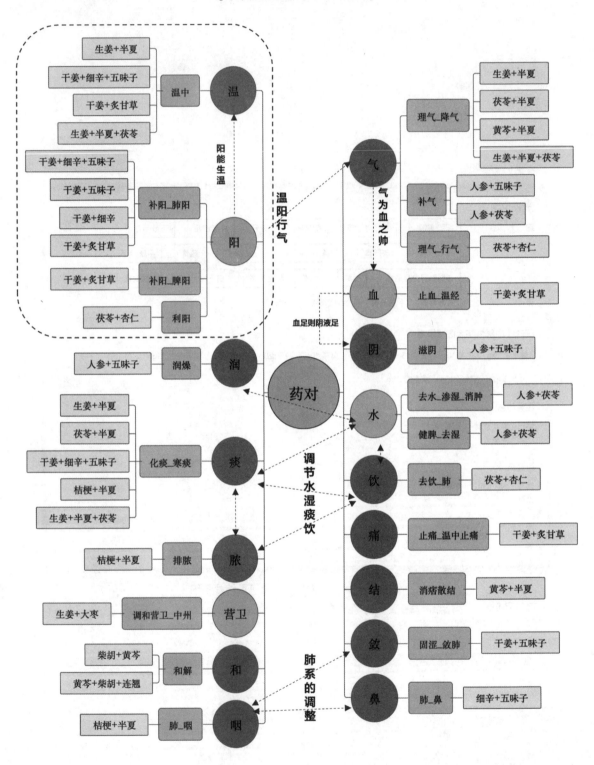

【方剂药性分析】

问止中医大脑方性图

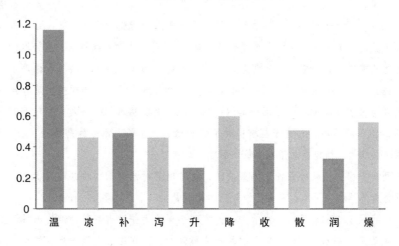

【本诊方剂的组成方剂结构分析】

重要结构符合方剂

结构符合方剂	方剂组成	药数
苓甘姜味辛夏仁汤	茯苓，炙甘草，五味子，干姜，细辛，半夏，杏仁	7
小柴胡汤	柴胡，黄芩，人参，炙甘草，半夏，生姜，大枣	7
桂苓五味甘草去桂加姜辛夏汤	茯苓，炙甘草，细辛，干姜，五味子，半夏	6
茯苓甘草五味干姜细辛汤	茯苓，炙甘草，五味子，干姜，细辛	5
人参半夏干姜汤	人参，半夏，干姜，生姜	4

可作为方根的结构符合方剂

结构符合方剂	方剂组成	药数
茯苓杏仁甘草汤	茯苓，杏仁，炙甘草	3
小半夏加茯苓汤	半夏，生姜，茯苓	3
干姜人参半夏丸	干姜，人参，半夏	3
甘草干姜汤	炙甘草，干姜	2
小半夏汤	半夏，生姜	2
半夏干姜散	半夏，干姜	2

另外再特别加上的单味药：桔梗、连翘。

【重要结构符合方剂说明】

　　根据问止中医学习大脑"重要结构符合方剂"的分析，可以看得出来这个方剂主要是由苓甘姜味辛夏仁汤和小柴胡汤构成。由此观之，我们可以清楚了解到，中医大脑希望能够去掉患者的水饮，因为淋巴肿大、脸肿的问题都是出于水液代谢的失调，而苓甘姜味辛夏仁汤正是调整水饮的重要方剂。本方出自《金匮要略》，是用于体内有寒与水，已经慢性化而体力衰弱，无热而起喘鸣、咳嗽、水肿等症的方剂。方中之茯苓能利水、祛除胃内停水，治小便不利和心悸；半夏能帮助茯苓治水；杏仁能去胸间的停水，平喘，治呼吸困难和浮肿，同时又能帮助茯苓和半夏治水；干姜温中治水；细辛温里散寒祛水，治咳嗽，并与干姜一起祛除胃内停水，治四肢厥冷；五味子止咳；甘草调和诸药。此外，本方的药物除了茯苓和甘草，都具有温暖的作用，所以能对治因寒饮而引起的症状。

　　与此同时，中医大脑计算使用小柴胡汤，除了用来对治口干和晕眩的症状之外，主要是希望先调整身体的各项平衡，来为已经久病的患者做出一个整体重置（reset）。

　　在此，我们也注意到了对治水饮的强力方剂小青龙汤并没有完整的结构出现，主要的原因是小青龙汤是用在水饮同时伴有外感风寒或脉浮紧，而在这个案例中患者并没有外感的现象，所以其中的麻黄、桂枝等药物就没有出现在整个方剂结构中，中医大脑就选择了苓甘姜味辛夏仁汤来祛水饮。

二诊

　　服药 5 天后，王女士挂号二诊，反馈说：心慌减缓了很多，后脑勺疼痛明显缓解，心情也好了不少；其他方面暂时没有改善。

　　以网诊治重症，初诊即取效，实属难得。这种情况下应该效不更方。二诊时，使用中医大脑的推荐加减、引经药功能，在一诊处方上微调一些剂量并加大桔梗和连翘的剂量，一方面引药上行，二方面治疗颈部淋巴结肿大。

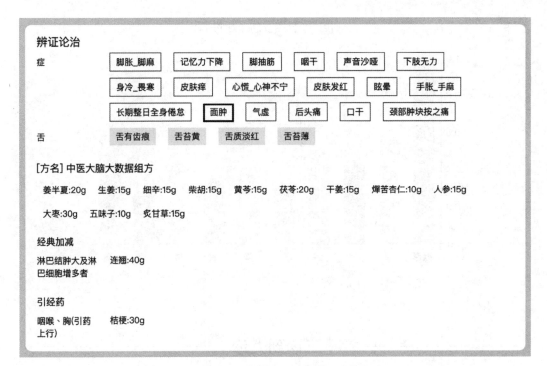

▲ 中医大脑：中医人工智能辅助诊疗系统

【本诊加减的单味药分析】

本方和前一诊的方剂是一样的，医者采取了效不更方的策略，但是在中医大脑智能加减的建议下，考虑到淋巴结肿大的问题，医者选择加入了连翘这味药，而同时为了要让整个药物上行至头面，医者使用了中医大脑推荐的桔梗这味引经药。中医大脑在引经药的使用上非常有方法，它会提醒医者使用不同的单味药以强调药物作用在身体的不同部位。这是一个非常重要的功能，也显见了中医大脑在本草学上的功力。

以下附上这两味药的本草学说明，供大家参考：

单味药	主治	应用
连翘	清热解毒，消痈散结，疏散风热	1.疮痈肿毒，瘰疬结核。2.外感风热，温病初起
桔梗	开宣肺气，祛痰排脓，利咽	1.用于肺气不宣的咳嗽痰多，胸闷不畅。2.用于热毒壅肺之肺痈。3.用于咽喉肿痛，失音

方虽不变但有加减，我们还是列出其【方剂药性分析】如下，注意其泻性比一诊方略高一些。

问止中医大脑方性图

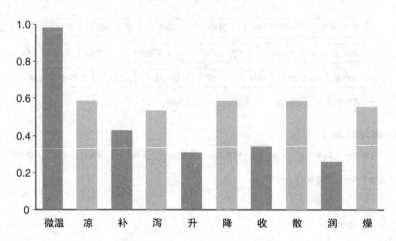

三诊到九诊

三诊时王女士反馈：改善明显，眼睛不适减轻最为明显，身上也开始有劲了，愿意下楼走一走了。

接下来的每次看诊，王女士的胃口、体力、睡眠都在变好，心悸、心慌也不明显了。

至九诊时，王女士反馈颈部病灶明显变软，肿物缩小 40% 左右，按压没有明显疼痛。

王女士每次看诊都很高兴，告诉我小区的人夸她面色红润、精气神很好。

十诊

十诊时，王女士说她还有一个症状很明显——颈部静脉、淋巴回流受阻导致前胸上部血管粗大暴露，像一张大鱼网，看着吓人，她有点担心。肿物已经缩小 40%，可是这个症状改善不明显，同时还有些胃胀气。

医疗官林大栋博士说：治病要有"领袖"思想，重点解决核心症状。王女士的这个症状引起了我的关注，我及时更方，配合问止养胃丸顾护胃气。

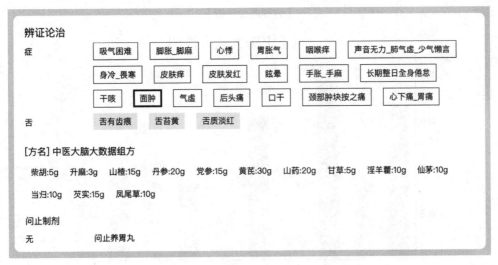

▲ 中医大脑：中医人工智能辅助诊疗系统

【本诊方剂整体药对结构分析】

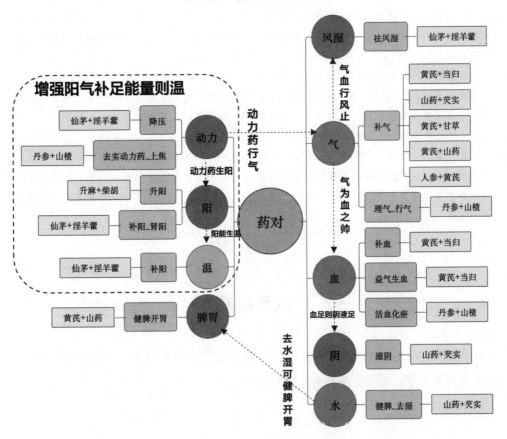

【方剂药性分析】

问止中医大脑方性图

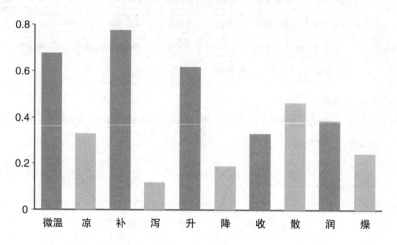

【重要结构符合方剂说明】

　　这一诊的"重要结构符合方剂"分析的结果，并没有我们常用的任何方剂的组合，中医大脑在计算后没有发现合适的成方，于是经由各种药对元素的组合而形成根据患者各种症状的药对组方。

　　本方的结构有补中益气汤的加减，并加了一些补肾阳的药。由于重用了黄芪，因此可治疗脾肾两虚而以气虚为主的面肿或四肢水肿；而由于水停则易血瘀，因此还加了活血化瘀的药。此患者有颈部静脉、淋巴回流受阻导致前胸上部血管粗大暴露，此症一般属于瘀证，而此方中正好有山楂、丹参等化瘀消积药对可以对治。

　　综合本方的用药，补脾肾祛湿兼化瘀固摄，临床可以应用在原发性肾病综合征，尤其是有水肿、蛋白尿等症状时。蛋白尿是水谷精微所化，中气亏虚固摄无力，精微下趋则会出现大量蛋白尿。本方有黄芪、升麻、柴胡、芡实补气兼升提固摄，因此可治疗蛋白尿等肾病导致的问题。

改善明显

　　10剂药服完，王女士说前胸血管怒张暴露的症状改善显著，头部不适、胃胀气、病灶处瘙痒好多了，原来隐隐作痛的脚后跟也好了。

┤ 继续治疗 ├

目前王女士已经看诊十一次，每次开方 7 剂或 10 剂，其间因天气变化等原因也出现咳嗽等一些症状，但能很快恢复。

她说：治病交给韦医生，该怎么用药就怎么用，她不怕药难喝，相对于放化疗，她现在已经很舒服了。

患者信任和支持，我治疗才无后顾之忧。

【本医案之整体分析】

在本医案中，患者患有肺癌，但是中医大脑在本医案中是根据输入的症状来开方，这其中水肿是最困扰患者的一个问题。中医大脑在这个医案中对于水饮的处理，除了使用祛水湿的方剂结构，也同时调整了患者的体质。

在此，我们说明"水、湿、饮、痰"这四个人体内水液的不同状态。在中医大脑的治疗思考中，就是能够把握其中的不同，从而能够精确地找出适合的方剂结构。

"水、湿、饮、痰"这四个阶段分别是由生理至病理，由正常至异常。随着身体的偏失越大，则向着更不好的状态发展。而"脓"则是已经有细菌感染而发炎的阶段，也可以一并列入讨论。以下是各个状态的说明：

水湿饮痰比较：

		生理
水	正常生理的体液	↓
湿	还算一般体液但量上较多	
饮	病理上清稀但略黏稠的水液	
痰	病理上不透明且黏稠度高的水液	
脓	已经有细菌感染而发炎	**病理**

淋巴肿大在中医而言属于痰核瘰疬，属于三焦的问题，一般多用小柴胡汤的加减治疗。在本医案里面中医大脑加了连翘，因为连翘是疮痈圣药，加重剂量并久煮可加强清热解毒、消肿散结的功效，可治疗本案"颈部肿块按之痛"的问题，这是取效的关键之一。

临床上，实证易死人，虚证则一般不会。女性头面肿属于阴实之证，可为水肿或瘀血造成，不及时利水或攻下瘀血，患者多会有生命危险。

医者如果没有清楚的医理作为基础，临症开方往往会左支右绌，而人工智能在面对症状的时候，也必须有很清楚的医理根据。我们可以看到中医大脑在这方面已经掌握了所有它收集到的医理，产生了精确的判断细则。经由此医案，我们看到了很喜人的临床效果。

·医案9·

老人肺癌淋巴转移，"说谎"式治疗效果好

主诊医师：韦雅楠

我的工作有许多挑战，其中一项很有意思，那就是——说谎。

有的老人因为身体不适入院检查，查出来就是癌症，因为年纪大，手术风险高，也没办法承受放疗、化疗，子女转向中医求助。

生怕父母知道病情经受不住打击，他们希望我一起隐瞒病情。

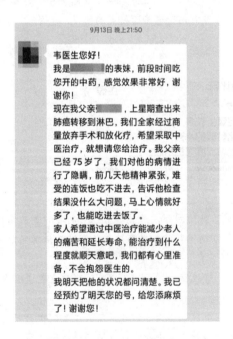
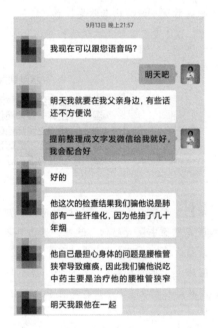

为了更好治疗，问诊时，我和这些孝顺的子女一起编织"善意的谎言"——详细问诊，解答老人的疑惑，但对真实病情绝口不提。有时，还要忍受老人家的"臭脾气"——要小孩脾气，不愿意好好喝药。

初诊主治肺癌咳嗽

李叔叔，75 岁。就诊时，李叔叔症状主要为：去年开始体重下降近 20 斤，精神状态差，头闷沉，白天也想睡，手脚无力，脚冷，走路经常知觉麻木，需要蹲下休息；白天晚上都咳嗽，有白色泡沫痰，容易咳出，有时痰中带血丝；便秘，大便 5 ~ 6 天 / 次，吃益生菌后则 2 ~ 3 天 / 次，大便臭；肾炎病史，小便不顺畅，像茶色，夜尿 1 次，眠浅不踏实；小腿肌肤甲错，眼睛干涩，平素有颈椎病，胆囊炎，肝囊肿，气色很差。

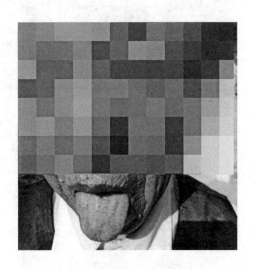

初诊以治疗"肺癌咳嗽"为主，我使用中医大脑开出了中药处方 7 剂。

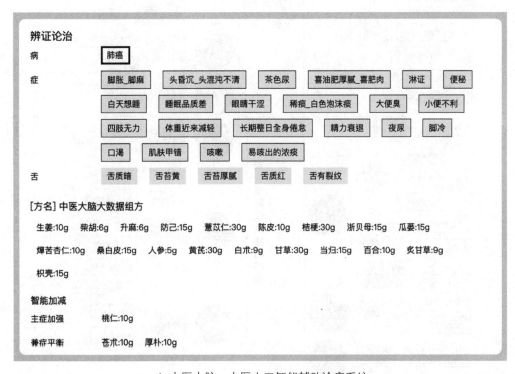

辨证论治

病　　肺癌

症　　脚胀_脚麻　头昏沉_头混沌不清　茶色尿　喜油肥厚腻_喜肥肉　淋证　便秘

　　　白天想睡　睡眠品质差　眼睛干涩　稀痰_白色泡沫痰　大便臭　小便不利

　　　四肢无力　体重近来减轻　长期整日全身倦怠　精力衰退　夜尿　脚冷

　　　口渴　肌肤甲错　咳嗽　易咳出的浓痰

舌　　舌质暗　舌苔黄　舌苔厚腻　舌质红　舌有裂纹

[方名] 中医大脑大数据组方

　生姜:10g　柴胡:6g　升麻:6g　防己:15g　薏苡仁:30g　陈皮:10g　桔梗:30g　浙贝母:15g　瓜蒌:15g

　婵苦杏仁:10g　桑白皮:15g　人参:5g　黄芪:30g　白术:9g　甘草:30g　当归:15g　百合:10g　炙甘草:9g

　枳壳:15g

智能加减

主症加强　　桃仁:10g

兼症平衡　　苍术:10g　厚朴:10g

▲ 中医大脑：中医人工智能辅助诊疗系统

【本诊方剂整体药对结构分析】

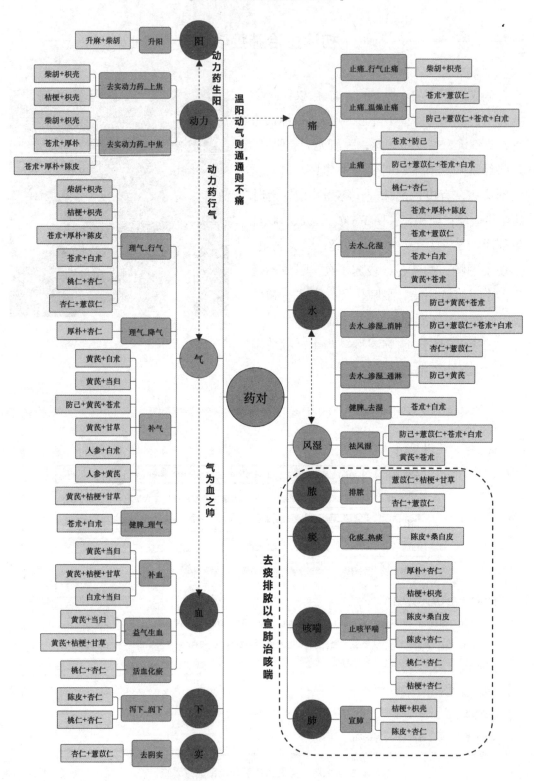

【方剂药性分析】

问止中医大脑方性图

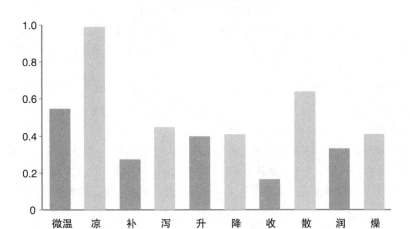

【本诊方剂的组成方剂结构分析】

重要结构符合方剂

结构符合方剂	方剂组成	药数
济生桔梗汤	桔梗，桑白皮，浙贝母，瓜蒌，当归，枳壳，薏苡仁，防己，黄芪，杏仁，百合，甘草，生姜	13
补中益气汤	黄芪，炙甘草，人参，当归，陈皮，升麻，柴胡，白术	8

可作为方根的结构符合方剂

结构符合方剂	方剂组成	药数
橘皮汤	陈皮，生姜	2
桔梗汤	桔梗，甘草	2

另外再特别加上的单味药：桃仁、厚朴、苍术。

【重要结构符合方剂说明】

根据问止中医学习大脑"重要结构符合方剂"的分析，我们可以看得出来这个方剂的主要结构是补中益气汤和济生桔梗汤，这个合方基本上以补中益气汤结构为"体质方"，而以济生桔梗汤为"症状方"。

补中益气汤是由李东垣先生制定的名方，主要是针对患者脾胃气虚、阳气不振的问题；而济生桔梗汤来自于宋代的《济生方》，本身药味比较多，和《伤寒杂病论》中用来祛痰排脓、宣肺止咳的桔梗汤有很大的不同。

济生桔梗汤主要用来治疗咳嗽偏气阴两虚证者，尤其是肺痈、肺癌等。症见咳吐脓血、心烦、胸闷、失眠、咽干多渴、两脚肿满、小便赤黄、大便多涩、舌质偏红而胖大、苔少或无苔。由于肺与大肠相表里，临床用本方会拉肚子是正常的现象，代表肺中邪气有管道可排出。

喝汤药 5 天后，李叔叔复诊，他前 4 天大便 2 天 / 次，量少，第 5、6 天早上 5 点大便急，需要马上解便，量多，稀溏，大便黑，拉完后腿上有力了，口渴改善佳，小便增多，茶色尿消失，但咳嗽、咳痰增多，臀部、腿脚更凉了（从膝盖往下移），还是不想吃饭，多吃就腹胀。

肺有寒痰，咳嗽、咳痰增多是好事；排便后脾胃尚弱，恢复需要时间，先观察就好；所以，虽然看着像病情加重，我依然守法守方 10 剂。

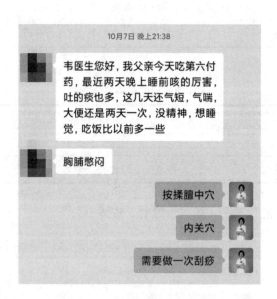

药后依然咳嗽、咳痰，但胃口开始改善了。我建议通过刮痧和按揉穴位缓解因为咳嗽、咳痰引起的胸闷不适。

身体开始有好转迹象

三诊时，李叔叔已经感冒 5 天了，感冒后牙痛、腮腺肿大，又不想吃饭了，白色泡沫痰中夹带少量块状黄痰，心率很快，但大腿侧面冷改善很好（以前是冰凉感）。

治疗肺癌，白痰变黄痰，是身体开始变好的迹象，只要顺势而为，托邪外出就好。

于是，我调整了处方，解决这个不期而遇的感冒，并配合问止养胃丸调养脾胃。

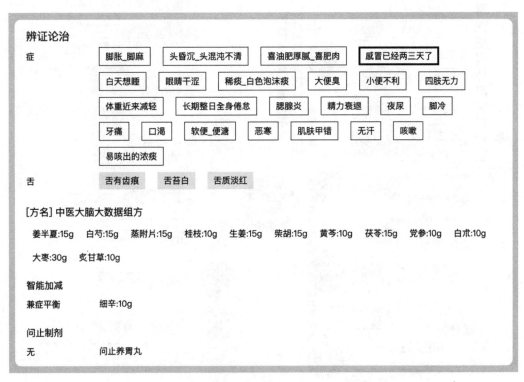

辨证论治

症
　脚胀_脚麻　　头昏沉_头混沌不清　　喜油肥厚腻_喜肥肉　　感冒已经两三天了

　白天想睡　　眼睛干涩　　稀痰_白色泡沫痰　　大便臭　　小便不利　　四肢无力

　体重近来减轻　　长期整日全身倦怠　　腮腺炎　　精力衰退　　夜尿　　脚冷

　牙痛　　口渴　　软便_便溏　　恶寒　　肌肤甲错　　无汗　　咳嗽

　易咳出的浓痰

舌　舌有齿痕　　舌苔白　　舌质淡红

[方名] 中医大脑大数据组方

姜半夏:15g　白芍:15g　蒸附片:15g　桂枝:10g　生姜:15g　柴胡:15g　黄芩:10g　茯苓:15g　党参:10g　白朮:10g

大枣:30g　炙甘草:10g

智能加减

兼症平衡　　　　细辛:10g

问止制剂

无　　　　　问止养胃丸

▲ 中医大脑：中医人工智能辅助诊疗系统

【本诊方剂整体药对结构分析】

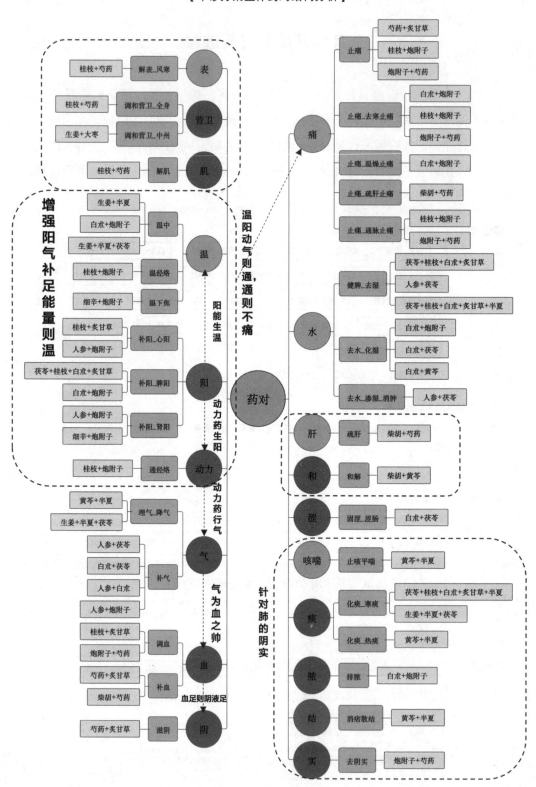

【方剂药性分析】

问止中医大脑方性图

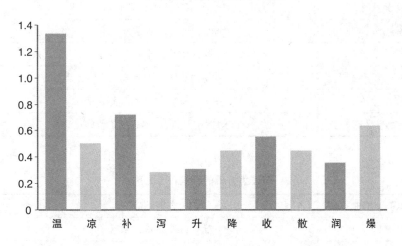

【本诊方剂的组成方剂结构分析】

重要结构符合方剂

结构符合方剂	方剂组成	药数
柴胡桂枝汤	柴胡，半夏，桂枝，黄芩，人参，芍药，生姜，大枣，炙甘草	9
小柴胡汤	柴胡，黄芩，人参，炙甘草，半夏，生姜，大枣	7
黄芩加半夏生姜汤	黄芩，芍药，炙甘草，大枣，半夏，生姜	6
桂枝去桂加茯苓白术汤	芍药，炙甘草，生姜，大枣，茯苓，白术	6
桂枝加附子汤	桂枝，芍药，大枣，生姜，炙甘草，炮附子	6
桂枝加芍药生姜各一两人参三两新加汤	桂枝，大枣，人参，芍药，生姜，炙甘草	6
四君子汤	人参，白术，茯苓，炙甘草，生姜，大枣	6
附子汤	炮附子，茯苓，人参，白术，芍药	5
真武汤	茯苓，芍药，白术，生姜，炮附子	5
白术附子汤	白术，炙甘草，炮附子，生姜，大枣	5
桂枝附子汤	桂枝，炮附子，生姜，炙甘草，大枣	5
桂枝汤	桂枝，芍药，炙甘草，生姜，大枣	5
桂枝去芍药加附子汤	桂枝，炮附子，炙甘草，生姜，大枣	5
桂枝加芍药汤	桂枝，芍药，炙甘草，大枣，生姜	5

续表

结构符合方剂	方剂组成	药数
桂枝加桂汤	桂枝，芍药，生姜，炙甘草，大枣	5
黄芩汤	黄芩，芍药，炙甘草，大枣	4
茯苓甘草汤	茯苓，桂枝，生姜，炙甘草	4
茯苓桂枝甘草大枣汤	茯苓，桂枝，炙甘草，大枣	4
苓桂术甘汤	茯苓，桂枝，白术，炙甘草	4
桂枝去芍药汤	桂枝，大枣，生姜，炙甘草	4

可作为方根的结构符合方剂

结构符合方剂	方剂组成	药数
芍药甘草附子汤	芍药，炙甘草，炮附子	3
小半夏加茯苓汤	半夏，生姜，茯苓	3
半夏散及汤	半夏，桂枝，炙甘草	3
芍药甘草汤	芍药，炙甘草	2
桂枝甘草汤	桂枝，炙甘草	2
小半夏汤	半夏，生姜	2
二仙汤	黄芩，芍药	2

另外再特别加上的单味药：细辛。

【重要结构符合方剂说明】

根据问止中医学习大脑"重要结构符合方剂"的分析，我们可以看得出来这个方剂是中医大脑全面改善患者体质的用药组合。在这一诊中患者有外感的症状，而且看来感冒已进入到中期阶段，所以中医大脑根据症状入参来分析，使用了太阳少阳两感合治的柴胡桂枝汤，而正因为柴胡桂枝汤结构的加入，这个方剂本身的对治范围就比较大，同时我们在重要结构符合方剂分析中也很清楚地看到了附子剂和苓术类方的存在。对上述类方分类后，我们可以看出本方剂着重对治的作用方向，我们整理如下：

1. 整体平衡的调和剂：柴胡桂枝汤、小柴胡汤。

2. 祛水湿的苓桂术甘汤类方：苓桂术甘汤、四君子汤、桂枝去桂加茯苓白术汤、茯苓甘草汤、茯苓桂枝甘草大枣汤。

3. 祛痰湿的半夏类方：小半夏加茯苓汤、半夏散及汤、黄芩加半夏生姜汤、小半夏汤。

4. 治疗外感、调和营卫、强化体力的桂枝汤类方：桂枝汤、桂枝加芍药生姜各一两人参三两新加汤、桂枝去芍药汤、桂枝甘草汤、桂枝加芍药汤、桂枝加桂汤。

5. 补阳温里的附子剂：附子汤、真武汤、白术附子汤、桂枝附子汤、桂枝加附子汤、桂枝去芍药加附子汤、芍药甘草附子汤。

> 这是一个中医大脑用少数的药味而达到众多方剂功能同时协同作用的案例。将经方严谨的结构拆解为药对，再基于药对进行对症组合，在很多时候可以用寥寥数味药实现广阔的对治范围，同时又不失重点对治主证的重心。人工智能对药对和方剂的灵活运用，让负责开发中医大脑的笔者都叹为观止。

服药后，李叔叔不怎么咳嗽了。

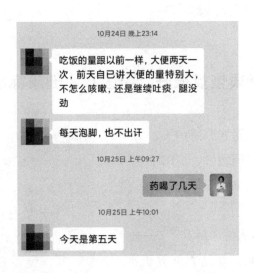

老人不愿意再喝药，我的"哄骗"妙招

随着身体逐渐好转，老人的"臭脾气"也来了——脾气很暴躁，再也不愿意喝药了，儿子、女儿怎么劝都没用。李叔叔还说："喝药快一个月了，还没治好，医生治病不行。"

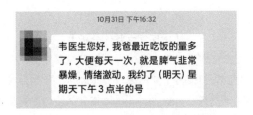

他女儿和我视频时满脸疲惫，我听了他不喝药的理由，也哭笑不得。但为了更好治疗，我只好把我的看家本领拿出来，教她怎么"收拾"有小孩脾气的老爸。

第二天，老人家准时配合看诊。

喝完三诊的汤药后，老人身体得到了很大的改善：感冒、牙痛好了，咳嗽、咳痰好了一大半，饭也吃得多了，大便每天一次，大腿侧面冷有改善，脚尖麻明显缓解，腿上力气增强，走路没有那么晃了，手上的肉饱满有血色。

效果好，守方即可，但最大困难是怎么劝他喝药。看诊时，我对他好一阵夸，夸完后，又批评他"不懂事"，再鼓励他要老当益壮。一阵好言善劝下来，老人家答应我一定好好喝药。哎，当医生，太难了……

目前身体素质恢复很好，中医6大健康标准基本正常

五诊时，李叔叔大腿冰凉感消失，咯吐痰液后胸口舒服，胸口闷缓解，情绪稳定一些了，心悸消失，老人家的脸色也很好，鼻头的红血丝也不明显了。

李叔叔的"中医6大健康标准"——吃、喝、拉、撒、睡、寒热，都基本恢复正常。这就给身患癌症转移的老年人带来了享受品质生活的身体基础。这就是问止中医治癌重症的核心思想：维持6大标准、减少癌痛、延长寿命、提高生活品质。

真希望老人家能一直这么乖，好好喝药，安享晚年。

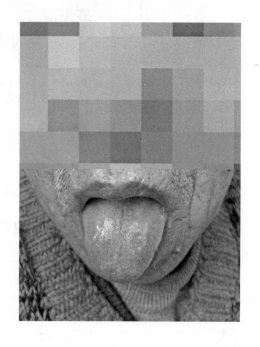

【本医案之整体分析】

我们在癌症的治疗上，经常会因为患者体力虚弱而采取守势，先改善体质，强化体力之后，再针对阴实出手治疗。我们提出了"中医六大健康标准"作为我们评量患者是否身体恢复健康状况的依据。本案中患者年纪较大，且因为体重下降、身体虚冷、能量不足，所以治疗时我们会先以强化身体，使其恢复中医六大健康标准为目标。

在这里我们来一起看一看问止中医强调的"中医六大健康标准"。其实，这并不是非常复杂的衡量数据，而是我们日常生活的基础要求！在此，我们说明如下，可作为大家查核的基础：

1. 睡眠是否正常？

A. 是否能轻易入睡？

（1）先排除是心理问题：如有心事，只好先解决心事。

（2）脾胃不和是否影响睡眠。

（3）是否有因血虚而难入睡。

（4）若不能轻易入睡，且有以下两种情形，可能会引发心血管疾病：

　　a. 上背部痛、肩部痛。

　　b. 手的一边发麻。

B. 是否半夜会醒来？

（1）起来小便（无定时）。

　　a. 之后能睡→肾气虚。

　　b. 之后不能入睡→血虚、胆气虚。

（2）在相同时间点无故醒来（定时）。

　　a. 凌晨 11：00-1：00 醒来，胆的问题。

　　b. 凌晨 1：00-3：00 醒来，肝的问题。

　　c. 凌晨 3：00-5：00 醒来，肺的问题。

2. 食的问题：胃口如何？

A. 胃口太过好→可能是胃火旺或中消。

B. 没有胃口→脾虚、脾湿。

C. 饿又吃不下→注意饭水分离。

D. 打嗝→长期无法停止且脉大，此为胃气将绝！

3. 饮的问题：喝水情形如何？

A. 不想喝水，半天都不喝水亦不为苦→体寒之表现。

B. 喜饮水，且都不能解渴→上消之表现。

C. 口干欲饮，但仅漱口不欲下咽→血瘀之表现。

D. 吃饭一定要喝水喝汤→脾胃虚弱之表现。

4. 大便问题

A. 正常大便该如何？

（1）形状粗大长且成形。

（2）早上起来大便，一天一次。

（3）大便又快又顺畅。

B. 便秘是大问题。

（1）便秘兼潮热口渴，舌燥苔黄，腹部硬满→热实。

（2）便秘面色苍白，喜热饮，脉比较深且慢→寒实。

（3）血不足（老人或产后），有可能导致便秘。

C. 拉肚子

（1）体虚者寒证为多。

（2）热痢者多为饮食不当。

（3）一早拉肚子，肾阳虚。

D. 大便不成形，且水一冲就散→脾胃湿，宜祛湿。

5. 小便问题

　A. 尿频

　　（1）伴有经常口渴难止→注意"消渴"可能。

　　（2）不渴（不太喝水亦不为苦）：肾气虚（老化快）。

　B. 小便不利

　　（1）多为下焦虚热（整体体质多是寒）。

　　（2）老人气虚也会如此。

　C. 漏尿（尿失禁）：虚寒致病。

6. 寒热问题

　A. 是否手比额头冷。

　　（1）是→身体寒。

　　（2）否→身体较呈中性。

　B. 身体温度是否随环境迅速调整。

　　（1）身体夏凉冬暖→身体较呈中性。

　　（2）身体夏热冬凉→身体寒。

　C. 体寒严重的判别：

　　（1）一喝冷水就受不了。

　　（2）全身痛处多。

　　（3）易中暑，且冷热一变，易出现症状。

中医的六大健康标准即吃、喝、拉、撒、睡、寒热都能维持正常。临床治证时，我们需要注意以下几点：

1. 在"吃"的方面：主要注意保存患者的胃气。因为有胃气则生，无胃气则死。须把患者从癌症或肾衰末期常见的吃不下、恶心想吐治疗到有胃口吃饭、能消化而不会胃气上逆。

2. 在"喝"的方面：须治到患者喝水可以解渴，但又不会一直想喝水，也不会特别想喝冷的或热的。

3. 在"拉"的方面：大便正常频率是一天一次，而且成形，颜色是深褐色。当治肺癌时我们尤为注重患者的大便通畅与否，把患者从便秘治到大便恢复正常，这对于病情会有很大的进步。其他像脑部和精神的疾病，如癫狂、癫痫、痴呆、健忘、脑中风、脑肿瘤、帕金森病等，我们经常利用攻下法才能取效。

4. 在"撒"的方面：健康的成人在正常情况下，白天小便3到5次，一天的尿量为1000～1800mL，颜色为淡黄，不会有泡泡，不会有排尿感异常如涩痛、滴沥不尽、遗尿、失禁等。

5. 在"睡"的方面：晚上的睡眠是人体进行细胞修复的时间，能够把失眠、不易入睡、半夜容易醒、睡眠品质差等症状治到可以一觉到天亮，这对于重症患者而言尤其重要。

6. 在"寒热"方面：治到正常状态时是手脚热、额头凉；而一般癌症晚期患者多是相反——手脚冰冷、额头热，这是浮阳外越的危险迹象。

当以上的中医六大健康标准能维持正常时，我们在治重症时就能立于不败之地！

·医案 10·

治肺癌脑转移，肺肿瘤缩小 57%

主诊医师：韦雅楠

案例一：肺癌脑转移的 59 岁阿姨

吕阿姨，59 岁。2020 年 2 月检查出肺癌晚期，伴随脑转移，左肺上叶原生肿瘤大约 10mm，脑部肿瘤鸡蛋大小，家里人一致决定放弃手术治疗。

发病后，患者服用一线靶向药阿来替尼（3 片 / 次，早晚各一次；规范剂量是 4 片 / 次，按规范剂量服用时胆红素过高），服药后两处肿瘤均停止增长并缩小约 10%，癌胚抗原指标转为正常。

靶向药阿来替尼带来明显的副作用：

1. 胆红素指标偏高，同时有脂肪肝。

2. 平时心率 50 次 / 分左右，服用靶向药后下降到 48 次 / 分左右。

3. 手脚厥冷，服用一段时间四逆汤（科学中药粉）有改善，但现在手汗问题还存在。

4. 近半年体重增加 20 斤。

一诊

初诊在 2020 年 10 月 11 日，面诊。

患者同时有泥沙样胆结石 7 年余；左膝盖曾受伤，季节变化时膝盖疼痛；晚上基本都处于浅睡状态，多梦，经常梦见去世的人；燥热、口干、出汗多，凌晨

2：00 ～ 3：00 经常醒来；时有心慌手麻；一坐车就头晕，平时心里觉得很压抑，容易烦躁。

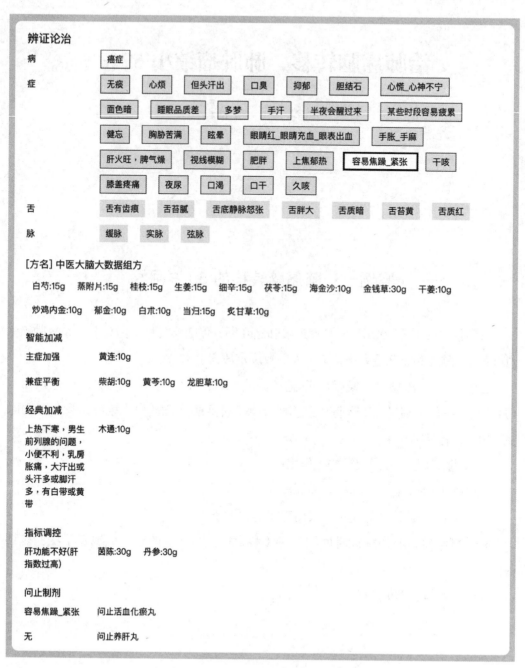

辨证论治

病　　癌症

症　　无痰　心烦　但头汗出　口臭　抑郁　胆结石　心慌_心神不宁

　　　面色暗　睡眠品质差　多梦　手汗　半夜会醒过来　某些时段容易疲累

　　　健忘　胸胁苦满　眩晕　眼睛红_眼睛充血_眼表出血　手胀_手麻

　　　肝火旺，脾气燥　视线模糊　肥胖　上焦郁热　容易焦躁_紧张　干咳

　　　膝盖疼痛　夜尿　口渴　口干　久咳

舌　　舌有齿痕　舌苔腻　舌底静脉怒张　舌胖大　舌质暗　舌苔黄　舌质红

脉　　缓脉　实脉　弦脉

[方名] 中医大脑大数据组方

白芍:15g　蒸附片:15g　桂枝:15g　生姜:15g　细辛:15g　茯苓:15g　海金沙:10g　金钱草:30g　干姜:10g

炒鸡内金:10g　郁金:10g　白术:10g　当归:15g　炙甘草:10g

智能加减

主症加强　　黄连:10g

兼症平衡　　柴胡:10g　黄芩:10g　龙胆草:10g

经典加减

上热下寒，男生　木通:10g
前列腺的问题，
小便不利，乳房
胀痛，大汗出或
头汗多或脚汗
多，有白带或黄
带

指标调控

肝功能不好(肝　茵陈:30g　丹参:30g
指数过高)

问止制剂

容易焦躁_紧张　问止活血化瘀丸

无　　　　　　问止养肝丸

▲ 中医大脑：中医人工智能辅助诊疗系统

【本诊方剂整体药对结构分析】

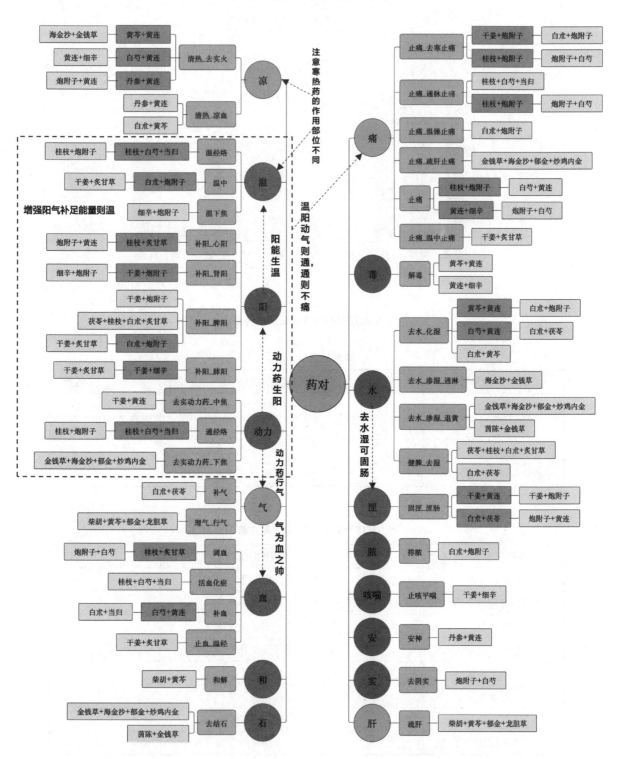

【方剂药性分析】

问止中医大脑方性图

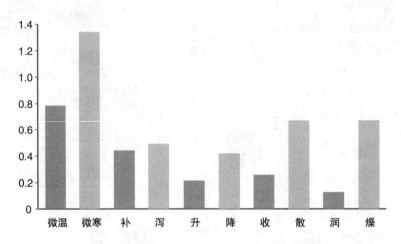

【本诊方剂的组成方剂结构分析】

重要结构符合方剂

结构符合方剂	方剂组成	药数
真武汤	茯苓，芍药，白术，生姜，炮附子	5
茯苓甘草汤	茯苓，桂枝，生姜，炙甘草	4
苓桂术甘汤	茯苓，桂枝，白术，炙甘草	4
甘草干姜茯苓白术汤	炙甘草，白术，干姜，茯苓	4

可作为方根的结构符合方剂

结构符合方剂	方剂组成	药数
通脉四逆汤	炙甘草，炮附子，干姜	3
芍药甘草附子汤	芍药，炙甘草，炮附子	3
四逆汤	炙甘草，干姜，炮附子	3
芍药甘草汤	芍药，炙甘草	2
甘草干姜汤	炙甘草，干姜	2
桂枝甘草汤	桂枝，炙甘草	2
二仙汤	黄芩，芍药	2
干姜附子汤	干姜，炮附子	2

另外再特别加上的单味药：炒鸡内金、黄连、金钱草、海金沙、龙胆草、丹参、柴胡、茵陈、细辛、木通、当归、郁金。

【重要结构符合方剂说明】

根据问止中医大脑"重要结构符合方剂"的分析，我们可以看得出来这个方剂是附子剂和苓术类方的合方，但是更重要的是在本方中有更多没有办法被归纳为哪个方剂结构的单味药。事实上，我们可以这样看，附子剂和苓术类方所形成的合方可算是"体质方"，而那些没有办法被归纳为哪个方剂结构的单味药其实是"症状方"。

中医大脑之所以经过计算后选用附子剂和苓术类方，主要是希望能够补益患者的阳虚体质，并且调节患者的水液代谢。至于目前正困扰着患者的很多症状，中医大脑就不得不用一些单味药的组合来做"靶向的"、立即的对治。

以下是这些单味药的功能说明，当我们配合着医者输入中医大脑的症状来看，我们就可以了解它们出现在本方的"药证对应"的原因。这是中医大脑智能加减的一个表现，也就是说，当中医大脑所计算出的方剂更多作用于整体体质调节时，智能加减则会更偏向针对个别的症状来做"靶向"对治。

单味药	主治	应用
炒鸡内金	消食健胃，固精止遗	1.用于饮食积滞、小儿疳积。2.用于遗精遗尿。3.用于结石癥块
黄连	清热燥湿，泻火解毒	1.用于湿热中阻、脘痞呕恶、泻痢腹痛。2.用于热病高热。3.用于心烦失眠、胃热呕吐。4.用于痈肿疮毒。5.用于血热出血证
金钱草	除湿退黄，利尿通淋，解毒消肿	1.用于湿热黄疸。2.用于石淋、热淋。3.用于痈、恶疮肿毒、毒蛇咬伤。4.用治烧伤，烫伤
海金沙	利尿通淋	用于各种淋证
龙胆草	清热燥湿，泻肝火	1.用于阴肿阴痒、带下、湿疹、黄疸。2.用于肝火头痛、肝热目赤、高热抽搐
丹参	活血调经，凉血消痈，清心安神	1.用于血瘀经闭、痛经、月经不调，产后瘀滞腹痛等症。2.用于血瘀之心腹疼痛、癥瘕积聚等症。3.用于疮疡痈肿。4.用于温热病热入营血，烦躁不安及心悸失眠等症
柴胡	疏散退热，疏肝解郁，升举阳气，清胆截疟	1.用于少阳证，外感发热。2.用于肝郁气滞、胸胁疼痛、月经不调。3.用于气虚下陷，久泻脱肛，胃、子宫下垂。4.用于疟疾
茵陈	清利湿热，利胆退黄	1.用于黄疸。2.用于湿温、湿疹、湿疮

续表

单味药	主治	应用
细辛	祛风解表，散寒止痛，温肺化饮，通窍	1.用于外感风寒及阳虚外感证。2.用于头痛、痹痛、牙痛等痛症。3.用于寒饮咳喘
木通	清热，利水通淋，泄心火，通血脉，通乳	用于热淋涩痛、心烦尿赤、水肿脚气、经闭乳少、湿热痹痛
当归	补血，活血，调经，止痛，润肠	1.用于血虚诸证。2.用于血虚或血虚而兼有瘀滞的月经不调、痛经、经闭等症。3.用于血虚、血滞或寒滞，以及跌打损伤、风湿痹阻的疼痛症。4.用于痈疽疮疡。5.用于血虚肠燥便秘
郁金	活血止痛，行气解郁，凉血清心，利胆退黄	1.用于血瘀气滞之胸胁腹痛。2.用于热病神昏、癫痫等。3.用于肝胆湿热证。4.用于肝郁化火，气火上逆，迫血妄行之吐血、衄血及妇女倒经等

此外，我们从药对方证和整体症状来分析：

金钱草、海金沙、郁金、鸡内金是治疗胆结石必用的四味药。

柴胡、黄芩、郁金、龙胆草合称"柴芩郁龙四金刚"，这是治肝四宝，可治疗肝胆的问题，如胸胁苦满、凌晨一到三点经常醒来、胆红素指标偏高、脂肪肝等问题，同时可排出西药代谢后所产生的一些毒素。

丹参、茵陈是治疗肝功能不好、肝指数过高很常用的药对，也可治疗脂肪肝的问题；加重丹参的剂量，活血化瘀力道增强，可加强治疗肿瘤的问题，也可除烦安神助眠。

黄芩、黄连、白芍，有黄连阿胶汤的主结构，可治疗上焦郁热、眼睛红、心烦、眠差、舌红等问题。

睡眠品质差、易醒、多梦，这些症状的本质还是阳虚。患者还有久咳、手汗、手麻、膝盖疼痛、夜尿、舌胖大有齿痕等阳虚证。因此，中医大脑用了真武汤合四逆汤再加上当归四逆汤（去大枣）的主要结构去对治。

治疗癌重症，我一直都是把汤剂和丸剂搭配使用。我帮吕阿姨同时搭配问止养肝丸和问止活血化瘀丸。问止养肝丸改善睡眠，问止活血化瘀丸和汤药一起对治肿瘤。

═══ 二诊、三诊：改善佳 ═══

服药第 8 天，吕阿姨儿子预约了二诊，并将填写好的预诊单发给我。

舌苔

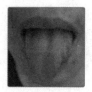

舌底

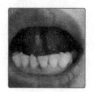

预诊表　⋯

主要问题

复诊，肺癌伴脑转移，不寐。服药1，2剂期间，每餐药后，两肋间隐隐作痛，每次持续一个小时，两剂后痛感消失。3，4剂后，中午较为倦怠，犯困，但睡不着。太阳穴附近隐隐作痛。8，9剂后，倦怠现象减轻，太阳穴痛感消失。中午感觉困，欲睡，早上起来感觉肚子很饿。大便正常，每日早上6点半准时大便，成形但较软，粘厕所。手汗依然，但已经比服药之前减轻了一些。晚上睡觉半夜口干的症状消失，之前每晚感觉口干，半夜起来喝水。视力模糊，多梦，服药后梦境有所改变。之前常梦见已故的朋友，服药后，梦境有所变化，转为各种困境遇险，后艰难脱险的梦境。服药后，早上9点多，常感觉左眼眼睑下部跳动。

初诊效佳，二诊守方。

守方至三诊时，胆红素等指标改善不错。

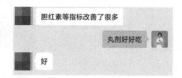

治疗 2 个月，肺肿瘤缩小 57%

吕阿姨很多年没有感冒了，平时偶尔干咳，痰很少。2020 年 11 月中旬，她好像感冒了，咳嗽和痰都变多。儿子有点担心，但我告诉他不用处理，按时按量服药。

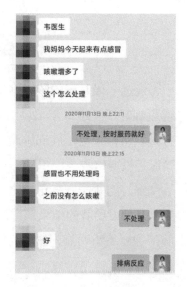

药后出现排病反应，是身体向好的表现，可遇不可求。排病反应出现的表证和正常的感冒有些区别。

比如吕阿姨，感冒咳嗽是在胆红素指标改善后出现，同时多年的胁肋痛好了，能自己出门买菜，来回需要走路 3 公里左右，体力在好转。

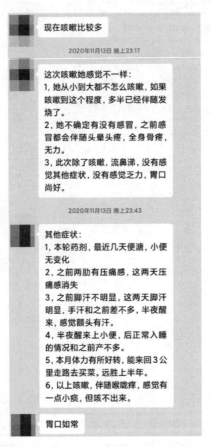

> 现在咳嗽比较多
>
> 2020年11月13日 晚上23:17
>
> 这次咳嗽她感觉不一样：
> 1，她从小到大都不怎么咳嗽，如果咳嗽到这个程度，多半已经伴随发烧了。
> 2，她不确定有没有感冒，之前感冒都会伴随头晕头疼，全身骨疼，无力。
> 3，此次除了咳嗽，流鼻涕，没有感觉其他症状，没有感觉乏力，胃口尚好。
>
> 2020年11月13日 晚上23:43
>
> 其他症状：
> 1，本轮药剂，最近几天便溏，小便无变化
> 2，之前两肋有压痛感，这两天压痛感消失
> 3，之前脚汗不明显，这两天脚汗明显，手汗和之前差不多，半夜醒来，感觉额头有汗。
> 4，半夜醒来上小便，后正常入睡的情况和之前产不多。
> 5，本月体力有所好转，能来回3公里走路去买菜。远胜上半年。
> 6，以上咳嗽，伴随喉咙痒，感觉有一点小痰，但咳不出来。
>
> 胃口如常

经过一段时间的咳嗽排痰，吕阿姨的身体变得更加轻松。2020 年 12 月 13 日，吕阿姨的儿子告诉我，检查提示肺部肿瘤明显缩小，脑部肿瘤暂时还没变化。

细心的儿子一直记录比较妈妈的各项检查结果，从他发给我的结果来看，中药介入 2 个月后，肺部肿瘤缩小明显，波动的癌胚抗原指数也有轻微改善。

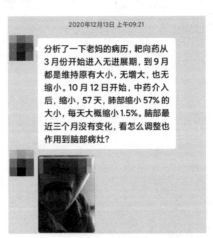

> 2020年12月13日 上午09:21
>
> 分析了一下老妈的病历，把向药从3月份开始进入无进展期，到9月都是维持原有大小，无增大，也无缩小。10月12日开始，中药介入后，缩小，57天，肺部缩小57%的大小，每天大概缩小1.5%。脑部最近三个月没有变化，看怎么调整也作用到脑部病灶？

吕阿姨在广州带孙子，她儿子方便的时候，就带妈妈面诊，儿子工作实在太忙，就网诊，不管是我开的中药，还是西医开的靶向药，吕阿姨都按时服药，从未落下，像极了"三好学生"。

我一直守法守方，祝愿吕阿姨肺部肿瘤进一步缩小，后续治疗便针对脑部肿瘤，希望再出佳效。

案例二：肺癌、肺积液的 73 岁阿姨

另外一位患肺癌的阿姨住在惠州，离深圳也不远，可是病情实在太重，从来没有机会面诊。

曾阿姨 73 岁，网诊。

一诊

初诊在 2020 年 12 月 19 日，网诊。患者确诊肺癌，就诊前已经于惠州市中医院免

疫治疗一次，后带胸肋引流袋出院，目前每日有700mL 胸腔积液流出。病情太重，整日卧床，进食困难，小便量少。

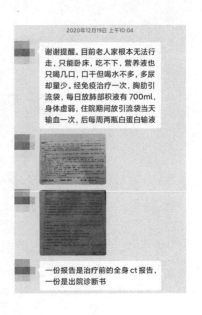

2020年12月19日 上午10:04

谢谢提醒。目前老人家根本无法行走，只能卧床，吃不下，营养液也只喝几口，口干但喝水不多，多尿却量少。经免疫治疗一次，胸肋引流袋，每日放肺部积液有700ml，身体虚弱，住院期间放引流袋当天输血一次，后每周两瓶白蛋白输液

一份报告是治疗前的全身 ct 报告，一份是出院诊断书

整个问诊过程，曾阿姨迷迷糊糊的，和我打招呼都很困难，基本上都是女儿在陈述病情。

肺癌伴发肺积液，引流的积液成淡黄色，引流口和后背疼痛，吃止痛药止痛；胸闷，呼吸困难，烦躁，眠差，吃安定帮助睡眠；吃不下东西，一吃东西就有心下顶胀感，口干、口苦，不想喝水；频尿，量少，混浊，大便基本上半个月才有一次。

病越重，用药越简单，但剂量毫不含糊，只希望保住一分胃气。

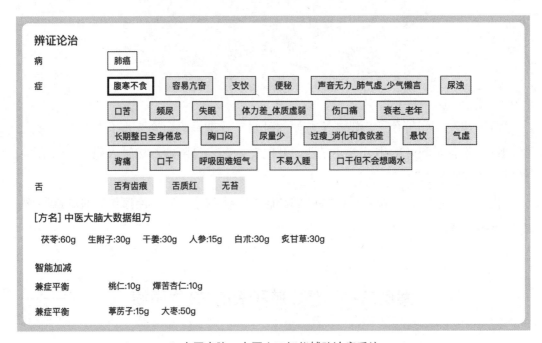

辨证论治

病 　肺癌

症 　腹寒不食　容易亢奋　支饮　便秘　声音无力_肺气虚_少气懒言　尿浊

口苦　频尿　失眠　体力差_体质虚弱　伤口痛　衰老_老年

长期整日全身倦怠　胸口闷　尿量少　过瘦_消化和食欲差　悬饮　气虚

背痛　口干　呼吸困难短气　不易入睡　口干但不会想喝水

舌 　舌有齿痕　舌质红　无苔

[方名] 中医大脑大数据组方

茯苓:60g　生附子:30g　干姜:30g　人参:15g　白术:30g　炙甘草:30g

智能加减

兼症平衡　桃仁:10g　燀苦杏仁:10g

兼症平衡　葶苈子:15g　大枣:50g

▲ 中医大脑：中医人工智能辅助诊疗系统

【本诊方剂整体药对结构分析】

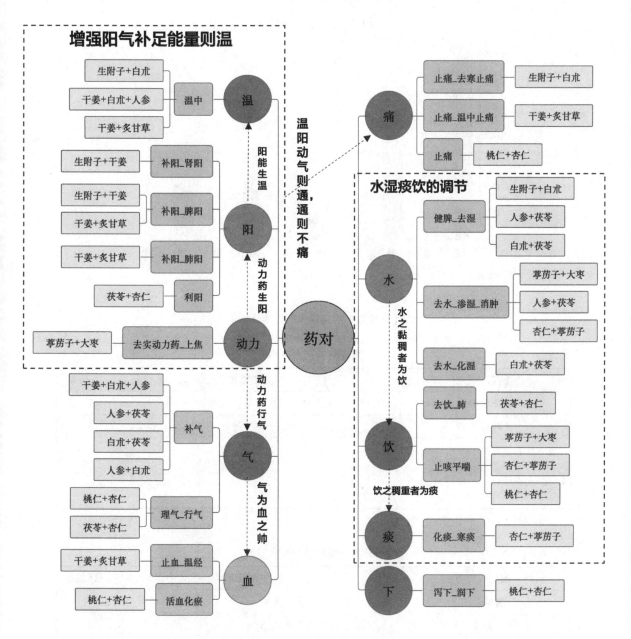

【方剂药性分析】

问止中医大脑方性图

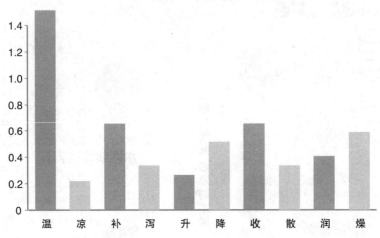

【本诊方剂的组成方剂结构分析】

重要结构符合方剂

结构符合方剂	方剂组成	药数
附子理中汤	生附子，干姜，白术，炙甘草，人参	5
茯苓四逆汤	茯苓，人参，炙甘草，干姜，生附子	5
甘草干姜茯苓白术汤	炙甘草，白术，干姜，茯苓	4
理中汤	人参，干姜，炙甘草，白术	4
四逆加人参汤	炙甘草，生附子，干姜，人参	4

可作为方根的结构符合方剂

结构符合方剂	方剂组成	药数
通脉四逆汤	炙甘草，生附子，干姜	3
茯苓杏仁甘草汤	茯苓，杏仁，炙甘草	3
四逆汤	炙甘草，干姜，生附子	3
葶苈大枣泻肺汤	葶苈子，大枣	2
甘草干姜汤	炙甘草，干姜	2
干姜附子汤	干姜，生附子	2

另外再特别加上的单味药：桃仁。

【重要结构符合方剂说明】

　　根据问止中医大脑"重要结构符合方剂"的分析，我们可以看得出来这个方剂主要是四逆汤类方及理中汤结构的合方。这个方剂所用的药味虽然不多，但就这 10 味药已经组合成了几个很重要的方剂。我们略加分析便可以看出中医大脑的思维方式。

　　在这其中有补阳且能止痛的四逆汤类方，也就是附子剂的应用；再加上理中汤作为虚寒而有水时调理肠胃之用；同时我们也看到了肾着汤的结构，用来治伤湿身重、腹痛腰冷不渴、小便自利等问题；还有葶苈大枣泻肺汤的结构，它是针对泻痰行水、下气平喘而设计的。

　　而在这些结构符合方剂中另外加入的桃仁、杏仁则是为了活血祛瘀、润肠通便，并且也能够有助于止咳平喘。

　　服药第一天，病邪斗争很激烈，表现为：

　　1. 引流的积液变红。

　　2. 精神亢奋，出现幻觉。

　　3. 血压升高，心悸。

　　曾阿姨女儿没有任何迟疑，仍然问我能不能继续服药。这是一份绝对的信任，我给出了肯定的答复。第二天开始，曾阿姨身体慢慢缓过来了，从卧床变为坐起 3 分钟左右，身体有点力气了。

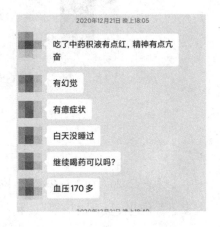

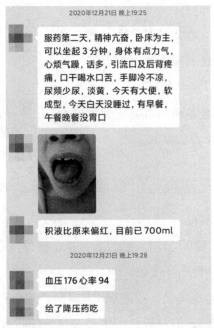

服药第 3 天,积液颜色恢复淡黄色,积液量减少,血压、心率恢复正常,频尿有改善。

服药第 4 天,曾阿姨可以进食少许了,说话声音变大,大小便情况很好。

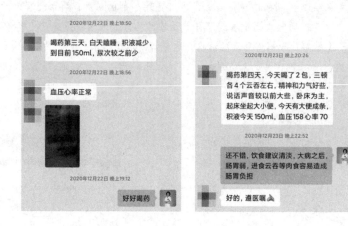

二诊

二诊在 2020 年 12 月 29 日,网诊。二诊时,老人家已经能坐起和我打招呼,精气神都不错,我选择守方。

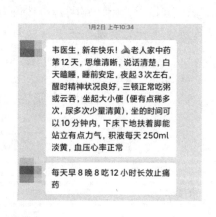

2021 年 1 月 2 日随访,她女儿告诉我:"老人家思维清晰,说话清楚了,扶着能下床了。但每天还需要配合使用长效止痛药。"

二诊汤药服完,她们准备回医院继续做免疫治疗,希望可以更好恢复。我表示尊重。

三诊

三诊在 2021 年 1 月 14 日。

曾阿姨在 2021 年 1 月 12 日服用大量西药自杀,被发现后及时送往医院洗胃,目前身体比初诊时还虚弱,吃什么吐什么。

老人家选择自杀,我心痛不已,我重新开方,只希望再有奇迹出现,但事与愿违,虽然患者经洗胃抢救后脱险,但脾胃已经不受药,汤药收效甚微,老人家在 20 日离世。愿逝者安息。

【本医案之整体分析】

本医案中实际有两个案例，第一个案例中的患者因为不愿做手术而选择在问止中医做纯中医治疗，在医者和中医大脑的治疗下，肺肿瘤在很短的时间内就大幅度缩小，这是在患者体力尚可而对症治疗的情况下的成果，算是比较成功的案例，接下来要做的就是长期顾护中医六大健康标准，同时选择时机攻治脑瘤。关于中医大脑治脑瘤，我们在本书医案 2 中有详细阐述。

第二个案例甚是可惜！经过治疗后，虽然患者在生理上得到很大改善，但心理障碍较重，患者最后选择了自杀，令人惋惜。

在问止中医的肺癌治疗标准流程中，我们会将疾病分成几个不同的时期而做不同的处置，主要思路：当患者身体虚弱、体力差的时候，以补守为主；当患者体力及各个方面比较好的时候，才会针对阴实本身的问题来做出回应，如以攻为主，或攻守兼施。其中还是把握我们一再强调的两个原则，一个就是注意体寒的问题，不可越治越冷，另外一个就是要保持胃气。

以下，我们列出肺癌的各个治疗阶段，供读者参考：

1. 肺癌前期

a. 凌晨 3 点到 5 点之间会固定醒来，甚至 3 点到 5 点之间醒来咳嗽。

b. 眼诊肺癌指标：肺区明显白点 – 点不大、肺区有白色块状物 – 突起、肺区有白色块状物 – 突起。

c. 手臂肿胀：排除跌打损伤的原因之外，手臂肿胀可能为肺癌的前兆。

2. 肺癌初期

a. 这个阶段多有久咳。

b. 以下几个穴位会有压痛：身柱穴（第三胸椎下）、新大郄穴、肺俞穴，当有压痛则确诊为肺癌的概率较大。

c. 每天固定 3 点到 5 点之间起床咳嗽。

3. 肺癌后期

a. 咳喘但坐不得卧，胸背疼痛剧烈。

b. 肿瘤压迫可能导致手臂肿胀。

4. 肺癌末期

治疗上宜先强化患者的体力及补足气血，患者太虚弱时就不要强攻。像案例二中的老太太，虽然有重症肺积水，但因其严重虚弱，故此医者选择先维护患者胃气，而不是上来就用攻法排出患者肺积水。这样的治疗次第是正确且稳妥的。

·医案 11·

肺积水、胸刺痛，拒绝抽肺水，纯中医对治

主诊医师：王丹丹

　　该位患者之前在吴孟珊医师处治疗，大部分症状得到妥善改善。问止成立癌重症组后，患者转入本组继续治疗。

　　这是患者初次于问止治疗时的情况，在 2020 年 4 月 12 日。

自诉

2020年2月27日在佛山市第一人民医院确诊肺结核，先已吃国家免费提供的结核药55天，今天早上拿药的时候，X光检查左肺积液比之前增多，医院要去住院抽液，本人怕感染，先求助中医
2019年5月开始咳嗽后到今年2月开始左侧胸痛，呼吸短气疼痛，咳嗽也会胸痛，深吸气也会胸痛，会有呼吸困难的感觉，睡觉时感觉堵，白色泡沫痰，不容易咳出，失眠，纳差，小便因为结核药呈橘红色，这周有夜尿1~2次，大便这两天有点溏
月经量少，色黑，腰酸
舌淡红，胖大，齿痕，苔薄白

▲ 中医大脑：中医人工智能辅助诊疗系统

详细记录：

　　患者于 2020 年 2 月 27 日在佛山市第一人民医院确诊为肺结核，先已吃国家免费提供的治结核药 55 天，今天早上拿药的时候，经 X 光检查左肺积液比之前增多，医院要求去住院抽液，本人怕感染，先求助中医。

　　患者于 2019 年 5 月开始咳嗽后到今年 2 月开始左侧胸痛，呼吸短气疼痛，咳嗽时也会胸痛，深吸气也会胸痛，会有呼吸困难的感觉，睡觉时感觉堵，有白色泡沫痰，不容易咳出，失眠，纳差，小便因为服用了治结核药呈橘红色，这周有夜尿 1～2 次，大便这两天有点溏。

　　月经量少，色黑，腰酸。

　　舌淡红，胖大，有齿痕，苔薄白。

　　这是患者转入我这边时的情况，记录于 2020 年 5 月 22 日。

自诉

积水减少，无痰，腰酸痛好转；
吸气肺部刺痛减轻不明显，偶尔咳/打哈欠会扯着痛；气短；左肋痛，爬楼梯易喘；
服结核药半个月出现积液后脸部泛红痒，小颗粒；眼周痒甚；脚踝内侧走路痛/膝盖晨起有点痛，活动后好转，双肩痛，右肩甚；整个后背痛1周，睡醒痛甚；筋/肌肉痛；（刚开始右肩痛，后整个手臂痛，现整个后背痛；）
现在无法右侧睡，
做梦，易醒，睡不深，（喝中药好转。有次低烧，积水多咳甚开始无法睡觉）近期没胃口，头出汗厉害，夜间盗汗（后脑勺，腰部）；昨今身体感觉累；不易上火，头发断；
生病以来，月经色黑，血块，量少，4天结束；
血压正常，服中药后白细胞升高。

▲ 中医大脑：中医人工智能辅助诊疗系统

详细记录：

积水减少，无痰，腰酸痛好转。

吸气时肺部刺痛减轻不明显，偶尔咳/打哈欠会扯着痛；气短；左肋痛，爬楼梯易喘。

服治结核药半个月出现积液后脸部泛红痒，小颗粒；眼周痒甚；脚踝内侧走路时痛/膝盖晨起有点痛，活动后好转，双肩痛，右肩甚；整个后背痛1周，睡醒痛甚；筋/肌肉痛（刚开始右肩痛，后整个手臂痛，现整个后背痛）。

现在无法右侧睡。

做梦，易醒，睡不深（喝中药好转，有次低烧，积水多，咳甚开始无法睡觉），近期没胃口，头出汗厉害，夜间盗汗（后脑勺、腰部）；昨今身体感觉累；不易上火，头发易断。

生病以来，月经色黑，有血块，量少，4天结束。

血压正常，服中药后白细胞升高。

─── | 一诊 | ───

　　患者刚转入我这边时，当时最主要的症状是胸部刺痛、肩痛、后背痛，疼痛厉害，导致睡眠时痛醒，无法侧睡。同时胃口差、睡眠很浅。当下以解决胸痛为目标。

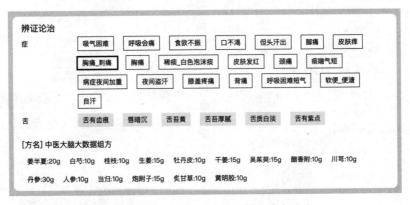

辨证论治

症　　[吸气困难]　[呼吸会痛]　[食欲不振]　[口不渴]　[但头汗出]　[脚痛]　[皮肤痒]

　　　　[胸痛_刺痛]　[胸痛]　[稀痰_白色泡沫痰]　[皮肤发红]　[颈痛]　[痰喘气短]

　　　　[病症夜间加重]　[夜间盗汗]　[膝盖疼痛]　[背痛]　[呼吸困难短气]　[软便_便溏]

　　　　[自汗]

舌　　[舌有齿痕]　[唇暗沉]　[舌苔黄]　[舌苔厚腻]　[舌质白淡]　[舌有紫点]

[方名] 中医大脑大数据组方

姜半夏:20g　白芍:10g　桂枝:10g　生姜:15g　牡丹皮:10g　干姜:15g　吴茱萸:15g　醋香附:10g　川芎:10g

丹参:30g　人参:10g　当归:10g　炮附子:15g　炙甘草:10g　黄明胶:10g

▲ 中医大脑：中医人工智能辅助诊疗系统

【本诊方剂整体药对结构分析】

本方因医者的疏失而对主症肺积水是无效的，但中医大脑依所有输入而建立的方剂还是值得分析：

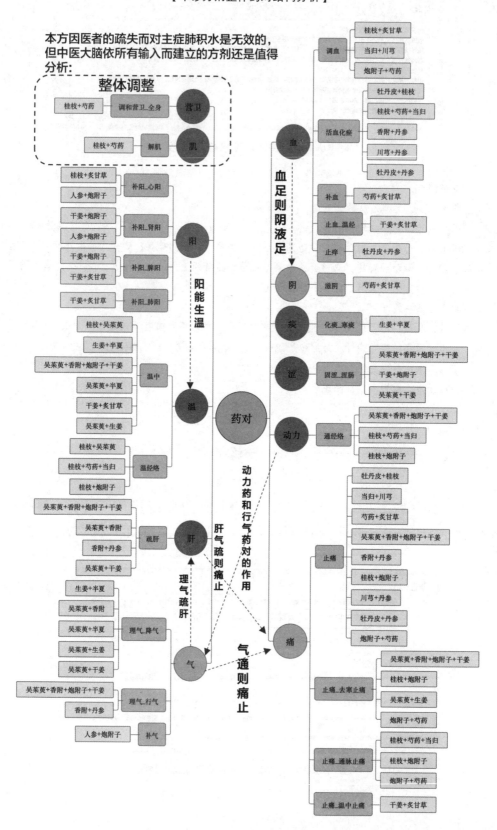

【方剂药性分析】

问止中医大脑方性图

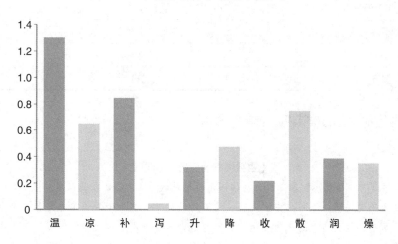

【本诊方剂的组成方剂结构分析】

重要结构符合方剂

结构符合方剂	方剂组成	药数
温经汤	吴茱萸，当归，芍药，川芎，人参，桂枝，阿胶，牡丹皮，生姜，炙甘草，半夏，麦门冬	12
四逆加人参汤	炙甘草，炮附子，干姜，人参	4
人参半夏干姜汤	人参，半夏，干姜，生姜	4

可作为方根的结构符合方剂

结构符合方剂	方剂组成	药数
通脉四逆汤	炙甘草，炮附子，干姜	3
芍药甘草附子汤	芍药，炙甘草，炮附子	3
四逆汤	炙甘草，干姜，炮附子	3
半夏散及汤	半夏，桂枝，炙甘草	3
干姜人参半夏丸	干姜，人参，半夏	3
芍药甘草汤	芍药，炙甘草	2
甘草干姜汤	炙甘草，干姜	2
桂枝甘草汤	桂枝，炙甘草	2

续表

结构符合方剂	方剂组成	药数
小半夏汤	半夏，生姜	2
半夏干姜散	半夏，干姜	2
佛手散	川芎，当归	2
干姜附子汤	干姜，炮附子	2

另外再特别加上的单味药：香附、丹参。

【重要结构符合方剂说明】

本医案非常值得反思！前二诊，在临床上可说是效果不彰，严格说来是失败的！

在这里先要说明一下问止中医大脑在运算时，通常会有三个最佳主力方和三个最佳全面方提供给医者，供医者就临床所见做出判断与选择。在使用中医大脑的时候，医者最需要判断的就是主证。当医者在中医大脑录入患者的各种症状，却没有选择最合适的主证，中医大脑计算出的方剂往往无法起到令人满意的效果。

在这个案例里面，患者最重要的问题是"肺积水"，然而医者却不从这个角度去着手，没有考虑到患者之所以找中医就是因为不愿去西医那里抽取肺积水。医者本应该选择"肺积水"这个疾病为主证，却错误选择了肺积水的关联症状"胸痛"为主证，这是导致前二诊治疗效果不佳的根本原因。以"胸痛"为主证进行治疗，实际也对患者的兼杂症带来了改善，但对困扰患者最大的问题——肺积水——却作用有限。

在这里，我们一样还是分析一下中医大脑以"胸痛"为主证所计算出的方剂。从问止中医大脑的重要结构符合方剂分析中可以看得出来，这个方剂主要是温经汤和四逆汤类方的合方。虽然此方剂在温经汤的结构中去掉了麦门冬，但其本身还是属于比较偏润的方剂，所以对于肺积水的改善很有限，甚至可以说不太容易奏效。并且，方剂里面有蓄水的人参、甘草等单味药，如果患者目前并没有肺积水的状况，也许这方剂对患者目前的体质及兼杂症状是很有效的，但是医者忽略了"急则治其标"的治证原则，浪费了一次诊治机会，思之痛矣。

在此我们也知道，中医大脑虽然在计算分析患者的症状和方剂上非常精确而有效，但是"战斗机需要驾驶员"，如果使用它的医者在关键地方有疏忽，中医大脑便无从发挥它的实力。所幸的是，从后文可以看到，医者意识到问题所在并改变了策略之后，患者很快就感受到治疗的成效。

二诊

初次服药后，患者胸痛改善，但肩痛、背痛、睡眠方面，则改善不明显。二诊时开出 A、B 方。

自诉

服药口苦消失；胸口刺痛感减少，时有几声咳嗽，晚上明显点，气上冲的感觉才咳（从肺部痛的地方）；后背/颈椎活动/手臂酸痛减少不明显；

易醒，醒后不易入睡，胃近期有胀痛，打嗝，胃胀气，食欲不好，眼周痒。

出汗如前，出汗时感觉气短，换气不顺，盗汗减少；脚踝筋扯着痛的感觉；感觉后脑勺不定时发热。一热就胸闷心慌，平躺气上冲/深吸气左肺会痛；爬楼梯气短。一直存在坐久/站久腰酸疼。

自觉舌头没之前粗糙；

▲ 中医大脑：中医人工智能辅助诊疗系统

详细记录：

服药口苦消失；胸口刺痛感减少，时有几声咳嗽，晚上明显点，当伴有气上冲的感觉时才咳（从肺部痛的地方）；后背/颈椎活动/手臂酸痛减少不明显。

易醒，醒后不易入睡，胃近期有胀痛，打嗝，胃胀气，食欲不好，眼周痒。

出汗如前，出汗时感觉气短，换气不顺，盗汗减少；脚踝筋有扯着痛的感觉；感觉后脑勺不定时发热。一热就胸闷心慌，平躺气上冲/深吸气左肺会痛；爬楼梯气短。一直存在坐久/站久腰酸疼。

自觉舌头没之前粗糙。

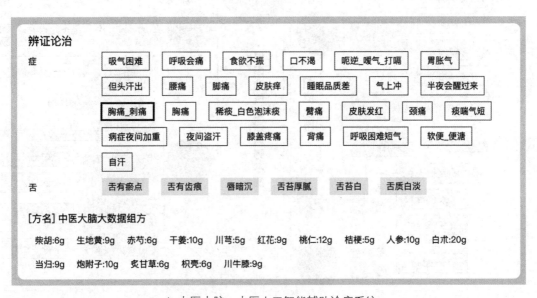

辨证论治

症

| 吸气困难 | 呼吸会痛 | 食欲不振 | 口不渴 | 呃逆_嗳气_打嗝 | 胃胀气 |

| 但头汗出 | 腰痛 | 脚痛 | 皮肤痒 | 睡眠品质差 | 气上冲 | 半夜会醒过来 |

| 胸痛_刺痛 | 胸痛 | 稀痰_白色泡沫痰 | 臂痛 | 皮肤发红 | 颈痛 | 痰喘气短 |

| 病症夜间加重 | 夜间盗汗 | 膝盖疼痛 | 背痛 | 呼吸困难短气 | 软便_便溏 |

| 自汗 |

舌

| 舌有瘀点 | 舌有齿痕 | 唇暗沉 | 舌苔厚腻 | 舌苔白 | 舌质白淡 |

[方名] 中医大脑大数据组方

柴胡:6g　生地黄:9g　赤芍:6g　干姜:10g　川芎:5g　红花:9g　桃仁:12g　桔梗:5g　人参:10g　白术:20g

当归:9g　炮附子:10g　炙甘草:6g　枳壳:6g　川牛膝:9g

▲ 中医大脑：中医人工智能辅助诊疗系统

【本诊方剂整体药对结构分析】

本方因医者的疏失而对主症肺积水是无效的，但中医大脑依所有输入而建的方剂还是值得分析:

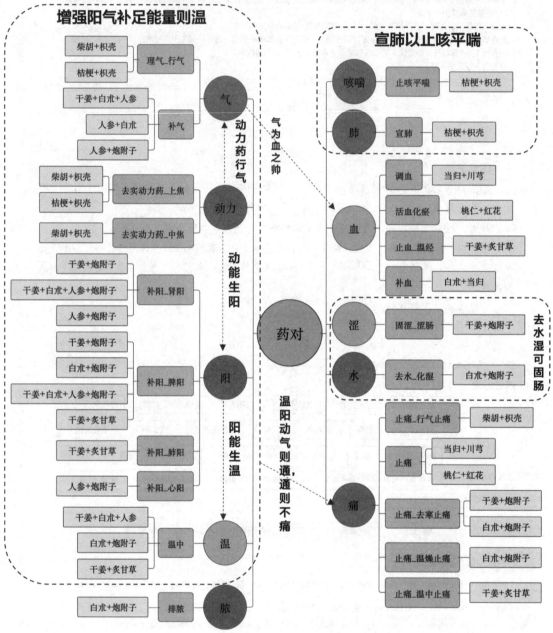

【方剂药性分析】

问止中医大脑方性图

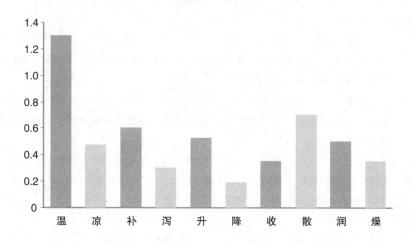

【本诊方剂的组成方剂结构分析】

重要结构符合方剂

结构符合方剂	方剂组成	药数
血府逐瘀汤	桃仁、红花、当归、生地黄、川芎、赤芍、川牛膝、桔梗、柴胡、枳壳、炙甘草	11
附子理中汤	炮附子，干姜，白术，炙甘草，人参	5
理中汤	人参，干姜，炙甘草，白术	4
四逆加人参汤	炙甘草，炮附子，干姜，人参	4

可作为方根的结构符合方剂

结构符合方剂	方剂组成	药数
通脉四逆汤	炙甘草，炮附子，干姜	3
四逆汤	炙甘草，干姜，炮附子	3
甘草干姜汤	炙甘草，干姜	2
佛手散	川芎，当归	2
干姜附子汤	干姜，炮附子	2
红蓝花酒	红花	1

【重要结构符合方剂说明】

诚如前面所说的，这个医案中的一、二诊里面，医者虽然录入了临床的症状，但没有把"肺积水"这个最重要的主症输入，于是中医大脑不会在这个基础上来治疗肺积水，而会以整体的体质调整来做考虑，这在临床上就犯了"缓急不分"的大忌！

本诊的 A 方和 B 方的症状收录是一致的，区别在于选了不一样的主症，中医大脑就做了不同的用方思考和计算。从此我们可以清楚看出来，中医大脑还是依赖医者准确地把所有症状参数录入其中，而后才能进行精准的计算。

由问止中医大脑的重要结构符合方剂分析可见，以"胸痛"为主症的时候，中医大脑的计算用方里包含了血府逐瘀汤和附子理中汤的合方结构。这虽然还是和肺积水没有直接的关系，我们仍略做分析如下：

附子理中汤是治太阴病、里虚寒而有水的方剂，适于肠胃消化道虚寒之证。血府逐瘀汤是治胸痛、头痛如针刺、痛处不移的方剂，在临床上也可用来治疗因血瘀引起的心悸、失眠。因此附子理中汤和血府逐瘀汤的合方结构常用来治疗因虚寒加血瘀引起的各种问题，尤其是严重的胸痛、失眠等症状。

总之，这也是失败的一诊，只有到下一诊，待医者发现本身错误后，才能够看出中医大脑如何真正解决患者的问题！

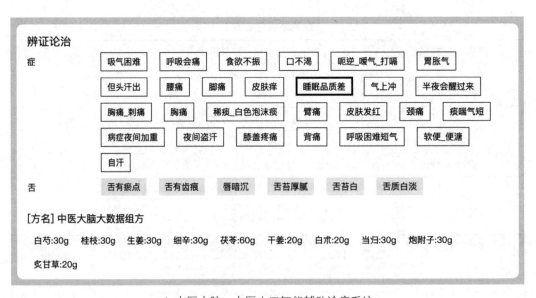

▲ 中医大脑：中医人工智能辅助诊疗系统

【本诊方剂整体药对结构分析】

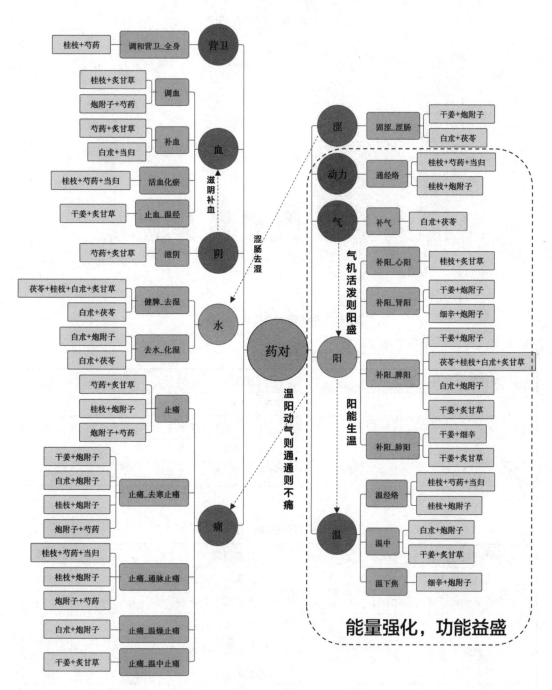

【方剂药性分析】

问止中医大脑方性图

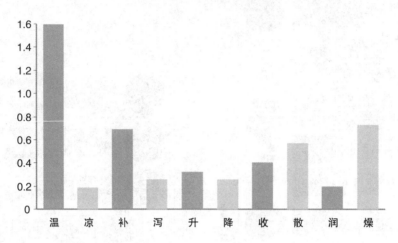

【本诊方剂的组成方剂结构分析】

重要结构符合方剂

结构符合方剂	方剂组成	药数
真武汤	茯苓，芍药，白术，生姜，炮附子	5
茯苓甘草汤	茯苓，桂枝，生姜，炙甘草	4
苓桂术甘汤	茯苓，桂枝，白术，炙甘草	4
甘草干姜茯苓白术汤	炙甘草，白术，干姜，茯苓	4

可作为方根的结构符合方剂

结构符合方剂	方剂组成	药数
通脉四逆汤	炙甘草，炮附子，干姜	3
芍药甘草附子汤	芍药，炙甘草，炮附子	3
四逆汤	炙甘草，干姜，炮附子	3
芍药甘草汤	芍药，炙甘草	2
甘草干姜汤	炙甘草，干姜	2
桂枝甘草汤	桂枝，炙甘草	2
干姜附子汤	干姜，炮附子	2

另外再特别加上的单味药：细辛、当归。

【重要结构符合方剂说明】

　　本方和前面的 A 方有着同样的症状组合，只是医者把主症从"胸痛 – 刺痛"改为"睡眠品质差"。我们看到中医大脑在仔细评估计算后改变了方剂使用的方向，把着重治疗下焦寒湿的真武汤和去中焦水湿的苓桂术甘汤的结构作为本次的用方。我们只能说方向是对的，但是因为本案医者没有向中医大脑下指令要解决"肺积水"，所以方药去水的功能其实还是没有办法直指肺部，诚为可痛！

三诊

　　三诊时，患者表述脚痛减轻，肩部减轻不明显；咳嗽时会胸痛，睡眠改善明显。胃已不胀，不口苦，眼周痒红好转，盗汗改善。

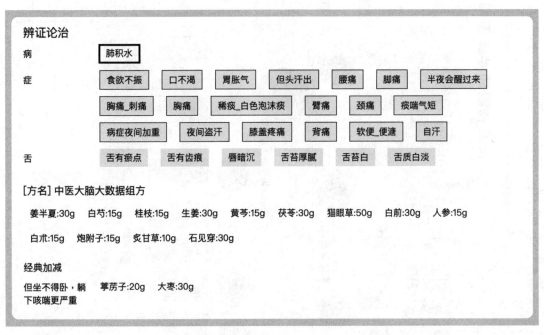

▲ 中医大脑：中医人工智能辅助诊疗系统

【本诊方剂整体药对结构分析】

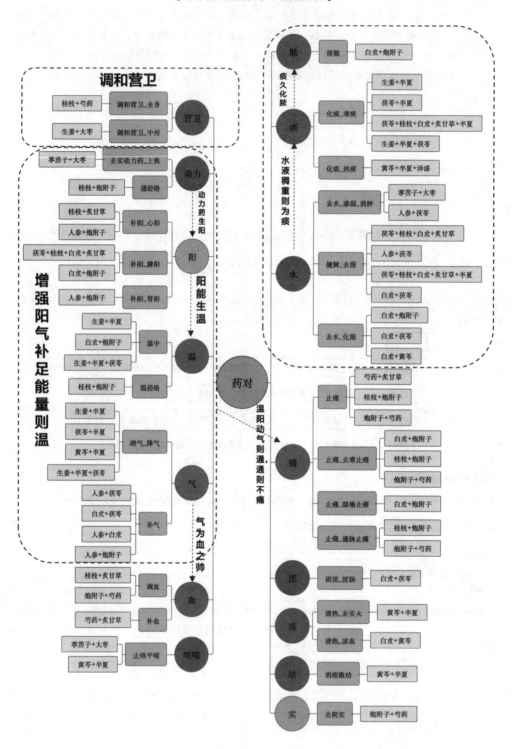

【 方剂药性分析 】

问止中医大脑方性图

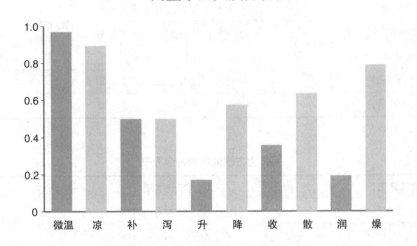

【 本诊方剂的组成方剂结构分析 】

重要结构符合方剂

结构符合方剂	方剂组成	药数
泽漆汤	半夏，紫参，泽漆，生姜，白前，炙甘草，黄芩，人参，桂枝	9
黄芩加半夏生姜汤	黄芩，芍药，炙甘草，大枣，半夏，生姜	6
桂枝去桂加茯苓白术汤	芍药，炙甘草，生姜，大枣，茯苓，白术	6
桂枝加附子汤	桂枝，芍药，大枣，生姜，炙甘草，炮附子	6
桂枝加芍药生姜各一两人参三两新加汤	桂枝，大枣，人参，芍药，生姜，炙甘草	6
四君子汤	人参，白术，茯苓，炙甘草，生姜，大枣	6
附子汤	炮附子，茯苓，人参，白术，芍药	5
真武汤	茯苓，芍药，白术，生姜，炮附子	5
白术附子汤	白术，炙甘草，炮附子，生姜，大枣	5
桂枝附子汤	桂枝，炮附子，生姜，炙甘草，大枣	5
桂枝汤	桂枝，芍药，炙甘草，生姜，大枣	5
桂枝去芍药加附子汤	桂枝，炮附子，炙甘草，生姜，大枣	5
桂枝加芍药汤	桂枝，芍药，炙甘草，大枣，生姜	5
桂枝加桂汤	桂枝，芍药，生姜，炙甘草，大枣	5

续表

结构符合方剂	方剂组成	药数
黄芩汤	黄芩，芍药，炙甘草，大枣	4
茯苓甘草汤	茯苓，桂枝，生姜，炙甘草	4
茯苓桂枝甘草大枣汤	茯苓，桂枝，炙甘草，大枣	4
苓桂术甘汤	茯苓，桂枝，白术，炙甘草	4
桂枝去芍药汤	桂枝，大枣，生姜，炙甘草	4

可作为方根的结构符合方剂

结构符合方剂	方剂组成	药数
芍药甘草附子汤	芍药，炙甘草，炮附子	3
小半夏加茯苓汤	半夏，生姜，茯苓	3
半夏散及汤	半夏，桂枝，炙甘草	3
葶苈大枣泻肺汤	葶苈子，大枣	2
芍药甘草汤	芍药，炙甘草	2
桂枝甘草汤	桂枝，炙甘草	2
小半夏汤	半夏，生姜	2
二仙汤	黄芩，芍药	2

【重要结构符合方剂说明】

到了这一诊，医者终于选择"肺积水"作为治疗的主症，于是中医大脑由体质调整转为攻势，所计算出的方剂的去水涤水力量特别强。我们看到了泽漆汤出现在结构符合方剂中，这是泻水逐饮通阳、止咳平喘的方剂。与此同时，之前用来温下焦去水湿的真武汤结构也出现在这个方剂中。另外，还可以看到附子剂和桂枝剂结构非常清楚地显现出来。再一次确定了本方补阳、温中、祛湿的组合。在这些主力的交互作用之下，果然在临床上展示了清楚的疗效！

值得注意的是，中医大脑里泽漆汤中的泽漆是用猫眼草，开此药需要重剂量才能取效；而紫参则是用石见穿。

泽漆汤是治疗肺癌、肺积水的常用方。主症：咳嗽上气，脉沉，肺痛或有下利，躺则咳甚，甚而但坐不能卧。

泽漆汤常用加减： 腥臭泡沫痰，合桔梗甘草汤（桔梗30g）；痰黄浊，合葶苈大枣泻肺汤（葶苈子15～30g）；痰黄或痰中带血不易咳出，合千金苇茎汤。

注1： 倪海厦先生是用红大戟代替泽漆，而问止中医用的泽漆则是猫眼草。猫眼草除了能利水消肿之外，对肿瘤也有治疗作用。

> **注 2**：红大戟为多年生草本植物，茜草科红大戟（*Knoxia valerianoides* Thorel et Pitard）的根。又名红芽大戟、广大戟。性味苦寒，功用与京大戟略同。但京大戟泻下逐水力强，红大戟消肿散结力胜。煎汤服，1.5 ～ 5g；研末服 1g。
>
> **猫眼草**：为一年生或二年生草本植物，大戟科 *Euphorbiaceae* 泽漆 *Euphorbia helioscopia* L. 的干燥全草。

治疗期间症状有出现反复，甚至加重，这是治病的正常过程。目前患者主要还是胸痛，躺下加重，晚上咳嗽有痰，影响睡眠，胃口时好时坏。

此时，直接使用中医大脑辨病与辨证相结合的思路，推高西医确诊的疾病"肺积水"为主诉，中医大脑出方如上。

患者服药 5 天后症状好转明显。

自诉

今天状态特别好，感觉不到痛，肩背不痛，昨晚咳的少，睡得香；
前几天晚上咳嗽会比较多，痰多；有时痰会自己出来；
坐着会胸痛；症状时轻时重。
手时麻，举高明显；
不胃胀，盗汗不明显，大便正常，脸不痒；

▲ 中医大脑：中医人工智能辅助诊疗系统

详细记录：

今天状态特别好，感觉不到痛，肩背不痛，昨晚咳得少，睡得香。
前几天晚上咳嗽会比较多，痰多；有时痰会自己出来。
坐着会胸痛；症状时轻时重。
手时麻，举高时更明显。
不胃胀，盗汗不明显，大便正常，脸不痒。

本次治疗之后，患者症状逐步好转、痛苦减轻，可以侧睡了。爬楼梯没那么累，胃口逐步持续好转。盗汗减少。腰背、膝盖痛亦逐渐好转。

西医检查

服药一个月后，患者经过西医检查确认肺积水已经减少——**胸片显示：左侧胸腔积液较前减少**，左肺门较前清晰。患者继续在问止中医使用中医治疗。

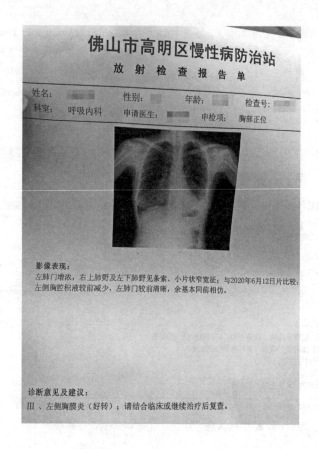

佛山市高明区慢性病防治站
放射检查报告单

| 姓名： | | 性别： | 年龄： | 检查号： |
| 科室： 呼吸内科 | 申请医生： | 申检项： 胸部正位 |

影像表现：
左肺门增浓，右上肺野及左下肺野见条索、小片状窄宽征；与2020年6月12日片比较：
左侧胸腔积液较前减少，左肺门较前清晰，余基本同前相仿。

诊断意见及建议：
Ⅲ、左侧胸膜炎（好转）；请结合临床或继续治疗后复查。

以下是治疗中的部分随访记录。

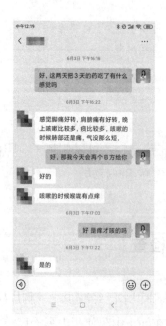

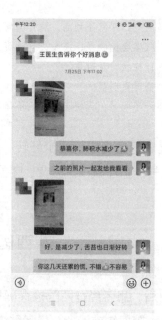

回顾治疗过程

这个治疗过程很不容易——病性较为严重、症状令人痛苦、患者心里恐惧。医院强烈要求患者住院并抽肺水，到底住院还是坚持用中医治疗？而且治疗过程还是全程网诊。这需要医患之间的足够信任。不信者不治。

全程最应该感谢的是她的先生，默默给予她很大的鼓励和支持。我说："你老婆很幸运。"他说："她是个好妻子，我也很幸运。"

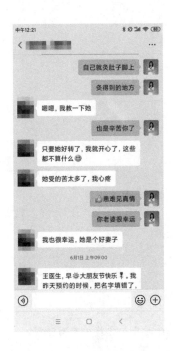
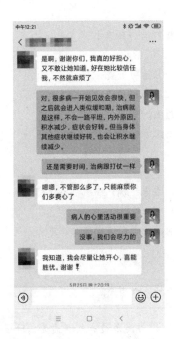
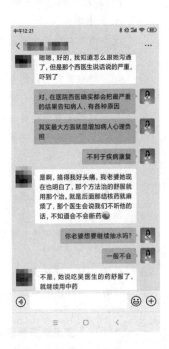

患难见真情。生病是无助的，家人的陪伴和理解起到关键甚或决定性的作用。人们越发以自我为中心，没有理解，没有追求，人云亦云。身体是病态，心理更是病态。我很羡慕本案的女主，愿她和她先生携手同老，相扶终生。

【本医案之整体分析】

本医案的结果，总算还令人满意，患者最后在中医大脑的帮助下减少了肺积水。这则医案给了我们很大的启发！

首先，我们需要对中医充满信心。如果不是患者自身能够坚持，没有坚持到第三诊而见效，恐怕最后只有西医院抽取肺水这一条路可以走了。我们并不否认现代医学的治疗方式在解决肺积水的问题上非常迅速，但是我们要在这里指出问题：靠外力抽取了肺水，如果没有解决肺水产生的根本原因，结果是肺水卷土重来。中医除了解决眼下问题，更重视整体体质调整并解决最根本的病因。

另外一个启发：我们不能认为中医只能调整体质，中医实际很擅长治标。很多中医强调要治本，但是在临床上有时候治标反而是最急迫的！一味只在体质上做调整，以图取效，往往导致患者因为药效太慢、治疗太痛苦而放弃中医。我们必须把握急缓轻重，做出最适合的医疗方案。这个案例就清楚告诉我们，中医擅长"急则治其标"，遇到肺积水这类导致胸痛、呼吸困难的急迫问题时，必须最先解决这个主要矛盾，而后再来调整体质。否则，一味强调"治本"只是让患者忍受更长的苦痛。

在此，我们对于中医什么时候该治标，什么时候该治本，又在什么情况下必须标本同治，做一个厘清。请看以下对标本理论的分析说明。

【标本理论的治症原则】

A. 只治本

适合情形：症状由病因直接产生→只治本
例：

> 对脉管炎引起的水肿→只治脉管炎
> 对肾小球肾炎引起的血压高→只治肾小球肾炎
> 对脾气虚导致腹泻的患者→健脾
> 对肾不纳气引起咳喘的患者→补肾

B. 标本同治

适合情形：慢性病造成严重临床症状，或两个不同病因在同一脏腑→标本同治
例：

> 对慢性脾气虚引起的崩漏，进而造成贫血的患者→气血兼治

C. 先治标，再治本

适合情形：影响生命→先治标，再治本
例：

> 一个脾虚痰多的患者，因为痰多造成气喘而无法呼吸→此时应先化痰平喘助呼吸，然后再治脾阳虚

D. 先治本，再治标

适合情形：正气太过虚弱→先治本，再治标
例：

> 一个体质虚弱又有慢性支气管炎的老年人，现在还有风寒感冒→先扶正气，再治感冒

不仅仅是本医案的医者应以此医案为戒，我们所有的中医师都要从这则医案中学习到教训，在临床上要能够当机立断，更要能够有攻有守。诊病开方如同领兵作战，虽有千万雄兵如中医大脑者，身为指挥官的医者更是成败的关键之一。唯有强兵猛将配合起来，才能够获得最后的胜利！

·医案 12·

吞咽困难，食管占位，疑似食管癌

主诊医师：韦雅楠

我和奶奶感情很深，我对家乡的依恋多半源于对奶奶的想念。

从初中开始住校，高中、大学、工作离家也都很远，每次离家，奶奶送我出门后，总是到二楼的阳台目送我离开。有一次，在我走出好久后，她远远地叫我的小名，想让我带一些水果和软糖路上吃。这一幕，成为我记忆里最温暖的场景。

自从接诊重症后，我的老年重症患者越来越多，她们因病痛饱受煎熬，可她们待我，大多都像奶奶一样亲切温暖。其中一位，因食管占位病变就诊，目前治疗取得了不错的进展，这次便记录分享出来。

【背景】

患者吞咽困难、食管占位，食管癌可能性大。

李奶奶，78 岁，平素身体很好，自己在老家养养鸡，种种菜，浇浇花，过着我羡慕的晚年生活。四个月前开始出现吞咽困难，不敢大口吃饭喝水，心里很烦躁。孝顺的儿子、儿媳妇带老人入院检查，检查结果提示：食管占位，食管癌可能性大。

山东省医学影像学研究所
医学影像学报告书

影像号：▨▨▨▨
ACC：▨▨▨▨　　　　　　　　　　　　检查日期：▨▨▨▨
　　　　　　　　　　　　　　　　　　报告时间：▨▨▨▨

姓名	▨▨▨	性别	女	年龄	▨▨	检查类型	RF
科别	门诊		床号	/		住院号	/

检查部位：　食管钡餐检查
检查方法：　透视

影像学表现：

　　食管卜段可见长约3.2cm的不规则充盈缺损，壁僵硬，粘膜破坏中断，蠕动消失，扩张受限，钡剂通过缓慢。食管粘膜略增粗。

影像学诊断：

　　食管占位，食管Ca可能性大，建议进一步检查。

审核医生：　▨▨▨▨

注：本报告仅供临床医师诊断时参考，不做法律依据。

　　考虑到老人高龄，出现吞咽不适后已经焦虑不安，饭量减少，进一步的西医检查和治疗可能会让老人对自己的健康更加疑心。再三思量，家人们决定先就诊问止中医，以中医治疗为主。

一诊

　　李奶奶的第一次就诊是2020年5月10日，网诊。主要症状：吃饭时食道不舒服，吞咽困难，不敢大口咽东西，咽喉及胸骨处一直有东西堵着的感觉；平时怕冷，有时胸口闷，心慌，近几个月整天感觉累累的，不想动；口渴口黏，咽干，偶尔干咳；大便量少，大便黏，晚上起夜3次，小便黄。今年春节期间曾出现烧心感，服用健胃消食片后缓解。舌白淡，胖大，有齿印，右侧面有瘀点，苔白腻，舌面湿。

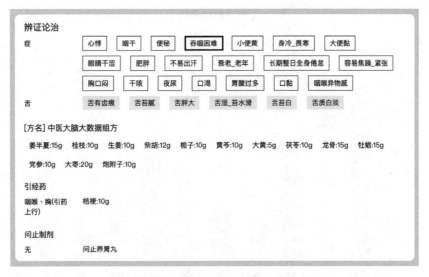

▲ 中医大脑：中医人工智能辅助诊疗系统

【本诊方剂整体药对结构分析】

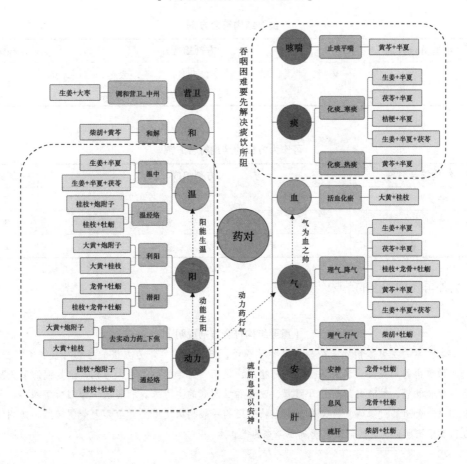

【方剂药性分析】

问止中医大脑方性图

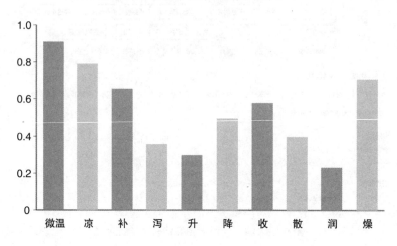

【本诊方剂的组成方剂结构分析】

重要结构符合方剂

结构符合方剂	方剂组成	药数
柴胡加龙骨牡蛎汤	柴胡，半夏，茯苓，桂枝，人参，黄芩，大枣，生姜，龙骨，牡蛎，大黄	11

可作为方根的结构符合方剂

结构符合方剂	方剂组成	药数
小半夏加茯苓汤	半夏，生姜，茯苓	3
利膈汤	半夏，栀子，炮附子	3
小半夏汤	半夏，生姜	2

另外再特别加上的单味药：桔梗。

【重要结构符合方剂说明】

　　本医案的主力方剂就是柴胡加龙骨牡蛎汤，但是在"可作为方根的结构符合方剂"里，利膈汤值得特别关注。利膈汤由三味药构成，是药简力专的一个强大方剂，这是倪海厦先生在治疗食管癌、喉癌时用来打开阻塞、改善吞咽问题的主力方。利膈汤主治咽喉痞塞感、下咽困难、食道通过障碍。而柴胡加龙骨牡蛎汤的一般临床运用是对治如大柴胡汤或小柴胡汤证而属于胸胁部位的病证，它能疏通停滞的气和水。

> 　　这两个主要的方剂结构都有一个共同的中药运动方向，就是令消化道的运动方向向下。要知道，所有吞咽困难的患者最大的问题就是胃气上逆，而大黄、牡蛎等药就是能把整个胃气向下带。同时，黄芩、半夏、栀子这几味药，除了能祛痰，也是改善胃酸过多、胃食道逆流的要药。这是从根本上解决食管癌的病因。
> 　　这些特质是本方之所以取效的原因，中医大脑所开立的这个方剂相当符合患者的需求。

　　我在中医大脑的提示下选择了相应的方剂及加减，开方 7 剂。危重症的临床治疗，重点之一是保胃气、助正气，初诊即配合使用问止养胃丸，希望她有胃口吃饭，身上多点力气。

　　作为接诊癌重症的主诊医生，很多时候，我内心承受着极大的压力，一方面来自于病情复杂和病患体质虚弱，一方面顾虑当前医疗环境下紧张的医患关系。为了放心治疗，我非常需要患者及家属的理解，支持。沟通后，李奶奶一家表示支持，理解。

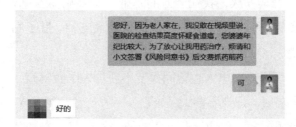

　　每次看诊开方，我热切盼望患者服药后及时有改善，可有时难免事与愿违。李奶奶高龄，对药后疗效，我内心忐忑。直到 6 天后收到反馈，我悬着的心才稍微放松。

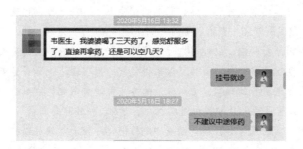

二诊

　　二诊是 2020 年 5 月 17 日。视频时感觉李奶奶及家里人脸上都明显有了笑容。仔细问诊，发现主要改善表现在：药后感觉挺好，胃口好得多了，能吃一小盘水饺了；

吞咽困难改善佳，可以大口吃东西了；精神好多了；胸闷、心悸没有了，不烦躁了；不怕冷了；大便、夜尿改善佳；舌厚腻苔减少。

我开玩笑道："奶奶，饺子是什么馅的？好吃不？"

李奶奶脸上布满皱纹，可是藏不住关爱和笑容，她告诉我：她喜欢吃带素馅的饺子。还问我爱不爱吃，她要给我寄一些她包的饺子。满满的爱意和温暖。

二诊时，目前李奶奶的症状主要还是胸骨后的不适感，干活、上下楼梯感觉容易累。效不更方，继续用一诊处方。

治疗继续

李奶奶目前已经看诊 6 次，我在守方的基础上根据病情变化做相应的药味、药量的加减调整，除了食管吞咽不适，其他不适症状如眼皮肿、肚子咕咕叫、睡眠、口渴、烦躁也持续减轻或消失。

治疗还在继续，李奶奶家里人也曾问我要不要再去医院复查，我的意见是可以去，但每次 CT 检查都有辐射，建议不要太频繁。

每个老人都是家里的宝，但愿这些大宝宝能少些病痛，安享晚年。

【本医案之整体分析】

食管癌，相当于古代中医所称的症状——噎膈，也就是吞咽困难、水谷难进。观察"噎膈"在临床上的脉象，通常会发现寸脉会往上到"寸上寸"的地方，也就是一般寸位再往手指方向上移一些。这是食管癌中医诊断上的一个重点。

正如前面的方剂分析所说，以目前患者的情况，用中医大脑开立的柴胡加龙骨牡蛎汤及利膈汤的结构，其实就非常稳妥，而且可以治得很好。但在临床上如果遇到严重的癌症，其饮食难进已经到了无法克服的时候，中医最后的办法可能要用到巴豆剂这样的药，一般来说我们可以用紫丸，或者是用巴豆和杏仁组成的一个方剂，叫作"走马汤"。当我们遇到食管癌末期无法吞咽任何东西的患者时，用紫丸或"走马汤"一投下去就可以打开一条通道。当然利膈汤已经是一个非常好用的方剂，比起巴豆剂来说更为温和，但力量已经非常强大。另外，在后世方剂里面有一味药叫"络石藤"，这也是治疗喉癌的一味好药，中医大脑也已经掌握使用络石藤等后世方药对治此类问题的方案。但说到具体的用方用药，我们还是要判断病症处于什么阶段，结合患者体质做辨证，峻药多用于重症末期且情况紧急时。这个案例，既然前诊效果不错，医者效不更方，实属上策。

·医案 13·

肝癌手术和介入后的全面康复

主诊医师：韦雅楠

癌症确诊后，只要医生告知患者有手术机会，很多人都会义无反顾手术，希望一劳永逸解决问题。

大家有所不知，手术只是西医治疗的开始，术后仍需做介入或放疗、化疗、服用靶向药。如果幸运，指标渐渐恢复正常；如果不幸，会出现新的结节或囊肿，需要不断治疗。

只要被肿瘤盯上，无论多么顽强，身体还是一日不如一日，好像人生从此都暗淡无光。

我几乎每天都有遇到经过西医治疗后身体差到一塌糊涂，寻求到问止中医希望通过中医改善体质的患者。陈女士就是其中的一位。

确诊肝癌，接受手术和介入

陈女士，46 岁，2018 年年初确诊肝癌，并于同年 3 月做肝肿瘤切除手术，术后做了 2 次介入；2019 年 4 月发现肝脏有新结节，又做了一次介入；2020 年 3 月又发现新结节，又做了一次介入，5 月又于 3 月介入的地方做了针对性介入；2020 年 7 月 16 日复查，甲胎蛋白正常，可她心里还是不踏实。

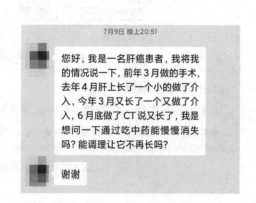

7月9日 晚上20:51

您好，我是一名肝癌患者，我将我的情况说一下，前年 3 月做的手术，去年 4 月肝上长了一个小的做了介入，今年 3 月又长了一个又做了介入，6 月底做了 CT 说又长了，我是想问一下通过吃中药能慢慢消失吗？能调理让它不再长吗？

谢谢

西医治疗伴随大量副作用

除了不断出现的新结节，陈女士还有很多不适症状。

4月份开始服用西药后，月经没有再来；转氨酶高的时候浑身没劲，一直有点恶心，胃口也不好，不觉得口渴；怕热，一热上半身就出汗，小腹冷痛，颈背酸；近半月掉发多，夜尿1～2次/日，大便时干时溏，量少，黏，臭。

坚持治疗，终有良效

陈女士前四次就诊，我每次都开方10剂，可是她改善不明显，转氨酶还是高，恶心太厉害时，她也会辅助吃降转氨酶的西药；我以为她会因此放弃，可她仍按时复诊，并笑着安慰我："我是宁先生介绍来的，他吃了您开的药，身体改善得很好，我的身体也会调理好的。"

五诊时，我申请了一次问止医学中心的专家会诊，由医学中心专家及中医大脑协同开方。

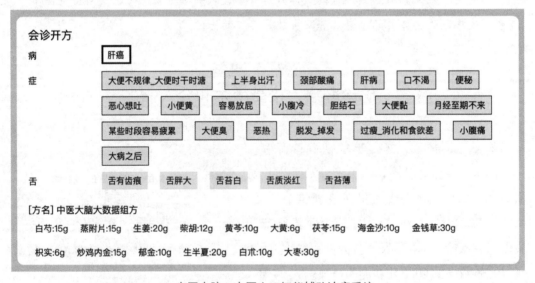

会诊开方

病　　肝癌

症　　| 大便不规律_大便时干时溏 | 上半身出汗 | 颈部酸痛 | 肝病 | 口不渴 | 便秘 |

恶心想吐　小便黄　容易放屁　小腹冷　胆结石　大便黏　月经至期不来

某些时段容易疲累　大便臭　恶热　脱发_掉发　过瘦_消化和食欲差　小腹痛

大病之后

舌　　舌有齿痕　舌胖大　舌苔白　舌质淡红　舌苔薄

[方名]中医大脑大数据组方

白芍:15g　蒸附片:15g　生姜:20g　柴胡:12g　黄芩:10g　大黄:6g　茯苓:15g　海金沙:10g　金钱草:30g

枳实:6g　炒鸡内金:15g　郁金:10g　生半夏:20g　白朮:10g　大枣:30g

▲ 中医大脑：中医人工智能辅助诊疗系统

【本诊方剂整体药对结构分析】

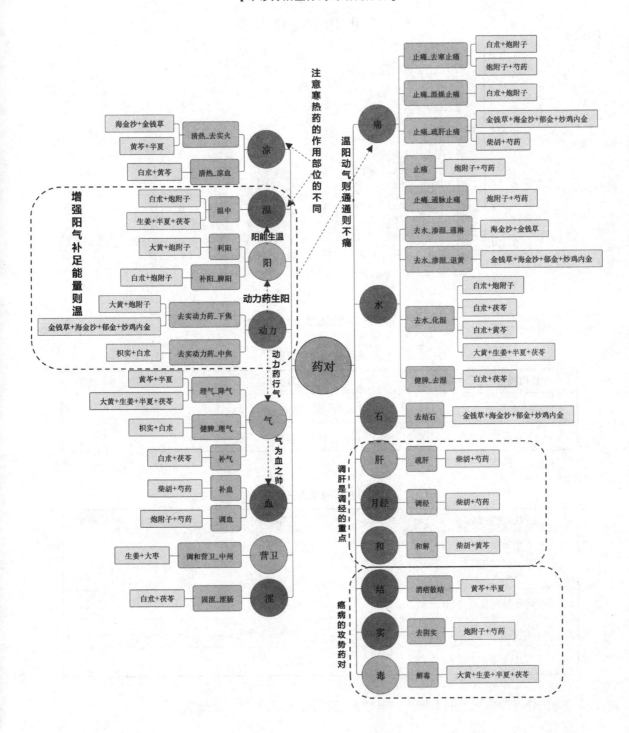

【方剂药性分析】

问止中医大脑方性图

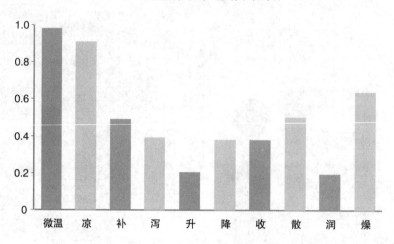

【本诊方剂的组成方剂结构分析】

重要结构符合方剂

结构符合方剂	方剂组成	药数
大柴胡汤	柴胡，黄芩，芍药，半夏，生姜，枳实，大枣，大黄	8
真武汤	茯苓，芍药，白术，生姜，炮附子	5

可作为方根的结构符合方剂

结构符合方剂	方剂组成	药数
小半夏加茯苓汤	半夏，生姜，茯苓	3
枳术汤	枳实，白术	2
枳实芍药散	枳实，芍药	2
小半夏汤	半夏，生姜	2
二仙汤	黄芩，芍药	2

另外再特别加上的单味药：海金沙、郁金、炒鸡内金、金钱草。

【重要结构符合方剂说明】

医者在这个医案中直接选择了"肝癌"作为主证，所以我们可以得出来中医大脑计算出来的方剂里面，就不纯然是固护胃气、保存体力的体质调整方剂，这其中可见一些采取攻势去实的药。

根据问止中医学习大脑"重要结构符合方剂"的分析，我们可以看得出来这个方剂主要是大柴胡汤和真武汤的合方，也就是柴胡剂和附子剂的协同作用。大柴胡汤是柴胡剂中去实的大将，这里面有较多动力较强的单味药；而真武汤偏向于体质调整方，一方面温下焦补阳，二方面祛湿。本方就是以大柴胡汤和真武汤分别担任了"症状方"和"体质方"，这是二者纵横合作的方对。

从症状上来看，便秘、恶心想吐、小便黄、胆结石、大便黏而臭等症，提示着大柴胡汤证无疑；但是口不渴、小腹冷痛、舌淡胖大有齿痕等症，则提示着患者兼有阳虚体质，必须合用附子剂。而附子剂里面能够治疗恶心想吐、颈部酸痛和其他阳虚证问题的方剂就只有真武汤。此合方隐含着小半夏加茯苓汤的结构，更能够对治恶心想吐的问题，同时让中焦的轴能够升降，推动整个人体的圆运动。

此外，本方里面也有一些根据中医大脑智能加减所建议的药对，包括了海金沙、郁金、炒鸡内金、金钱草，这四个单味药合称为"四金散"，是去结石的要药。

单味药	主治	应用
海金沙	利尿通淋	用于各种淋证
郁金	活血止痛，行气解郁，凉血清心，利胆退黄	1.用于血瘀气滞之胸胁腹痛。2.用于热病神昏、癫痫等。3.用于肝胆湿热证。4.用于肝郁化火，气火上逆，迫血妄行之吐血、衄血及妇女倒经等
炒鸡内金	消食健胃，固精止遗	1.用于饮食积滞、小儿疳积。2.用于遗精遗尿。3.用于结石癥块
金钱草	除湿退黄，利尿通淋，解毒消肿	1.用于湿热黄疸。2.用于石淋、热淋。3.用于痈、恶疮肿毒、毒蛇咬伤。4.用治烧伤，烫伤

上表列出了"四金散"四个药分别的作用，不但能够去结石，本身也提供动能以去阴实，这就使得本方剂的整体功能更加完整，设计不可谓不精密！

药后，陈女士干呕只出现一次，浑身无力有改善，心口不适、颈部酸痛、小腹痛症状消失。但胃口还是不太好，只想吃重口味的东西（洋葱、韭菜），一想起喝药就恶心。

六诊开始，我一直守法守方，陈女士的症状改善得越来越好。

到 10 月份时，一直靠西药才能降下来的转氨酶基本正常，血象也恢复到很好。

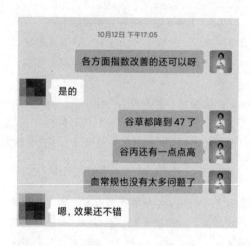

停经大半年的月经也恢复

停经大半年后，陈女士的月经再次来潮。肝藏血，肝的疏泄功能正常，才有月经。月经来潮意味着陈女士的肝脏功能在逐渐恢复，我喜从中来。

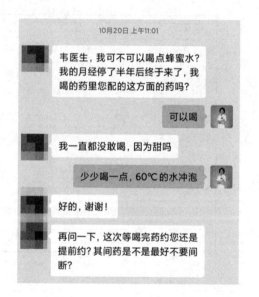

目前状态很好

陈女士目前食欲好，身体好，心情好。最近一次看诊时，她在视频里很认真地问我："韦医生，您今天看我脸上有什么变化不？"我不得其解。她又说："我给您发舌头照片时，发现我脸色挺好的，刚开始以为是光线问题；发现聊天记录里有我每次看诊给您发的舌头照片，我就从头到尾查看，才确定不是光线原因，是我脸色真的变好了。"

我赶紧查看比较，发现原来面色暗黄的陈女士，现在脸上有光泽，暗斑也很少，难怪她这么开心呢！

【本医案之整体分析】

在前面的篇章中我们提到过问止中医治疗重症的过程中，会根据病程的发展做出不同的诊治计划，当患者体力好且中医六大标准大致还不错时，治疗上就会采取较强大的攻势，如果患者体力已经非常虚弱且无法直接去阴实的时候，我们会先把患者的体质调好，以守为重。但无论如何，这其中有两个最主要的原则一定要把握：

1. 要保持胃气，固护中州。
2. 要保存元气，手足要能够渐次热起来。

以下和读者说明中医的肝癌先兆和诊断标准：

1. 每天凌晨 1～3 点醒来。
2. 指甲呈现青灰色或青色瘀斑。
3. 皮肤上出现蜘蛛痣：蜘蛛痣是皮肤小动脉末端分支扩张所形成的血管痣。它是由一支中央小动脉及许多向外辐射的细血管组成。其向外延伸的细血管，统称为蜘蛛足（伪足），因形状似蜘蛛，统称为蜘蛛痣。其大小不一，大者直径可达 1.5 厘米。当压迫中心点时，可使整个血管痣消失，去除压迫时又可见血液自中心向外充盈。其好发于躯干以上部位，尤以面、颈和手部多见，亦可发生于外伤部位。常呈一侧性，单发，也可多发。
4. 眼诊肝区有白点。
5. 新大郄穴压痛和肝俞穴压痛则可确诊为肝癌，另外痞根穴压痛也可辅助诊断。

在这个医案的前四诊中，医者比较保守地采取了调整体质的方剂，而效果显得比较有限。经过问止医学中心的会诊之后，我们采取了中医大脑中比较有攻有守的一个方剂，诚如前面"重要结构符合方剂"说明里面的分析，在有攻有守、固本缓攻的情况下，从五诊开始就取得了非常好的成果！

中医大脑在开方的时候会有轻重急缓不同的用方组合。在临证第一线的医者在中医大脑里输入患者的症状之后，在主症的选取上如果直接选择癌症的病名作为主症，中医大脑就会计算出偏攻势的方剂和药对。由此可知，问止中医在重症治疗上能够灵活变化，因时因地而制宜，随势利导，在乱军中杀出一条走向康复的康庄大道。

·医案 14·

治胆管癌并发的阻塞性黄疸

主诊医师：王丹丹

患者确诊为胆管癌、阻塞性黄疸、胆囊炎。初次在问止中医就诊时，患者全身黄疸严重。当时患者在准备手术，故初诊没有开药。

术后半个月，患者全身阴黄严重，身体黄、眼睛黄、小便黄、舌苔黄，经常打嗝，胃胀气，舌苔黄厚腻特别重。于是第二次来问止中医就诊，这次开药 5 剂。

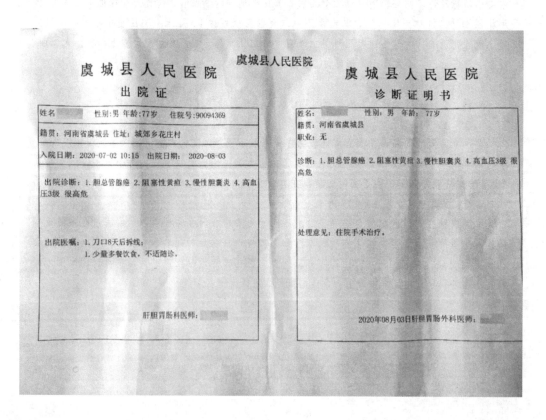

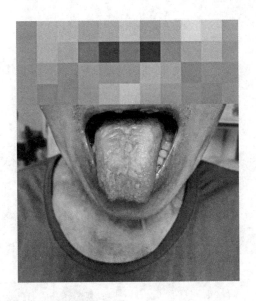

使用中医大脑辨证论治，开具处方。

辨证论治

症
| 大便不规律_大便时干时溏 | 胃弛缓_食后胃胀痛 | 呃逆_嗳气_打嗝 | 胃胀气 |

| 小便黄 | 食冷则腹泻 | 白天想睡 | 眼睛发黄 | 中焦_腹部虚冷 | 伤口痛 |

| 眼皮跳 | 不易出汗 | 恶热 | 夜尿 | 黄疸 |

舌
| 舌苔黄 | 舌苔厚腻 | 舌质淡红 | 舌有裂纹 |

[方名] 中医大脑大数据组方

姜半夏:15g   白芍:10g   生姜:15g   柴胡:15g   黄芩:15g   大黄:6g   苍术:10g   厚朴:6g   砂仁:6g   茯苓:10g

猪苓:10g   泽泻:10g   灯心草:9g   茵陈:60g   陈皮:6g   枳实:9g   木香:3g   醋香附:6g   大腹皮:6g   白术:10g

大枣:30g

▲ 中医大脑：中医人工智能辅助诊疗系统

自诉

胆总管腺癌，今日出院，术后半个月。阻塞性黄疸，高血压三级。
现：流食；术后右眼皮跳，爱打嗝，皮肤黄，目黄，小便黄，伤口痛，大便时稀时干，时一天数次，时几天一次。大便多就饿的快。夜尿4次，大便干小便就勤/黄。睡眠可，饿时心慌；血压：160/80。
舌苔甚厚，焦黄。

▲ 中医大脑：中医人工智能辅助诊疗系统

【本诊方剂整体药对结构分析】

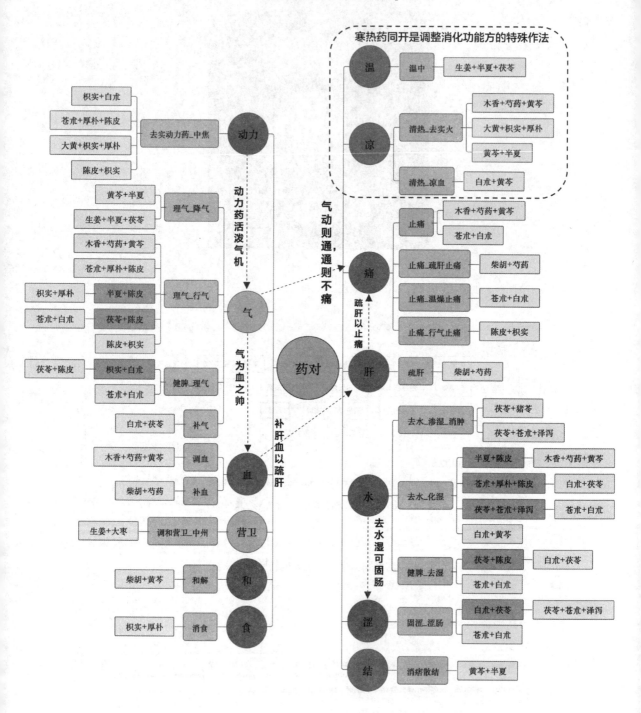

【方剂药性分析】

问止中医大脑方性图

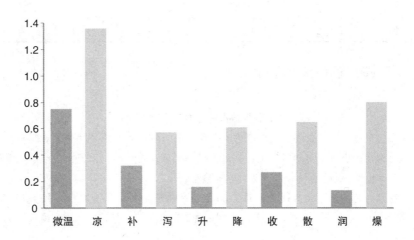

【本诊方剂的组成方剂结构分析】

重要结构符合方剂

结构符合方剂	方剂组成	药数
分消汤	苍术，白术，茯苓，陈皮，厚朴，香附，猪苓，泽泻，枳实，大腹皮，砂仁，木香，灯心草，生姜	14
大柴胡汤	柴胡，黄芩，芍药，半夏，生姜，枳实，大枣，大黄	8

可作为方根的结构符合方剂

结构符合方剂	方剂组成	药数
猪苓散	猪苓，茯苓，白术	3
橘枳姜汤	陈皮，枳实，生姜	3
小承气汤	大黄，枳实，厚朴	3
小半夏加茯苓汤	半夏，生姜，茯苓	3
厚朴大黄汤	厚朴，大黄，枳实	3
厚朴三物汤	厚朴，大黄，枳实	3
泽泻汤	泽泻，白术	2
橘皮汤	陈皮，生姜	2
枳术汤	枳实，白术	2
枳实芍药散	枳实，芍药	2

结构符合方剂	方剂组成	药数
小半夏汤	半夏，生姜	2
二仙汤	黄芩，芍药	2

另外再特别加上的单味药：茵陈。

【重要结构符合方剂说明】

根据问止中医大脑"重要结构符合方剂"的分析，我们可以非常清楚地看得出来这是大柴胡汤和分消汤的合方。患者有黄疸的问题，舌苔非常地黄厚腻，因此中医大脑也用了茵陈五苓散（去掉桂枝）这个去黄疸和湿热的方剂结构。

值得注意的是，茵陈蒿的剂量用到了60克，这是治黄疸的"有效"剂量（需用到30克以上）。中医的不传之秘在于剂量，有些药剂量该重，有些药剂量该轻，这是临床上取得疗效的关键！

从选取的症状来看，患者有食后胃胀痛、胃胀气、嗳气、打嗝等问题，另外也有大便不规律的情况，可见其消化道动力严重不足。在柴胡剂中，对于消化道动力的增强，我们会用到大柴胡汤，因为大柴胡汤的去实作用是柴胡剂中最强的。

分消汤是明代龚廷贤的《万病回春》中的方剂，此方甘淡渗利，能顺气，去食滞，通尿，能治实证的水肿。临床应用上可用来治疗渗出性腹膜炎、肾病变、腹水、鼓胀、肝硬化等病症。

我们特别就分消汤本身做一个重要结构符合方剂的分析（见下表），我们可以看得出来它本身有猪苓散、橘枳姜汤、泽泻汤、橘皮汤、枳术汤等结构在其中，可以说是一个芳香行气、调理水湿、固护中州的方剂，是大量而强力的祛湿药的组合！

重要结构符合方剂

结构符合方剂	方剂组成	药数
分消汤	苍术，白术，茯苓，陈皮，厚朴，香附，猪苓，泽泻，枳实，大腹皮，砂仁，木香，灯心草，生姜	14

可作为方根的结构符合方剂

结构符合方剂	方剂组成	药数
猪苓散	猪苓，茯苓，白术	3
橘枳姜汤	陈皮，枳实，生姜	3
泽泻汤	泽泻，白术	2
橘皮汤	陈皮，生姜	2
枳术汤	枳实，白术	2

5 剂后，症状得到很大改善：阴黄褪去，舌苔改善明显，黄腻苔消退，剩白腻苔。

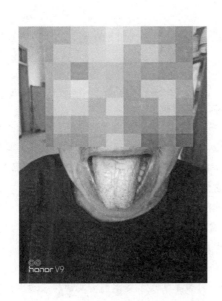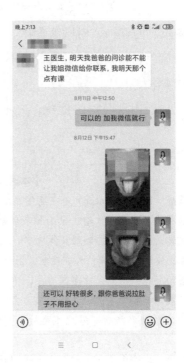

自诉

黄疸好转很多，昨天有大便3次，稀臭，不累，之前时干时稀；面色黄好很多，眼睛还有点黄，小便有点黄，舌苔黄厚腻消失，夜尿3~4次，右眼皮跳，胃胀气消失；打嗝比以前好多了；
伤口还有点痛；白天困；胸闷微闷；饭后肚子会咕咕，放屁多，睡前有点口干。

▲ 中医大脑：中医人工智能辅助诊疗系统

服药一个月后：黄疸基本全部褪去，打嗝、胃胀皆消失。目前在治疗夜尿等其他兼杂症。

正确认识黄疸

中医认为，黄疸和"湿"关系最大，湿可热化，或湿从寒化。初始患者湿热很明显，故起初以清热利湿为主，后表现以寒湿为主；同时因术后，考虑有血瘀的情况，故治疗过程中皆以大柴胡汤为主，合方附子理中汤、血府逐瘀汤等随证加减治疗。

在日常生活中，需注意有一种假性黄疸，假性黄疸见于过量进食含有胡萝卜素的胡萝卜、南瓜、西红柿、柑橘等食物。胡萝卜素只引起皮肤黄染，巩膜正常；老年人球结膜有微黄色脂肪堆积，巩膜黄染不均匀，以内眦较明显，皮肤无黄染。假性黄疸时，血胆红素浓度正常。

若发现自己出现黄疸的症状，先不必惊慌，排除假性黄疸，及时中医介入治疗即可。

【 本医案之整体分析 】

胆管癌（Biliary Cancer）是在胆管系统中发展出的一种较少见的癌症，而胆管连接着肝脏、胆囊和小肠，将胆汁输送至小肠来帮助消化脂肪。胆管癌通常没有早期症状，当症状出现时，通常是肿瘤已经扩散到其他地方。若肿瘤压迫胃部，会导致患者食欲下降、体重减轻。黄疸更是比较容易看出来的外在症状，因为它会阻塞胆管而使皮肤变黄。

中医治肝癌，初期以攻瘀实为主，中后期可补泻兼施，若已出现腹水则需以对治腹水为主症。胆囊癌、胆管癌的治法则以攻为主，常以大柴胡汤为主力方，若有黄疸则搭配茵陈蒿汤，若有右胁肋疼痛则可搭配四金散（金钱草、海金沙、郁金、炒鸡内金，重用金钱草至30g）。

中医大脑在这个案例中使用了大柴胡汤，可说是实现了柴胡剂去实的临床运用，同时所用的大量行气利湿的药对组合是来自于分消汤的结构。当腹水严重的时候，临床上会用到行气利湿的方剂，而分消汤是比较偏对治实证的腹水。

如果到了病患已经是呈现虚证，如面色黯黄、肚子胀很大、人瘦瘦干干等，对治这种虚证的腹水则会用到《济世全书·鼓胀门》中的补气健中汤。

如果已经到了最后一线，患者大小便已无，则会用到《医林集要》中的补中治湿汤。对肝癌末期的患者，只给一剂一搏，如小便出来就有救。

本医案中的患者体力尚可且偏实证，可说尚未到末期，所以中医大脑就用分消汤来行水去滞、健胃宽中。中医大脑在急缓攻守之间的掌握相当成熟。

·医案 15·

治结肠癌的肺转移瘤

主诊医师：于素丽

患者 H 先生是问止中医工作小伙伴 C 的父亲。有一天，C 沮丧地告诉我："父亲在老家长期咳嗽，在 5 年前做过结肠癌手术，近期咳嗽越来越严重，住院检查发现左上肺转移瘤，最近咳嗽得非常厉害，还有腰痛，目前服用西药没有缓解，想服用中药调治。"

主诉：右侧肾的部位局部疼痛，咳嗽，咳有泡沫痰，口干，纳可，大便不成形，一天 2～3 次，自汗，腰痛到无法入睡，有夜尿 1～2 次。

舌诊：舌质淡红，苔白厚腻。

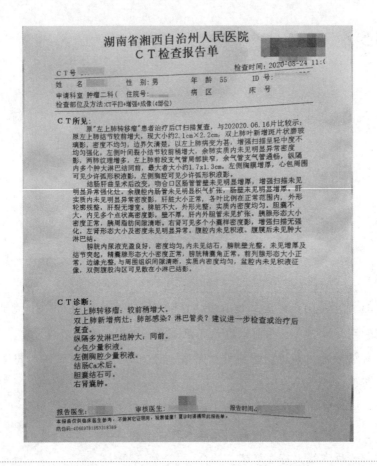

湖南省湘西自治州人民医院
CT检查报告单

检查时间：2020-08-24 11:0

CT号：
姓名：　　　　性别：男　　年龄 55　　ID号：
申请科室 肿瘤二科（　住院号：　　病区　　床号
检查部位及方法:CT平扫+增强+成像(4部位)

CT所见：
原"左上肺转移瘤"患者治疗后CT扫描复查，与2020.06.16片比较示：原左上肺结节较前增大，现大小约2.1cm×2.2cm，双上肺叶新增斑片状磨玻璃影，密度不均匀，边界欠清楚，以左上肺病灶为甚，增强扫描呈轻中度不均匀强化，左侧叶间裂小结节较前稍增大，余肺实质内未见明显异常密度影，两肺纹理增多，左上肺前段支气管局部狭窄，余气管支气管通畅，纵隔内多个肿大淋巴结同前，最大者大小约1.7x1.3cm，左侧胸膜增厚，心包周围可见少许弧形积液影，左侧胸腔可见少许弧形积液影。

结肠肝曲呈术后改变，吻合口区肠管管壁未见明显增厚，增强扫描未见明显异常强化灶。余腹腔内肠管未见明显积气扩张。肠壁未见明显增厚。肝实质内未见明显异常密度影，肝脏大小正常，各叶比例在正常范围内，外形轮廓规整，肝裂无增宽。脾脏不大，外形光整，实质内密度均匀。胆囊不大，内见多个点状高密度影，壁不厚，肝内外胆管未见扩张。胰腺形态大小密度正常，胰周脂肪间隙清晰，右肾可见多个小囊样密度影，增强扫描无强化，左肾形态大小及密度未见明显异常。腹腔内未见积液，腹膜后未见肿大淋巴结。

膀胱内尿液充盈良好，密度均匀，内未见结石，膀胱壁光整，未见增厚及结节突起，精囊腺形态大小密度正常，膀胱精囊角正常，前列腺形态大小正常，边缘光整，与周围组织间隙清晰，实质内密度均匀。盆腔内未见积液征像，双侧腹股沟区可见散在小淋巴结影。

CT诊断：
左上肺转移瘤：较前稍增大。
双上肺新增病灶：肺部感染？淋巴管炎？建议进一步检查或治疗后复查。
纵隔多发淋巴结肿大：同前。
心包少量积液。
左侧胸腔少量积液。
结肠Ca术后。
胆囊结石可。
右肾囊肿。

报告医生：　　　　审核医生：　　　　报告时间：
本报告仅供临床医生参考，不做其它证明用，祝您健康！复诊时请携带此报告单。
药价码:4068978185331B369

西医诊断：

左上肺转移瘤。

双上肺新增病灶。

心包少量积液。

左侧胸腔少量积液。

胆囊结石。

右侧肾囊肿。

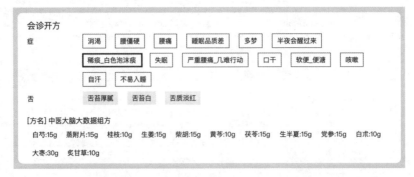

会诊开方

症　[消渴]　[腰僵硬]　[腰痛]　[睡眠品质差]　[多梦]　[半夜会醒过来]

[稀痰_白色泡沫痰]　[失眠]　[严重腰痛_几难行动]　[口干]　[软便_便溏]　[咳嗽]

[自汗]　[不易入睡]

舌　[舌苔厚腻]　[舌苔白]　[舌质淡红]

[方名]中医大脑大数据组方

白芍:15g　蒸附片:15g　桂枝:10g　生姜:15g　柴胡:15g　黄芩:10g　茯苓:15g　生半夏:15g　党参:15g　白术:10g

大枣:30g　炙甘草:10g

▲ 中医大脑：中医人工智能辅助诊疗系统

【本诊方剂整体药对结构分析】

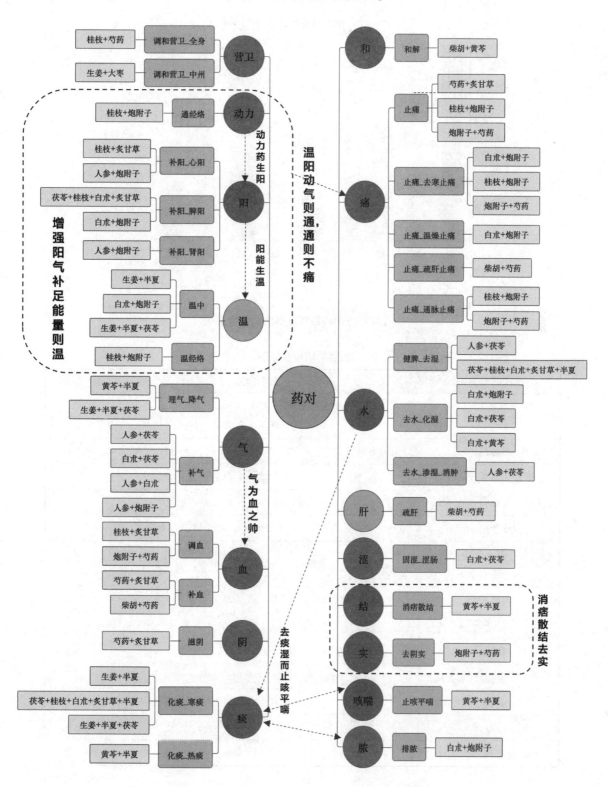

【方剂药性分析】

问止中医大脑方性图

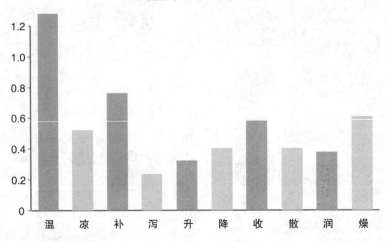

【本诊方剂的组成方剂结构分析】

重要结构符合方剂

结构符合方剂	方剂组成	药数
柴胡桂枝汤	柴胡，半夏，桂枝，黄芩，人参，芍药，生姜，大枣，炙甘草	9
小柴胡汤	柴胡，黄芩，人参，炙甘草，半夏，生姜，大枣	7
黄芩加半夏生姜汤	黄芩，芍药，炙甘草，大枣，半夏，生姜	6
桂枝去桂加茯苓白术汤	芍药，炙甘草，生姜，大枣，茯苓，白术	6
桂枝加附子汤	桂枝，芍药，大枣，生姜，炙甘草，炮附子	6
桂枝加芍药生姜各一两人参三两新加汤	桂枝，大枣，人参，芍药，生姜，炙甘草	6
四君子汤	人参，白术，茯苓，炙甘草，生姜，大枣	6
附子汤	炮附子，茯苓，人参，白术，芍药	5
真武汤	茯苓，芍药，白术，生姜，炮附子	5
白术附子汤	白术，炙甘草，炮附子，生姜，大枣	5
桂枝附子汤	桂枝，炮附子，生姜，炙甘草，大枣	5
桂枝汤	桂枝，芍药，炙甘草，生姜，大枣	5
桂枝去芍药加附子汤	桂枝，炮附子，炙甘草，生姜，大枣	5

续表

结构符合方剂	方剂组成	药数
桂枝加芍药汤	桂枝，芍药，炙甘草，大枣，生姜	5
桂枝加桂汤	桂枝，芍药，生姜，炙甘草，大枣	5
黄芩汤	黄芩，芍药，炙甘草，大枣	4
茯苓甘草汤	茯苓，桂枝，生姜，炙甘草	4
茯苓桂枝甘草大枣汤	茯苓，桂枝，炙甘草，大枣	4
苓桂术甘汤	茯苓，桂枝，白术，炙甘草	4
桂枝去芍药汤	桂枝，大枣，生姜，炙甘草	4

可作为方根的结构符合方剂

结构符合方剂	方剂组成	药数
芍药甘草附子汤	芍药，炙甘草，炮附子	3
小半夏加茯苓汤	半夏，生姜，茯苓	3
半夏散及汤	半夏，桂枝，炙甘草	3
芍药甘草汤	芍药，炙甘草	2
桂枝甘草汤	桂枝，炙甘草	2
小半夏汤	半夏，生姜	2
二仙汤	黄芩，芍药	2

【重要结构符合方剂说明】

　　根据问止中医学习大脑"重要结构符合方剂"的分析，我们可以看得出来这个方剂主要是由柴胡桂枝汤和真武汤的结构组成。

　　中医看病往往需把西医的病名遮住，否则容易蒙蔽了双眼而忽略了真正的病机和方证。像此案，如果医者只看着左上肺转移瘤，可能就会开一堆抗肿瘤的中药而开不出真正对证的方子。从症状上来看，患者严重腰痛、失眠、大便溏、自汗、咳嗽等，属于阳虚证无疑，因此问止医学中心的会诊医者结合中医大脑会开具出真武汤结构；口干、咳嗽白色泡沫痰、自汗等症，则需用到柴胡桂枝汤和苓桂术甘汤，但需改用生半夏，由此祛寒痰的力道才会强，而严重的失眠也必须靠生半夏来对治。

　　本方剂只用 12 味药，但在这里面我们可以欣赏到经方在用方结构上的精简和细致，每一味药的加减都会形成不同的功能结构。这其中有祛痰化湿以止咳的药对，同时也有消癌散结去实的结构。在一个复杂的病案中做到调整体质并缓解症状，有攻有守、能补善攻、大刀阔斧又深入切合，可说是会诊医者与中医大脑人机结合的一个杰作。

初诊在 2020 年 9 月 16 日，H 先生内伤久咳、正气内虚，使用中医大脑开出温肾助阳、和胃降逆化痰的药方。

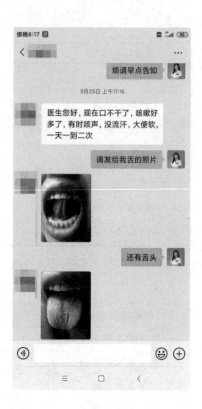

开方后过了几天，问 C 父亲目前服用汤药的情况，另在微信进行了随访，得知咳嗽有所好转。

二诊时效不更方。

二诊后，H 先生一点都不咳嗽了，大便正常，家属描述拍片检查显示肺部肿块变小。

肿瘤病的病情凶险，但属于慢性病类，中医治病原则，应"急则治其标，缓则治其本"，局部与整体结合论治，中医调治全身，标本结合，达到"以平为期"的最终目的。

提高生命质量和延长生存期是中医治疗的特征。大部分患者经过化疗、放疗后，身体体质虚弱，不能持续进行放化疗，此时用中医扶正是维持治疗的上佳选择。

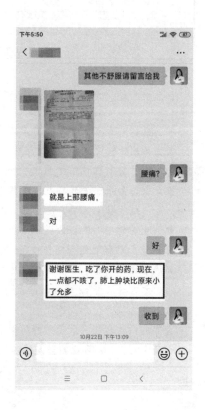

【本医案之整体分析】

我们仔细看这个医案，会从过往病史中得知患者身患结肠癌并在五年前做了结肠癌手术。而他现在的症状是咳嗽，并且经过检查发现左上肺转移瘤。事实上，这个转移在中医看来是有深意的！

《灵枢·本藏第四十七》中提到"**肺合大肠**"，这就是在中医理论中为大家所熟知的"肺与大肠相表里"的观念。大肠经过手术，虽然该处的阴实被去除，但还是在最后影响到了肺。再细看患者的四诊症状，我们可以发现他有便溏、大便软，甚至大便次数多的问题，表示肠道病症仍旧存在。诚如前面的分析所说，中医大脑在这个案例中仅用 12 味药组成的方剂，但是这样的组合居然可以不仅调整体质改变平衡，还能针对各个症状有针对性对治。比如，我们看到了方中有补脾祛湿以涩肠的药对——白术和茯苓，这是除了因应肺系的问题来祛痰止咳之外（和其他药组合成真武汤和苓桂术甘汤的结构），更同时用到了"表里经同治"的观念。

通过机器学习，只要数据足够广博，人工智能在把握"理"的方面远超过人类的大脑。从这个案例中我们可以看到这一层的意义！

以下和读者补充大肠癌的先兆。大肠癌的典型征兆：初起以便意频繁为典型症状，逐渐发展为里急后重、大便变形（多为扁平型或变细），大便由少量黏液发展为少量血便，晚期则有腹痛。具体情况有：

1. 大便习惯改变。不明原因的大便习惯改变，主要为大便次数增加，极少数为便秘。

2. 大便性质改变。大便时稀→带少量黏液→夹血或隐血，这是结肠癌由早期到晚期的发展征兆。大便时有少量条状黏液粘附，尤为直肠癌警讯。

3. 腹胀、腹痛，这是升结肠、横结肠（右侧结肠癌）的信号。因为这些部位离肛门较远，对肛门的刺激不大，故大便频意改变不多，主要症状为腹胀和时感隐痛。如疼痛明显并已发现肿块，则已非早期。

结肠癌在中医里面属于肠痈的范畴，早期可用薏苡附子败酱散，中期则用大黄牡丹皮汤消肿块和排除肠中脓血，到了晚期则用大黄附子汤的加减治疗腹痛（胁下偏痛）。

直肠癌早期可用白头翁汤的加减治疗里急后重的问题，中期可选用三物黄芩汤养阴兼清湿热，到了晚期严重便血则用黄土汤。

大肠癌若有便秘、腹胀、腹痛、粪便变细等症则可合用大柴胡汤。

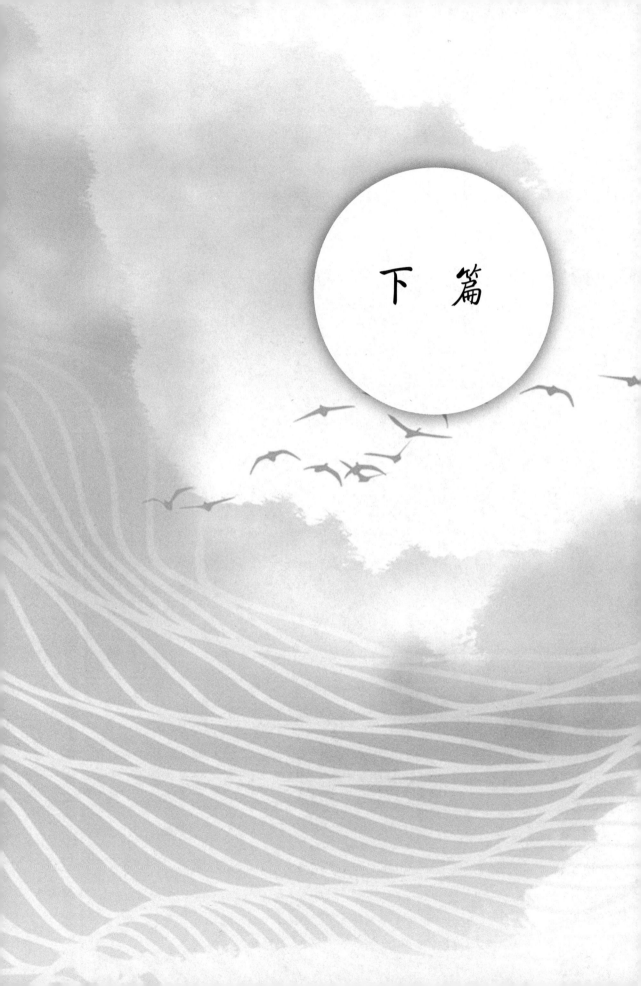

下 篇

·医案 16·

乳腺癌手术及化疗后调理

主诊医师：王丹丹

这是一位乳腺癌患者，她在接受手术和化疗后，身体状态不佳，于是拒绝继续化疗，也停用西药，改为寻求中医调理。

一诊

就诊时，患者主要的问题：全身无力，后背僵硬痛，胁下胀满，半夜易醒，醒后难入睡，大便不佳，夜尿，时有眩晕等情况。

癌症手术及化疗后，患者大多有脾胃失调的问题。中医治这类重症，是以固护后天之本的脾胃为根本，所以首先要保障患者吃、喝、拉、撒的顺畅。

故此，初诊时在中医大脑推高"胃胀痛"为主证。中医大脑开具汤药处方，同时开具问止养胃丸协同汤剂增强疗效。

辨证论治

病　　乳癌

症　　臀部冷　　胃弛缓_食后胃胀痛　　脚气　　晕车　　全身痛证_偏于一侧痛　　喜热饮

　　　　半夜会醒过来　　背部僵硬　　胸胁苦满　　中焦_腹部虚冷　　眩晕

　　　　长期整日全身倦怠　　容易焦躁_紧张　　夜尿　　软便_便溏　　里急后重_排便不净

舌　　舌苔腻　　舌苔白　　舌有裂纹　　舌质紫

[方名] 中医大脑大数据组方

姜半夏:10g　白芍:10g　桂枝:10g　生姜:10g　柴胡:12g　黄芩:10g　苍术:10g　厚朴:6g　茯苓:10g　猪苓:10g

泽泻:15g　陈皮:6g　醋乳香:3g　瓦楞子:15g　牡蛎:30g　人参:20g　白术:10g　大枣:30g　炙甘草:10g

经典加减

若阳虚便溏下
利，舌质白淡胖　　蒸附片:10g　干姜:10g
大有齿痕苔水
滑，右尺沉弱

引经药

颈后疼痛　　　葛根:90g

指标调控

蛋白尿　　　　黄芪:60g

体质调理

脏腑结构类　　　和胃

问止制剂

问止养胃丸

▲ 中医大脑：中医人工智能辅助诊疗系统

【本诊方剂整体药对结构分析】

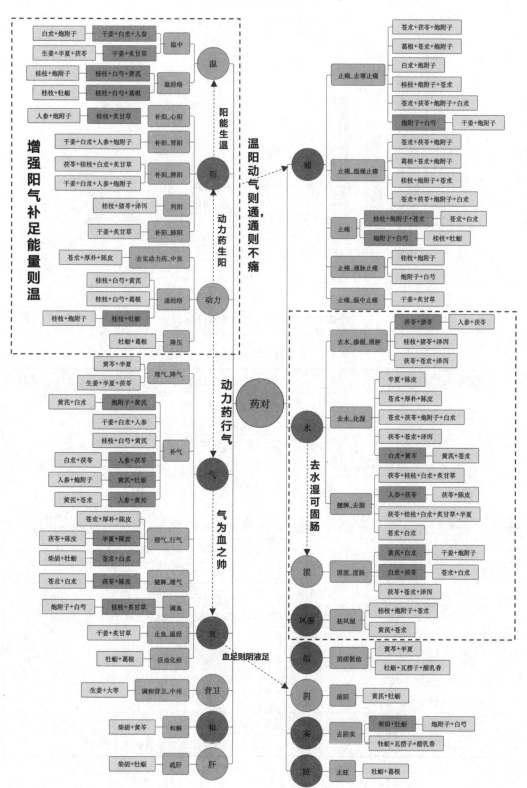

【方剂药性分析】

问止中医大脑方性图

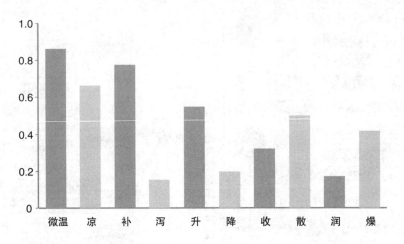

【本诊方剂的组成方剂结构分析】

重要结构符合方剂

结构符合方剂	方剂组成	药数
柴苓汤	柴胡，黄芩，生姜，半夏，人参，大枣，炙甘草，猪苓，茯苓，白术，泽泻，桂枝	12
胃苓汤	炙甘草，茯苓，苍术，陈皮，白术，桂枝，泽泻，猪苓，厚朴，大枣，生姜	11
柴胡桂枝汤	柴胡，半夏，桂枝，黄芩，人参，芍药，生姜，大枣，炙甘草	9
六君子汤	人参，白术，茯苓，半夏，大枣，陈皮，炙甘草，生姜	8
小柴胡汤	柴胡，黄芩，人参，炙甘草，半夏，生姜，大枣	7
黄芩加半夏生姜汤	黄芩，芍药，炙甘草，大枣，半夏，生姜	6
桂枝去桂加茯苓白术汤	芍药，炙甘草，生姜，大枣，茯苓，白术	6
桂枝加黄芪汤	桂枝，芍药，大枣，生姜，炙甘草，黄芪	6
桂枝加附子汤	桂枝，芍药，大枣，生姜，炙甘草，附子	6
桂枝加葛根汤	桂枝，芍药，生姜，炙甘草，大枣，葛根	6
桂枝加芍药生姜各一两人参三两新加汤	桂枝，大枣，人参，芍药，生姜，炙甘草	6
平胃散	苍术，厚朴，陈皮，炙甘草，生姜，大枣	6
四君子汤	人参，白术，茯苓，炙甘草，生姜，大枣	6

续表

结构符合方剂	方剂组成	药数
黄芪桂枝五物汤	黄芪，芍药，桂枝，生姜，大枣	5
附子理中汤	附子，干姜，白术，炙甘草，人参	5
附子汤	附子，茯苓，人参，白术，芍药	5
茯苓四逆汤	茯苓，人参，炙甘草，干姜，附子	5
真武汤	茯苓，芍药，白术，生姜，附子	5
白术附子汤	白术，炙甘草，附子，生姜，大枣	5
桂枝附子汤	桂枝，附子，生姜，炙甘草，大枣	5
桂枝汤	桂枝，芍药，炙甘草，生姜，大枣	5
桂枝去芍药加附子汤	桂枝，附子，炙甘草，生姜，大枣	5
桂枝加芍药汤	桂枝，芍药，炙甘草，大枣，生姜	5
桂枝加桂汤	桂枝，芍药，生姜，炙甘草，大枣	5
桂枝人参汤	桂枝，炙甘草，白术，人参，干姜	5
厚朴半夏甘草人参汤	厚朴，生姜，半夏，炙甘草，人参	5
五苓散	猪苓，泽泻，白术，茯苓，桂枝	5
黄芩汤	黄芩，芍药，炙甘草，大枣	4
茯苓甘草汤	茯苓，桂枝，生姜，炙甘草	4
茯苓桂枝甘草大枣汤	茯苓，桂枝，炙甘草，大枣	4
苓桂术甘汤	茯苓，桂枝，白术，炙甘草	4
甘草附子汤	炙甘草，苍术，附子，桂枝	4
甘草干姜茯苓白术汤	炙甘草，白术，干姜，茯苓	4
理中汤	人参，干姜，炙甘草，白术	4
桂枝去芍药汤	桂枝，大枣，生姜，炙甘草	4
四逆加人参汤	炙甘草，附子，干姜，人参	4
人参半夏干姜汤	人参，半夏，干姜，生姜	4
二陈汤	半夏，陈皮，茯苓，炙甘草	4

可作为方根的结构符合方剂

结构符合方剂	方剂组成	药数
通脉四逆汤	炙甘草，附子，干姜	3
猪苓散	猪苓，茯苓，白术	3
芍药甘草附子汤	芍药，炙甘草，附子	3
小半夏加茯苓汤	半夏，生姜，茯苓	3
四逆汤	炙甘草，干姜，附子	3

续表

结构符合方剂	方剂组成	药数
半夏散及汤	半夏，桂枝，炙甘草	3
干姜人参半夏丸	干姜，人参，半夏	3
芍药甘草汤	芍药，炙甘草	2
甘草干姜汤	炙甘草，干姜	2
泽泻汤	泽泻，白术	2
橘皮汤	陈皮，生姜	2
桂枝甘草汤	桂枝，炙甘草	2
小半夏汤	半夏，生姜	2
半夏干姜散	半夏，干姜	2
二仙汤	黄芩，芍药	2
干姜附子汤	干姜，附子	2

另外再特别加上的单味药：牡蛎、瓦楞子、醋乳香。

【重要结构符合方剂说明】

本医案中的患者已经接受了手术和化疗。基本上，这类在最后求诊于中医的患者，我们会以调整患者体质为目标。所以，中医大脑计算后的方剂是一张比较全面的调整方。

根据问止中医大脑"重要结构符合方剂"的分析，我们可以看得出来这个方剂基本上是柴胡剂（有小柴胡汤结构）和桂枝剂（有桂枝汤结构），再加上调补脾胃利水祛湿的方剂（平胃散及五苓散结构）合成的。其功能总体来说就是以"和解"为基调，"调和营卫"为主轴，再来"利水行气、调补脾胃"。

以下是各大类方的功能说明，并且附上和其相关的患者症状：

柴胡类方	和解剂，调节各项平衡中枢	喜热饮，胃弛缓－食后胃胀痛，半夜会醒过来，容易焦躁－紧张，胸胁苦满
桂枝类方	调和营卫，温阳益气	长期整日全身倦怠，中焦－腹部虚冷，臀部冷，喜热饮，胃弛缓－食后胃胀痛，背部僵硬
苓术类方	调节水液之代谢，并固护中州	夜尿，软便－便溏，里急后重－排便不净，胃弛缓－食后胃胀痛，脚气，眩晕，晕车
半夏类方	温阳并调整消化道运动方向	眩晕，晕车，半夜会醒过来，胃弛缓－食后胃胀痛

这张方剂是问止中医大脑调整患者体质，以恢复"中医六大健康"而设计的。在调整体质之外，中医大脑也针对患者的一些个别症状偏失做了定向的对治。

┤二诊反馈效果佳├

患者二诊时反馈，初诊服药后效果佳：胃方面好转，现半夜醒来后入睡快，精神好转，身体有力气，大便一天一次，大便还是软，胁下胀满消失，后背僵硬感好转。

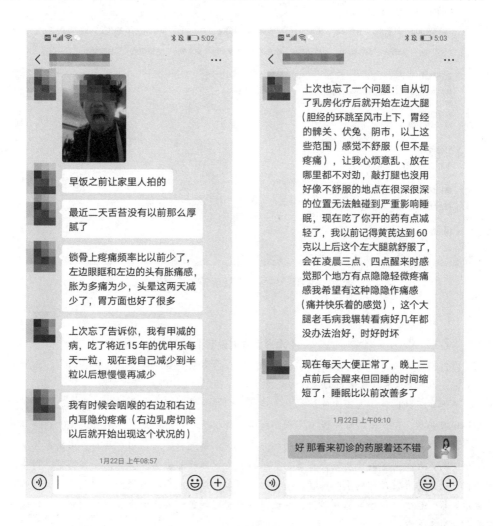

初诊效果显著，故二诊时继续守方，同时针对放疗后大腿出现的不适症状，配合问止扶阳丸。

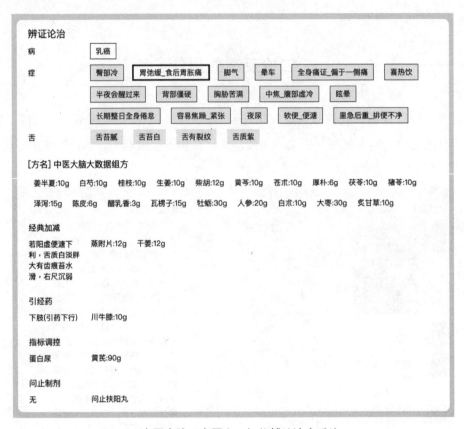

辨证论治

病　　乳癌

症　　臀部冷　　胃弛缓_食后胃胀痛　　脚气　　晕车　　全身痛证_偏于一侧痛　　喜热饮

　　　半夜会醒过来　　背部僵硬　　胸胁苦满　　中焦_腹部虚冷　　眩晕

　　　长期整日全身倦怠　　容易焦躁_紧张　　夜尿　　软便_便溏　　里急后重_排便不净

舌　　舌苔腻　　舌苔白　　舌有裂纹　　舌质紫

[方名] 中医大脑大数据组方

姜半夏:10g　　白芍:10g　　桂枝:10g　　生姜:10g　　柴胡:12g　　黄芩:10g　　苍术:10g　　厚朴:6g　　茯苓:10g　　猪苓:10g

泽泻:15g　　陈皮:6g　　醋乳香:3g　　瓦楞子:15g　　牡蛎:30g　　人参:20g　　白术:10g　　大枣:30g　　炙甘草:10g

经典加减

若阳虚便溏下　　蒸附片:12g　　干姜:12g
利，舌质白淡胖
大有齿痕苔水
滑，右尺沉弱

引经药

下肢(引药下行)　　川牛膝:10g

指标调控

蛋白尿　　黄芪:90g

问止制剂

无　　问止扶阳丸

▲ 中医大脑：中医人工智能辅助诊疗系统

【本诊之方剂说明】

因为初诊的效果不错，患者的反应很好，所以医者秉持着"效不更方"的原则，选择续用前方，大家可以直接参考前面一诊的分析。

不过在仔细比较这两诊之间的关系之后，我们还是看到了有两个单味药发生了变化。在初诊中有葛根，但是第二诊中没有葛根，而是另外出现了牛膝。这提示着什么呢？这还真是一个值得探讨的点：葛根和牛膝在药物动力学来说，都是属于可以引动药物作用到身体某个部位的药，只是两者的作用方向正好相反。葛根会把药物的力量往身体的上半部带，而牛膝会把药物的力量往身体的下半部带。初诊时，患者的症状有后背僵硬痛，因此中医大脑推荐重用葛根，目的是放松背部的肌肉；二诊时，医者则侧重解决患者大腿部的问题，因此改用牛膝以引药下行。

初诊时，医者根据中医大脑的"剂量提醒"功能，使用黄芪到60g，改善了患者左大腿不舒服的症状，因此二诊的黄芪就继续重用至90g。分析其方剂，可见方中隐含着黄芪桂枝五物汤的结构，可治疗四肢无力的问题，而黄芪的剂量接近于补阳还五汤中黄芪的剂量则可补气通络改善患者偏于一侧痛的问题。痛则不通，气行则血行，此诊重用黄芪搭配牛膝则能更快改善大腿不舒服的症状。

三诊反馈持续好转

三诊时，患者反馈自己在持续好转：大便特别好而顺畅，固定晨便；胃部也很舒服；其中在二诊吃药期间，患者小腿出现较为明显的不适感，误以为是服用问止制剂的问题，于是自行停用药丸，我给予解释后，患者继续服用药丸，而后体验到疗效进一步加强，睡眠和大腿也明显好转了。

能吃是福，能正常晨便、香蕉便更是福。大便不好的人深知每天能正常晨便是一件多么幸福的事情。正常晨便开启满满一天的活力时刻。拉得好，才能吃得好，更能放心吃！

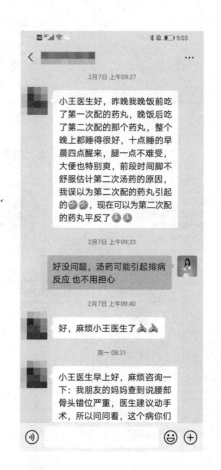

【本医案之整体分析】

问止中医在乳房的重症治疗方面有一套验证成熟的标准流程，下表是我们在乳房重症各个阶段的对治方式。以这则医案来看，患者罹患的是癌症而且已经做过了现代医学的治疗，求诊中医主要是因为体力不佳，所以我们认为治疗思路是强化体力、气血为先，以此维护患者的中医六大健康标准。体质调整好、六大标准维护正常时，患者则远离了乳癌复发的威胁。

至于需不需要再做进一步的治疗，则要通过后续观察才知道。在本医案后面，我们也会附上中医大脑在治疗乳房重症时的一些做法和流程，供大家参考。

阶段	乳房硬块，尚未破口溃烂	乳头有分泌物或流脓、流血	癌症后期：乳房溃烂、流脓、发臭	乳癌溃烂收口之后的后续治疗		
				仍有癌肿瘤		癌肿瘤减消之后
				体力不佳	体力可	
思路	散肿溃坚理气	托里化脓	先托里化脓再收口	先强化体力及气血（太虚弱就不要强攻）	再一次强力散肿溃坚	维护六大健康标准

【附：中医大脑乳房重症治疗心要】

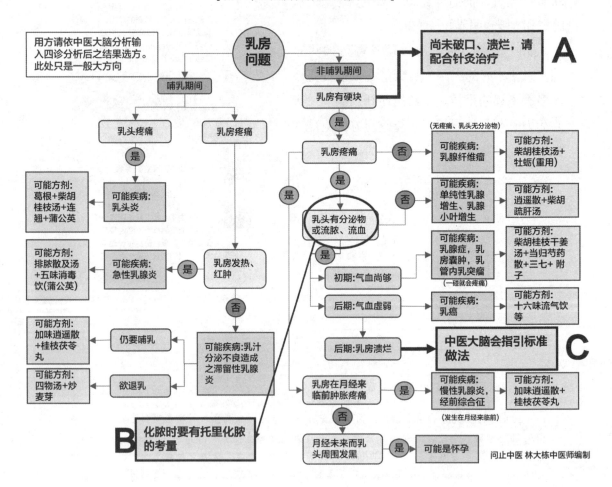

A 尚未破口、溃烂，请配合针灸治疗

【针刺法】
　　A. 先在硬块上方任一点做捻针进出动作。
　　B. 再在乳房硬块处往其中央采取报刺法。

【要诀】
　　· 进针及出针时采用捻转进针，牵动其皮下筋膜及软组织。
　　· 捻转时左右方向的次数要一致，以减少滞针。

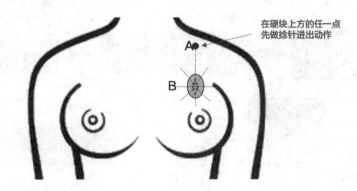

在硬块上方的任一点
先做捻针进出动作

B 化脓时要有托里化脓的考量

**托里化脓是为了不令脓在破口愈合后在里面发炎
要令治疗的结果达到彻底的康复**

排脓散及汤	急性化脓 脓已成而未破 脓已成而自破
排脓散	手指化脓 脚趾化脓 皮肤容易化脓 严重化脓且扩散 脓已成而未破
排脓汤	手指化脓 脚趾化脓 皮肤容易化脓
温清饮	急性化脓
托里消毒散	脓已成而未破、乳房腐烂化脓发臭
薏苡附子败酱散	腹膜严重化脓且扩散
紫根牡蛎汤	乳房腐烂化脓发臭
真人活命饮	乳房腐烂化脓发臭

	白芍	甘草	桔梗	大枣	生姜	枳实	熟地黄	当归	川芎	黄连	黄芩	黄柏	栀子	金银花	人参	茯苓	白芷	黄芪	皂角刺	白术	薏苡仁	败酱草	炮附子	紫草	大黄	升麻	牡蛎	陈皮	防风	天花粉	浙贝母	醋乳香	醋没药	赤芍
排脓散及汤	白芍	甘草	桔梗	大枣	生姜	枳实																												
排脓散	白芍		桔梗			枳实																												
排脓汤		甘草	桔梗	大枣	生姜																													
温清饮	白芍						熟地黄	当归	川芎	黄连	黄芩	黄柏	栀子																					
托里消毒散	白芍	甘草	桔梗					当归	川芎					金银花	人参	茯苓	白芷	黄芪	皂角刺	白术														
薏苡附子败酱散																					薏苡仁	败酱草	炮附子											
紫根牡蛎汤	白芍	甘草						当归	川芎					金银花				黄芪						紫草	大黄	升麻	牡蛎							
真人活命饮		甘草						当归						金银花			白芷		皂角刺									陈皮	防风	天花粉	浙贝母	醋乳香	醋没药	赤芍

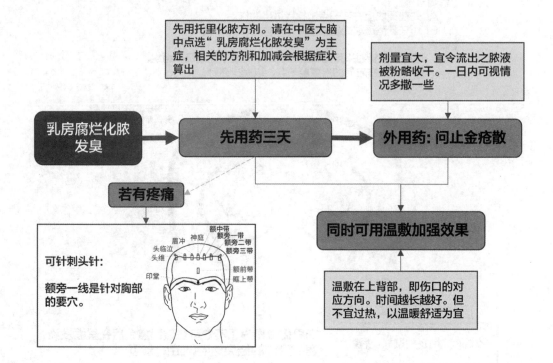

先用托里化脓方剂。请在中医大脑中点选"乳房腐烂化脓发臭"为主症，相关的方剂和加减会根据症状算出

剂量宜大，宜令流出之脓液被粉略收干。一日内可视情况多撒一些

乳房腐烂化脓发臭 → **先用药三天** → **外用药: 问止金疮散**

若有疼痛

可针刺头针:

额旁一线是针对胸部的要穴。

额中带
额旁一带
额旁二带
额旁三带
眉冲 神庭
头临泣
头维
额前带
印堂
眶上带

同时可用温敷加强效果

温敷在上背部，即伤口的对应方向。时间越长越好。但不宜过热，以温暖舒适为宜

·医案 17·

治绒毛膜癌，宫腔排出一堆血肿块

主诊医师：王丹丹

这是一位来自广西的患者。先是她妹妹在我这里治疗乳房结节的问题。有一天她妹妹很紧张地联系我：

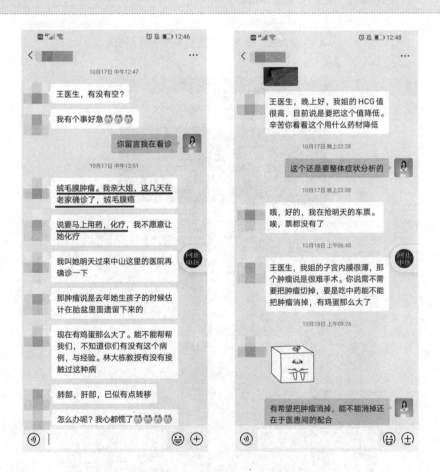

确诊绒毛膜癌，选择问止中医

2020 年 10 月 19 日，姐妹俩来到问止中医。

患者因停经 49 天，伴随阴道出血，于医院检查后发现 HCG 达 33889，数值很高。医院考虑患者怀孕，于是给予对症治疗，反而出血症状加重，后进一步检查发现"宫腔占位，绒毛膜癌"，同时发现肺部、肝脏有结节，怀疑肺、肝转移。医院要求化疗。

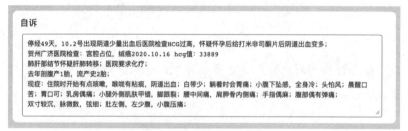

> **自诉**
>
> 停经49天，10.2号出现阴道少量出血后医院检查HCG过高，怀疑怀孕后给打米非司酮片后阴道出血变多；
> 贺州广济医院检查：宫腔占位，绒癌2020.10.16 hcg值：33889
> 肺肝部结节怀疑肝肺转移；医院要求化疗；
> 去年剖腹产1胎，流产史2胎；
> 现症：住院时开始有点咳嗽，喉咙有粘痰，阴道出血；白带少；躺着时会胃痛；小腹下坠感，全身冷；头怕风；晨醒口苦；胃口可；乳房偶痛，小腿外侧肌肤甲错，脚跟裂；腰中间痛，肩胛骨内侧痛；手指偶麻；腹部偶有弹痛；
> 双寸较沉，脉微数，弦细；肚左侧，左少腹，小腹压痛；

▲ 中医大脑：中医人工智能辅助诊疗系统

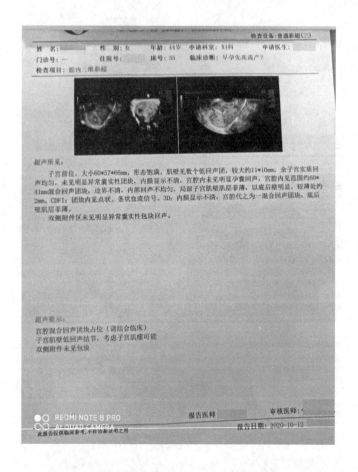

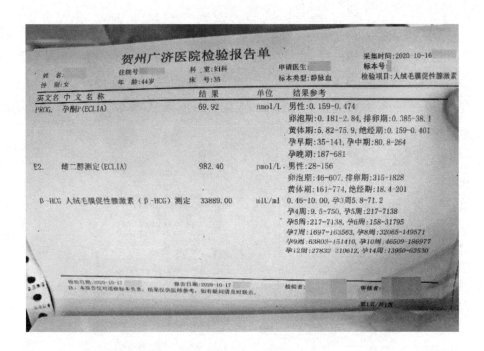

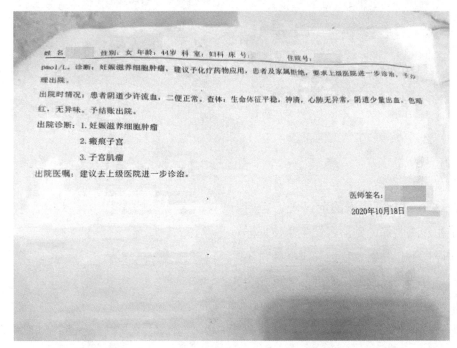

妹妹说："姐姐一直身体很好，生在农村，一点都不像得癌的人。怕化疗后身体就差了，孩子才一岁多。"

患者症状除了阴道出血，最明显的是全身怕冷，身体皮肤干，肌肤甲错，身体部分位置时痛。

自从查出这个结果后，姐姐就开始了各种忧虑，睡不好。昨天复诊时说："那时候真的不知道怎么办，不知道找谁，我不愿意手术化疗的，看到很多术后的人过得也很可怜，还好我妹妹在问止中医这边看诊，才能找到你们。"

还好，我们的努力和坚持有了不错的成果。2020 年 11 月 26 日，妹妹很激动地给我送来好消息：

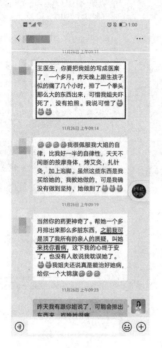
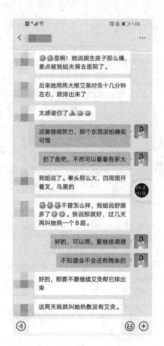

在这个好消息到来的前一晚，姐姐忍受了剧烈的腹痛，她形容像生小孩那样痛，痛得直不起腰来。我指导她继续吃汤药和问止丸剂，同时做好心理准备可能会排出东西来。

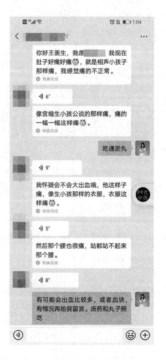

当晚排出一堆堆布满血渍的肿块，其先生吓了一跳，立马用马桶冲走了，第二天，又排出了一堆，较第一次的少。

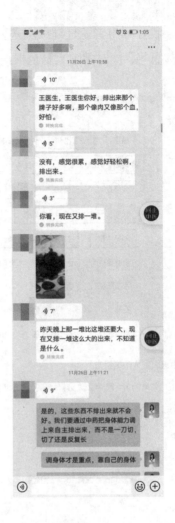

右图是排出物。
可能会引起不适。
请谨慎观看。

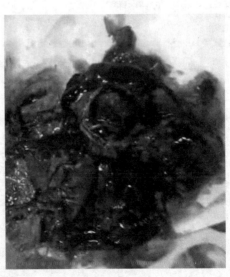

随后，我叮嘱患者还是继续服药，配合服用问止制剂通瘀丸。整体治疗，以活血化瘀为主体思想，同时中医大脑也根据治疗过程中随症的改变给出用药用方的调整。

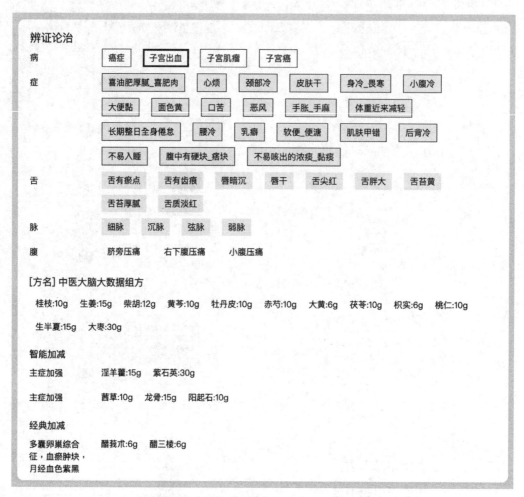

辨证论治

病	癌症	子宫出血	子宫肌瘤	子宫癌

症
喜油肥厚腻_喜肥肉　心烦　颈部冷　皮肤干　身冷_畏寒　小腹冷
大便黏　面色黄　口苦　恶风　手胀_手麻　体重近来减轻
长期整日全身倦怠　腰冷　乳癖　软便_便溏　肌肤甲错　后背冷
不易入睡　腹中有硬块_痞块　不易咳出的浓痰_黏痰

舌
舌有瘀点　舌有齿痕　唇暗沉　唇干　舌尖红　舌胖大　舌苔黄
舌苔厚腻　舌质淡红

脉
细脉　沉脉　弦脉　弱脉

腹
脐旁压痛　右下腹压痛　小腹压痛

[方名]中医大脑大数据组方

桂枝:10g　生姜:15g　柴胡:12g　黄芩:10g　牡丹皮:10g　赤芍:10g　大黄:6g　茯苓:10g　枳实:6g　桃仁:10g

生半夏:15g　大枣:30g

智能加减

主症加强　淫羊藿:15g　紫石英:30g

主症加强　茜草:10g　龙骨:15g　阳起石:10g

经典加减

多囊卵巢综合
征，血瘀肿块，　醋莪术:6g　醋三棱:6g
月经血色紫黑

▲ 中医大脑：中医人工智能辅助诊疗系统

自诉

2020.11.7号超声检查报告单显示子宫多个大小不等液性回声区，最大者约21x17mm
25号排出多个大血色肿块后，2020.12.3号检查现宫腔见小液性暗区，最大约6x5mm。
HCG初诊值：33889；现HCG：355.
现：每天少量粉色出血，护垫量；睡眠较前好，小腹冷，后背肩胛骨处冷，大便一天2次，不粘，晨起微口苦，脚不麻了，手还有点麻，肩膀僵硬，胃口可。
现脐旁不压痛，右下腹压痛不明显；小腹还有压痛。

▲ 中医大脑：中医人工智能辅助诊疗系统

【本诊方剂整体药对结构分析】

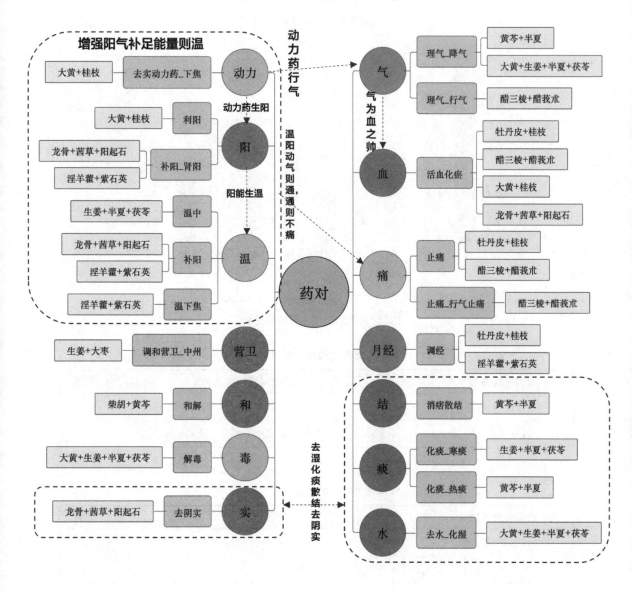

【方剂药性分析】

问止中医大脑方性图

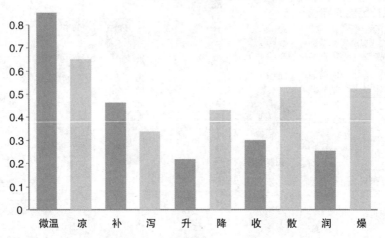

【本诊方剂的组成方剂结构分析】

重要结构符合方剂

结构符合方剂	方剂组成	药数
大柴胡汤	柴胡，黄芩，芍药，半夏，生姜，枳实，大枣，大黄	8
桂枝茯苓丸	桂枝，茯苓，牡丹皮，桃仁，赤芍	5

可作为方根的结构符合方剂

结构符合方剂	方剂组成	药数
桂枝生姜枳实汤	桂枝，生姜，枳实	3
小半夏加茯苓汤	半夏，生姜，茯苓	3
枳实芍药散	枳实，芍药	2
小半夏汤	半夏，生姜	2
二仙汤	黄芩，芍药	2

　　另外再特别加上的单味药：淫羊藿、紫石英、茜草、龙骨、阳起石、醋三棱、醋莪术。

【重要结构符合方剂说明】

根据问止中医学习大脑"重要结构符合方剂"的分析，我们可以看得出来这个方剂很明显的是大柴胡汤和桂枝茯苓丸的结构。大柴胡汤是在柴胡剂中动力最强的一个去实方剂，而桂枝茯苓丸是主治下腹部有瘀血（血滞、血塞、郁血、凝滞）的方剂，这两者的合方可说是相得益彰，既照顾了患者血瘀的体质，也能够散结去实。两个方剂结构的组合可说是相当紧密。

我们同时也看到了医者根据中医大脑的智能加减加上了一些单味药，这使得本方对治症状更完整，也加强了主要结构符合方剂的力量。如下所述：

淫羊藿可以温肾壮阳，强筋骨，祛风湿；紫石英用来镇心定惊，温肺，暖宫。《神农本草经》有言："紫石英主心腹咳逆邪气，补不足，女子风寒在子宫，绝孕十年无子……"因此常用作子宫的引经药，用于治疗不孕症。两者合用常应用在妇科子宫出血、白带和宫寒不孕等问题。

茜草可以凉血止血，活血通经；龙骨的作用是镇惊安神，平肝潜阳，收敛固涩。《神农本草经》有言，"龙骨主心腹鬼疰，精物老魅，咳逆，泄痢脓血，女子漏下，癥瘕坚结，小儿热气惊痫"，因此可应用在妇科崩漏或肌瘤等问题。阳起石性咸可软坚，性温可温肾壮阳。《神农本草经》有言："阳起石主崩中漏下，破子藏中血，癥瘕结气……"因此常用来治疗子宫、卵巢的肿瘤及癌症。三者合用可应用在妇科子宫、卵巢的癌症所造成的严重出血问题。

三棱和莪术可以破血行气，消积止痛，两者常相须为用，可以加强桂枝茯苓丸化瘀消积的力道，治疗子宫肌瘤的问题。

以下是中医大脑列出的加减单味药的主治及应用列表，供读者作为参考：

单味药	主治	应用
莪术	破血行气，消积止痛	1.用于血瘀气滞所致的癥瘕积聚。2.用于食积气滞，脘腹胀痛
淫羊藿	温肾壮阳，强筋骨，祛风湿	1.用于肾阳虚之阳痿、不孕及尿频等症。2.用于肝肾不足之筋骨痹痛、风湿拘挛麻木等
阳起石	温肾壮阳	用于肾阳虚之阳痿、宫冷、腰膝冷痹
三棱	破血行气，消积止痛	1.用于血瘀气滞经闭腹痛，癥瘕积聚。2.用于食积气滞，脘腹胀痛
茜草	凉血止血，活血通经	1.用于血热夹瘀之出血证。2.用于血瘀经闭，跌打损伤，风湿痹痛
紫石英	镇心定惊，温肺，暖宫	用于心悸怔忡、惊痫瘛疭等症；肺虚寒咳、子宫虚冷不孕等症。
龙骨	镇惊安神，平肝潜阳，收敛固涩	1.用于心神不宁、心悸失眠、惊痫癫狂。2.用于肝阳上亢之眩晕。3.用于滑脱诸证。4.用于湿疮痒疹、疮疡久溃不愈

昨日来就诊时，患者已去医院做完再次的检查，HCG 从 33889 降到 355。

【就诊前】2020 年 10 月 12 日超声提示：宫腔内混合不均匀回声团块占位，最大 60mm×41mm，团块内见血流信号。

【治疗中】治疗不到一个月，2020 年 11 月 7 日超声显示：宫腔内多个液性回声区，最大 21mm×17mm，比一个月前已经显著变小。

【目前】排出肿块后再次检查：宫腔多个小液性暗区，最大 6mm×5mm，是一个月前的十分之一。起效就是这么快。

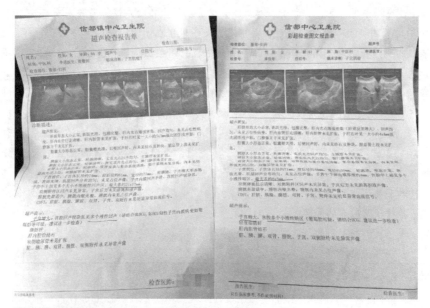

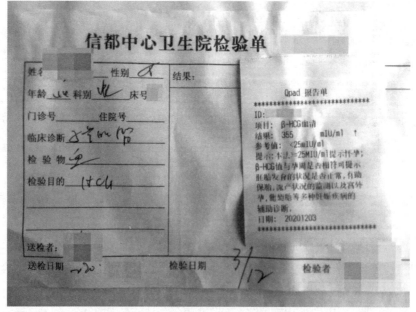

　　姐姐的问题还没有完全解决，她出血虽然较以前少了，但仍有点出血，要继续治疗，还有她比较担心的 HCG 值，也须继续调理。

　　但至少，排出血团后，身体轻松了，较以前温暖了，睡眠也好多了，腹部压痛感明显减轻，总算放心些了！

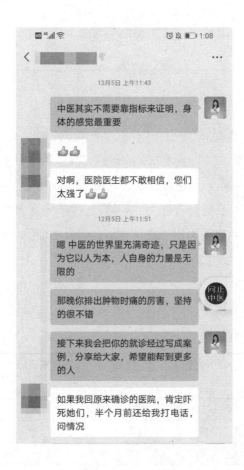

【本医案之整体分析】

　　这是中医大脑在治疗重症上的一个成功案例。很多时候，现代医学对于患者的情况束手无策，于是患者抱着仅存的一点点希望求治于中医。面对现代医学的诊断，看着现代医学的种种名词、指标和报告，如果医者没有办法稳住心神来剖析症状，思考方药，最后恐怕多半会放弃从事中医重症的治疗。在这个时候，中医大脑是辅助医者的强大诊治利器。

　　本医案中所运用到的方剂结构，都是出自于《伤寒杂病论》这本中医的圣经。这都是一千七百多年前的方剂，但是在中医大脑精密的计算比较之后，选择使用伤寒方且一举成功，可以说这是近两千年来中医在面对这些症状时可选择的上佳药物组合。"实践是检验真理的唯一标准"，经过问止中医在临床治重症上的不断努力，我们看到了非常惊人的治疗结果，也再一次证明了中医治疗重症，有着完善的理论体系和强大的实操能力。

在这个医案中，我们看到了中医大脑以经方为治疗主力，再配合一些可辅助主力方且能扩大功效的单味药。本方剂所用到的单味药中，有些是后世方剂里面才会出现的。事实上，方剂并没有新旧之分，唯有是否对证之别。中医大脑的智能加减在过去一年中不断优化和自我学习，经过临床的测试，可说是相当稳定且精确。尤其是，中医大脑也导入了单味药的药性思维，所以在计算上会更加精确而符合患者的体质。

本案中的情况，属于中医"癥瘕积聚"的范畴。以下对"癥瘕积聚"及中医的治法治则做概要说明：

★ 定义

"癥、瘕、积、聚"都是古代中医所指的某种腹内积块，并因此表现出或胀或痛的一种病症。在下焦的"癥、瘕"多是妇女的病症，大多为女性盆腔内生殖系统的肿块，主要症状除了胀、满、疼痛外，还可伴有异常的出血。由于其生长部位不同，名称亦有所不同。古人对肿块生于胞宫者称为"石瘕"，生于胞脉者称为"肠覃"。前者多发生于 30 岁以上的妇女，后者可发生于任何年龄，但以 20 ~ 50 岁者较多。而"积、聚"多指中焦的问题，不限于女性。

★ 分类

我们以下表来做清晰区分：

	形体	位置	痛处	三焦辨证	妇科病	气血
癥	有形	固定	不变	下焦	多是	血
瘕	无形	不定	善变		多是	气
积	有形	固定	不变	中焦	不一定	血
聚	无形	不定	善变		不一定	气

★ 癥瘕积聚的相关病机

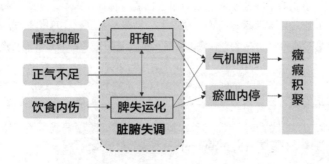

★癥瘕积聚的相关脉象

● 【牢脉】脉象的一种。脉来实大弦长，浮取、中取不应，沉取始得，坚牢不移。多见于阴寒积聚的病症，如癥瘕、痞块、疝气等。

● 【结脉】脉象的一种。脉来迟缓而有不规则的间歇。常见于寒凝气滞及疝气、癥瘕积聚或心血管系统的疾病等。

★癥瘕积聚的辨证论治

癥瘕多是气滞血瘀所致，但造成气滞血瘀的根本原因是正气不足，也就是阳虚寒凝。因此在治法上除了需要行气化瘀以外，常需要温养阳气才能治本。处方一般多用温经汤搭配桂枝茯苓丸，常再加妇科圣药香附和丹参行气化瘀，阳虚重者如舌淡胖大有齿痕可再加四逆汤；瘀重而阳不虚者，症见肌肤甲错、两目黯黑、舌质紫黯或有瘀斑，这时就需要用到破血逐瘀的大黄䗪虫丸。

聚证多为实证，治疗以行气散结为主。积证初起，以邪实为主，应予消散；中期，积块较硬，正气渐伤，邪实正虚，可予消补兼施；后期日久，瘀结不去，则以正虚为主，应予养正除积。对治积聚的处方：没有便秘者可用柴胡疏肝汤合桂枝茯苓丸，痰瘀重或便秘者可用大柴胡汤合桂枝茯苓丸。《灵枢·百病始生》说："积之所生，得寒乃生。"因此治疗积聚时，对于阳虚重者须温阳散寒才能治本，一般可再合干姜附子汤，或再加生附子、生硫黄。对于其他如肝脾肿大的问题，可再用醋鳖甲、茜草、牡蛎这个常用药对来化瘀散结。此外，对于稍属虚证而略带贫血者，也可选用后世的五积散（寒、食、气、血、痰五积）。

·医案 18·

子宫内膜癌晚期，子宫切除后的中医治疗

主诊医师：韦雅楠

> 很多妈妈为了孩子和家，总是忘记关心自己。朱阿姨就是这样一位妈妈。

确诊子宫内膜癌晚期

朱阿姨，52 岁，从去年开始一直月经淋漓不尽，因为量很少，以为快绝经了都这样，完全没有放在心上。今年 5 月份开始，出血量变多，到 7 月底，体力变得很差，脾气也很暴躁，两个女儿发现不对劲，带她入院做检查，一查吓一跳——子宫内膜癌晚期。

朱阿姨突然被确诊为癌症晚期，两个女儿心里很慌乱，希望中医治疗，帮妈妈预约了 2020 年 7 月 25 日的看诊。看诊前，担心病情发展过快控制不住，又临时取消，同样的事情在两天后又发生了一次。经过连续几天的思想斗争，最后家人达成一致意见：先通过手术摘除子宫及附件止血，术后尽快开始中医调理，并将看诊最终确定在术后第 4 天——2020 年 8 月 1 日，网诊。

术后初诊

术后，朱阿姨阴道已无排出物，全身无力，面色暗，气色差，每餐只能吃一碗粥；容易放屁，大便时肛门痛，小便痛；恶热，喜温水，前 3 天睡眠差，现眠可，但多梦；高血压，平素血压 150/95mmHg，口服降压药可维持在 120/75mmHg；冬天头顶痛；舌暗红，有齿印，苔黄腻。

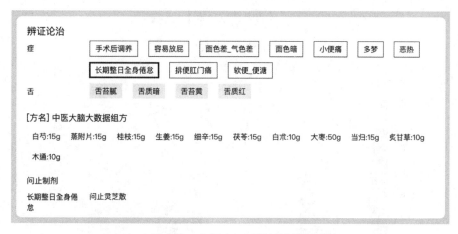

▲ 中医大脑：中医人工智能辅助诊疗系统

【本诊方剂整体药对结构分析】

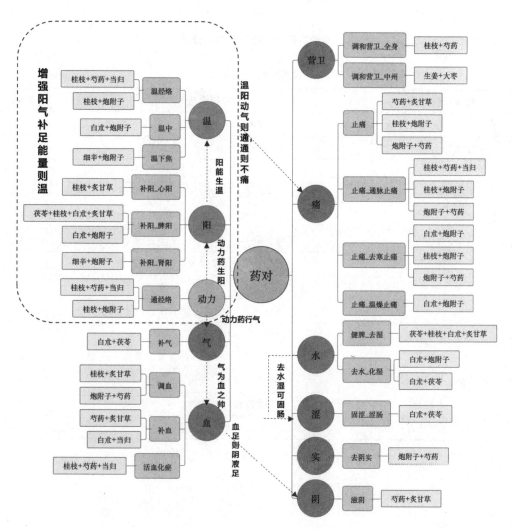

【方剂药性分析】

问止中医大脑方性图

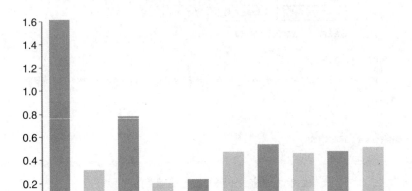

【本诊方剂的组成方剂结构分析】

重要结构符合方剂

结构符合方剂	方剂组成	药数
桂枝去桂加茯苓白术汤	芍药，炙甘草，生姜，大枣，茯苓，白术	6
桂枝加附子汤	桂枝，芍药，大枣，生姜，炙甘草，炮附子	6
真武汤	茯苓，芍药，白术，生姜，炮附子	5
白术附子汤	白术，炙甘草，炮附子，生姜，大枣	5
桂枝附子汤	桂枝，炮附子，生姜，炙甘草，大枣	5
桂枝汤	桂枝，芍药，炙甘草，生姜，大枣	5
桂枝去芍药加附子汤	桂枝，炮附子，炙甘草，生姜，大枣	5
桂枝加芍药汤	桂枝，芍药，炙甘草，大枣，生姜	5
桂枝加桂汤	桂枝，芍药，生姜，炙甘草，大枣	5
茯苓甘草汤	茯苓，桂枝，生姜，炙甘草	4
当归四逆汤	当归，桂枝，白芍，细辛，炙甘草，通草，大枣	4
茯苓桂枝甘草大枣汤	茯苓，桂枝，炙甘草，大枣	4
苓桂术甘汤	茯苓，桂枝，白术，炙甘草	4
桂枝去芍药汤	桂枝，大枣，生姜，炙甘草	4

注：古之通草即为今之木通。

可作为方根的结构符合方剂

结构符合方剂	方剂组成	药数
芍药甘草附子汤	芍药，炙甘草，炮附子	3
芍药甘草汤	芍药，炙甘草	2
桂枝甘草汤	桂枝，炙甘草	2

【重要结构符合方剂说明】

　　根据问止中医学习大脑"重要结构符合方剂"的分析，我们可以看得出来这个方剂是以桂枝汤类方和附子剂的结构为主。桂枝汤可以作整体营卫的调整，这是先把重症患者的基础打好，而附子剂当然是作为补阳的主力。另一方面，附子剂也是一个止痛力很强的类方，在本方中再配合着芍药甘草汤作为止痛的结构，更见效果。真武汤和苓桂术甘汤结构的出现，提示着我们也同时要调节患者的水湿。要特别注意的是：本方也有完整的当归四逆汤结构，作为我们调整患者局部小循环不佳之用。

　　本医案中的患者在初诊的时候已经是术后虚弱的患者，所以我们还是以调整体质、强化体力为主要的治疗原则，故此中医大脑计算用方的时候选择了这样一个打好基础、提升能量的方剂，由此来看是一个正确的选择。我们从下文可以看得出来，患者服药后体力逐步回复，因为体力恢复，一些症状也自然就缓解了，同时患者胃口变好，睡眠质量也得到提升。

　　朱阿姨慢性失血超过 3 年，又做了这么大的手术，提高正气，预防癌细胞转移是治疗的关键。我在使用汤剂的基础上，配合使用了问止灵芝散，助正气，抗癌。

二诊时许多方面好转

　　二诊时，朱阿姨身上有力气了，精神挺好的；小便痛、肛门痛好了；胃口很好，饿得快。但睡觉梦多，说话还是没力气，咽痛，夜尿 2 次。

　　同一时期，朱阿姨开始第一疗程的化疗。

　　朱阿姨肺气虚弱，久病容易及心，二诊处方也及时调整，配合使用问止保心丸护心。

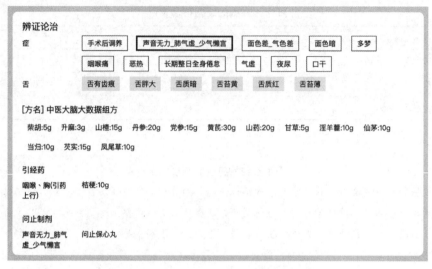

▲ 中医大脑：中医人工智能辅助诊疗系统

【本诊方剂整体药对结构分析】

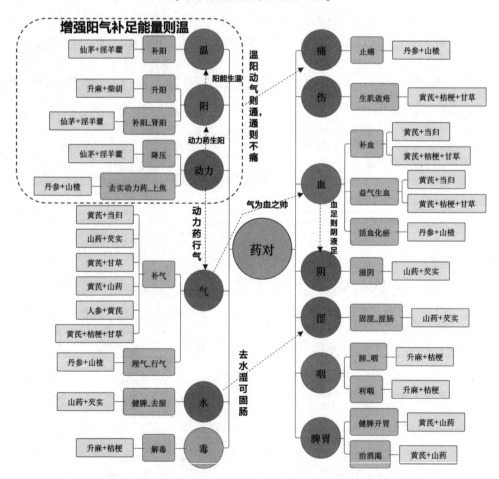

【方剂药性分析】

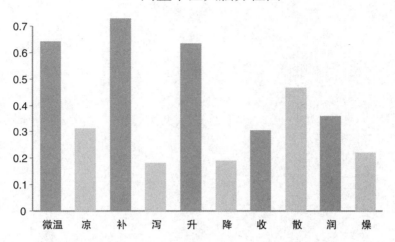

问止中医大脑方性图

（微温　凉　补　泻　升　降　收　散　润　燥）

【重要结构符合方剂说明】

　　这一诊的"重要结构符合方剂"分析的结果并没有显示我们常用的任何方剂的组合。不过仔细一看可以发现，本方的主要结构其实是补中益气汤的加减，并加了补肾阳的药——仙茅和淫羊藿，因为此患者有夜尿、舌胖大有齿痕等肾阳虚的问题。

　　凤尾草是后世时方的用药，功效是清热利湿、凉血解毒，可治疗泻痢、咽喉肿痛、热淋、带下、黄疸、便血、癌肿等病症；在本方则是配合补中益气汤加减，在提升正气的同时治疗患者本身的癌症和咽喉痛、小便痛等问题。

　　"一味丹参，功同四物"，丹参不但可以补血兼活血止痛，更能化瘀消痈，为妇科最常用的药。因而本方对于这位患者的子宫内膜癌能有很好的治疗作用。

化疗后严重副作用袭来

　　化疗 2 周后，朱阿姨突然出现头皮痛，严重脱发，不到一周掉了四分之三的头发；口淡无味，口涩，晚饭吃得少，消化差，身体虚弱，容易感冒打喷嚏；早醒，5：00 醒后不易复睡；肝功不好，GGT234U/L，血象低。

　　朱阿姨决定出院回家，纯中药治疗。

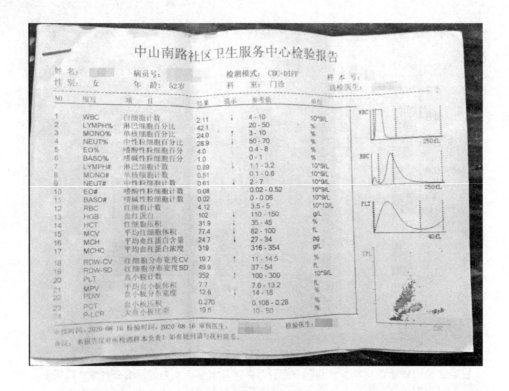

中山南路社区卫生服务中心检验报告

姓 名：　　　　病员号：　　　　检测模式：CBC+DIFF　　　样本号：
性 别：女　年 龄：52岁　　　科 室：门诊　　　送检医生：

NO	填写	项目	结果	提示	参考值	单位
1	WBC	白细胞计数	2.11	↓	4 - 10	10^9/L
2	LYMPH%	淋巴细胞百分比	42.1	↑	20 - 50	%
3	MONO%	单核细胞百分比	24.0	↑	3 - 10	%
4	NEUT%	中性粒细胞百分比	28.9	↓	50 - 70	%
5	EO%	嗜酸性粒细胞百分比	4.0		0.4 - 8	%
6	BASO%	嗜碱性粒细胞百分	1.0		0 - 1	%
7	LYMPH#	淋巴细胞计数	0.89	↓	1.1 - 3.2	10^9/L
8	MONO#	单核细胞计数	0.51		0.1 - 0.6	10^9/L
9	NEUT#	中性粒细胞计数	0.61	↓	2 - 7	10^9/L
10	EO#	嗜酸性粒细胞计数	0.08		0.02 - 0.52	10^9/L
11	BASO#	嗜碱性粒细胞计数	0.02		0 - 0.06	10^9/L
12	RBC	红细胞计数	4.12		3.5 - 5	10^12/L
13	HGB	血红蛋白	102	↓	110 - 150	g/L
14	HCT	红细胞压积	31.9	↓	35 - 45	%
15	MCV	平均红细胞体积	77.4	↓	82 - 100	fL
16	MCH	平均血红蛋白含量	24.7	↓	27 - 34	pg
17	MCHC	平均血红蛋白浓度	319		316 - 354	g/L
18	RDW-CV	红细胞分布宽度CV	19.7	↑	11 - 14.5	%
19	RDW-SD	红细胞分布宽度SD	49.9		37 - 54	fL
20	PLT	血小板计数	352	↑	100 - 300	10^9/L
21	MPV	平均血小板体积	7.7		7.6 - 13.2	fL
22	PDW	血小板分布宽度	12.6		14 - 18	%
23	PCT	血小板压积	0.270		0.108 - 0.28	%
24	P-LCR	大血小板比率	19.6		10 - 50	%

检核时间：2020-08-16 检验时间：2020-08-16 审核医生：　　　　检验医生：
备注：本报告仅对所检测样本负责！如有疑问请与我科联系。

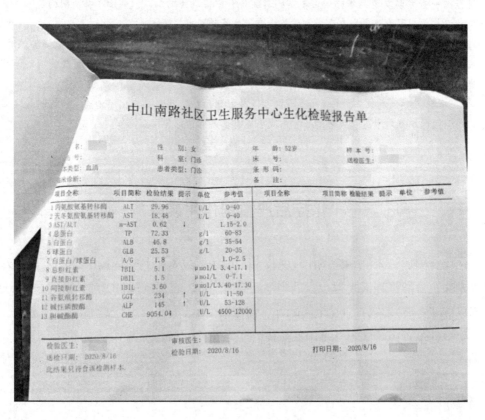

中山南路社区卫生服务中心生化检验报告单

名：　　　　　　性 别：女　　　　　年 龄：52岁　　　样本号：
号：　　　　　　科 室：门诊　　　　床 号：　　　　送检医生：
本类型：血清　　　患者类型：门诊　　　条形码：
临床诊断：　　　　　　　　　　　　　　　备 注：

项目全称	项目简称	检验结果	提示	单位	参考值	项目全称	项目简称	检验结果	提示	单位	参考值
1 丙氨酸氨基转移酶	ALT	29.96		U/L	0-40						
2 天冬氨酸氨基转移酶	AST	18.48		U/L	0-40						
3 AST/ALT	m-AST	0.62	↓		1.15-2.0						
4 总蛋白	TP	72.33		g/l	60-83						
5 白蛋白	ALB	46.8		g/L	35-54						
6 球蛋白	GLB	25.53		g/L	20-35						
7 白蛋白/球蛋白	A/G	1.8			1.0-2.5						
8 总胆红素	TBIL	5.1		μmol/L	3.4-17.1						
9 直接胆红素	DBIL	1.5		μmol/L	0-7.1						
10 间接胆红素	IBIL	3.60		μmol/L	3.40-17.30						
11 谷氨酰转移酶	GGT	234	↑	U/L	11-50						
12 碱性磷酸酶	ALP	145	↑	U/L	53-128						
13 胆碱酯酶	CHE	9054.04		U/L	4500-12000						

检验医生：　　　　　　审核医生：
送检日期：2020/8/16　检验日期：2020/8/16　　打印日期：2020/8/16
此报告仅符合送检样本。

三诊时纯中医治疗

　　三诊开始，中医大脑以护肝养肝、改善食欲和体力为治疗目标。这是问止治癌重症的核心思路——提高并维护住患者的"中医 6 大健康标准"。毕竟吃好了，身体才好，才有力气对抗癌细胞。

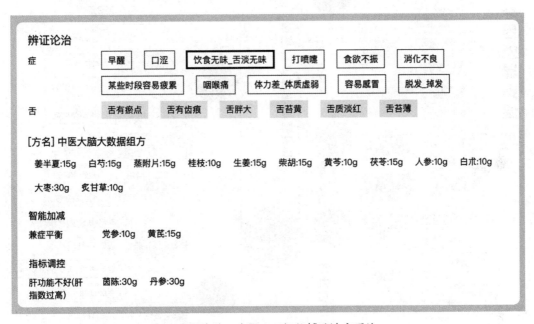

辨证论治

症　　早醒　口涩　饮食无味_舌淡无味　打喷嚏　食欲不振　消化不良

　　　某些时段容易疲累　咽喉痛　体力差_体质虚弱　容易感冒　脱发_掉发

舌　　舌有瘀点　舌有齿痕　舌胖大　舌苔黄　舌质淡红　舌苔薄

[方名] 中医大脑大数据组方

姜半夏:15g　白芍:15g　蒸附片:15g　桂枝:10g　生姜:15g　柴胡:15g　黄芩:10g　茯苓:15g　人参:10g　白朮:10g

大枣:30g　炙甘草:10g

智能加减

兼症平衡　　党参:10g　黄芪:15g

指标调控

肝功能不好(肝　　茵陈:30g　丹参:30g
指数过高)

▲ 中医大脑：中医人工智能辅助诊疗系统

【本诊方剂整体药对结构分析】

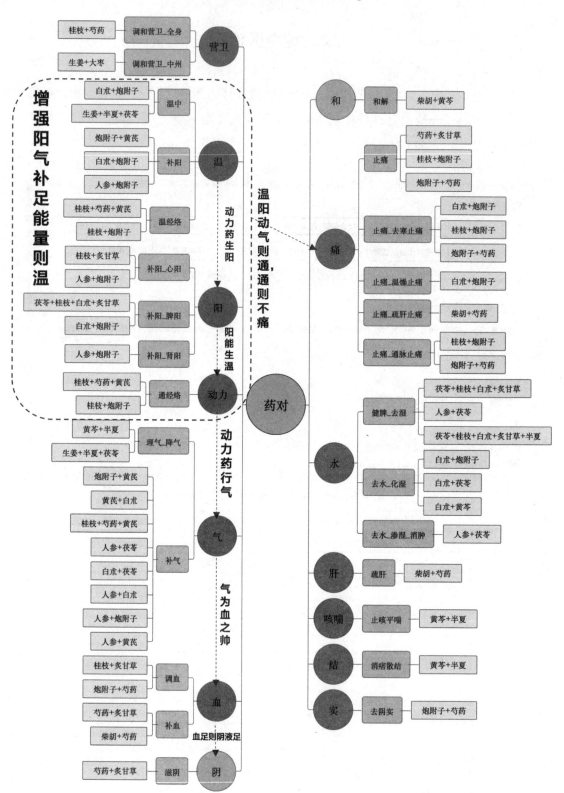

【方剂药性分析】

问止中医大脑方性图

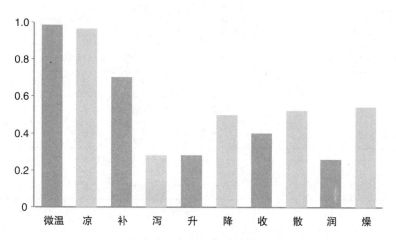

【本诊方剂的组成方剂结构分析】

重要结构符合方剂

结构符合方剂	方剂组成	药数
柴胡桂枝汤	柴胡，半夏，桂枝，黄芩，人参，芍药，生姜，大枣，炙甘草	9
小柴胡汤	柴胡，黄芩，人参，炙甘草，半夏，生姜，大枣	7
黄芩加半夏生姜汤	黄芩，芍药，炙甘草，大枣，半夏，生姜	6
桂枝去桂加茯苓白术汤	芍药，炙甘草，生姜，大枣，茯苓，白术	6
桂枝加黄芪汤	桂枝，芍药，大枣，生姜，炙甘草，黄芪	6
桂枝加附子汤	桂枝，芍药，大枣，生姜，炙甘草，炮附子	6
桂枝加芍药生姜各一两人参三两新加汤	桂枝，大枣，人参，芍药，生姜，炙甘草	6
四君子汤	人参，白术，茯苓，炙甘草，生姜，大枣	6
黄芪桂枝五物汤	黄芪，芍药，桂枝，生姜，大枣	5
附子汤	炮附子，茯苓，人参，白术，芍药	5
真武汤	茯苓，芍药，白术，生姜，炮附子	5
白术附子汤	白术，炙甘草，炮附子，生姜，大枣	5
桂枝附子汤	桂枝，炮附子，生姜，炙甘草，大枣	5
桂枝汤	桂枝，芍药，炙甘草，生姜，大枣	5

结构符合方剂	方剂组成	药数
桂枝去芍药加附子汤	桂枝，炮附子，炙甘草，生姜，大枣	5
桂枝加芍药汤	桂枝，芍药，炙甘草，大枣，生姜	5
桂枝加桂汤	桂枝，芍药，生姜，炙甘草，大枣	5
黄芩汤	黄芩，芍药，炙甘草，大枣	4
茯苓甘草汤	茯苓，桂枝，生姜，炙甘草	4
茯苓桂枝甘草大枣汤	茯苓，桂枝，炙甘草，大枣	4
苓桂术甘汤	茯苓，桂枝，白术，炙甘草	4
桂枝去芍药汤	桂枝，大枣，生姜，炙甘草	4

可作为方根的结构符合方剂

结构符合方剂	方剂组成	药数
芍药甘草附子汤	芍药，炙甘草，炮附子	3
小半夏加茯苓汤	半夏，生姜，茯苓	3
半夏散及汤	半夏，桂枝，炙甘草	3
芍药甘草汤	芍药，炙甘草	2
桂枝甘草汤	桂枝，炙甘草	2
小半夏汤	半夏，生姜	2
二仙汤	黄芩，芍药	2

另外再特别加上的单味药：茵陈、丹参。

【重要结构符合方剂说明】

从这一诊开始，患者已经接受了西医的化疗，其身体变得更加虚弱，也开始出现化疗之后的严重反应，我们可以从之前的症状录入和这一诊的症状来做比较：

原有但不再收录的症状	手术后调养，舌质红，恶热，夜尿，多梦，口干，面色差－气色差，面色暗，气虚，声音无力－肺气虚－少气懒言，长期整日全身倦怠，舌质暗
另外又收录的新症状	舌质淡红，打喷嚏，早醒，消化不良，饮食无味－舌淡无味，某些时段容易疲累，食欲不振，舌有瘀点，容易感冒，体力差－体质虚弱，脱发－掉发，口涩

在这一诊里面我们看到了一个全面改善体质和强化体力的方剂，也就是我们问止中医大脑治疗重症时的打底工作——必须先提高患者的生活质量，再来考虑是否完全针对癌症做针对性治疗。医者在中医大脑的建议下使用这张处方，其选择是正确的，我们看到患者后来有很大的进步。

本方看起来有很多的方剂结构在其中，但其实它的药味一共16味。看似药味数目没有太多，但组合出来的方剂结构却很多，主要是因为本方使用的药对是很多方剂的基础。以下我们就依其功能的分类，整理成五大类及其他，供读者参考：

1. 整体平衡的调和剂：柴胡桂枝汤、小柴胡汤。

2. 祛水湿的苓桂术甘汤类方：苓桂术甘汤、四君子汤、桂枝去桂加茯苓白术汤、茯苓甘草汤、茯苓桂枝甘草大枣汤。

3. 祛痰湿的半夏类方：小半夏加茯苓汤、半夏散及汤、黄芩加半夏生姜汤、小半夏汤。

4. 调和营卫强化体力的桂枝汤类方：桂枝汤、桂枝加黄芪汤、桂枝加附子汤、桂枝加芍药生姜各一两人参三两新加汤、黄芪桂枝五物汤、桂枝去芍药汤、桂枝甘草汤、桂枝加芍药汤、桂枝加桂汤。

5. 补阳温里的附子剂：附子汤、真武汤、白术附子汤、桂枝附子汤、桂枝去芍药加附子汤、芍药甘草附子汤。

6. 其他：芍药甘草汤、黄芩汤、二仙汤。

本方的药味彼此配合得相当紧密，呈现出来的方剂结构也显示出它的作用范围广大。本方紧抓着患者的症状进行对症思考，并考虑了症状反映出的患者基础体质的偏失。这不是一味一味单味药的随症堆栈，而是从方剂结构的基础上反复计算出来的组合。人类医师如果要做这样的考虑，可能需要思考很长的时间。在临床用药如用兵的紧张时刻，医者很难做出这样的计算。最重要的是，治疗过程中可以看到疗效相当好，这证明了本方确实是千锤百炼的好方。

出院回家后，朱阿姨的身体恢复得还不错。三诊以后，又能像往常一样帮女儿做早饭了，每天拖拖地，心情很好。

血象、肝功恢复很好，新发乌黑

朱阿姨每月看诊两次，我每次开方10剂。目前，朱阿姨血象很好，肝功能也基本恢复正常，头发乌黑，只等慢慢变长。

中山南路社区卫生服务中心检验报告单

姓名：　　　　病人编号：　　　床号：　　　　　样本编号：
性别：女　　　标本类型：血液　　检验日期：2020-11-22　送检日期：2020-11-22
年龄：52岁　　科室：门诊　　　　诊断：　　　　　　备注：

参数	结果	单位	参考范围	参数	结果	单位	参考范围
※ 白细胞[WBC]	9.69	10^9/L	4.00-10.00	平均红细胞血红蛋白含量[MCH]	24.2↓	pg	27.0-34.0
中性粒细胞[NEU#]	6.39	10^9/L	2.00-7.50	平均红细胞血红蛋白浓度[MCHC]	308↓	g/L	316-354
中性粒细胞百分比[NEU%]	65.9	%	50.0-70.0	红细胞分布宽度标准差[RDW_SD]	43.8	fL	30.0-57.0
淋巴细胞[LYM#]	2.47	10^9/L	0.80-4.00	红细胞分布宽度变异系数[RDW_C]	14.3	%	10.0-15.0
淋巴细胞百分比[LYM%]	25.5	%	20.0-40.0	※ 血小板[PLT]	399↑	10^9/L	100-300
单核细胞[MON#]	0.44	10^9/L	0.12-0.80	平均血小板体积[MPV]	8.8	fL	6.0-14.0
单核细胞百分比[MON%]	4.6	%	3.0-8.0	血小板分布宽度[PDW]	10.2	fL	9.0-18.0
嗜酸粒细胞[EOS#]	0.36	10^9/L	0.05-0.50	血小板压积[PCT]	0.35	%	0.10-0.50
嗜酸粒细胞百分比[EOS%]	3.7	%	0.5-5.0	大血小板比率[P_LCR]	21.22	%	13.00-43.00
嗜碱粒细胞[BAS#]	0.03	10^9/L	0.00-0.10	大血小板数目[P_LCC]	85	10^9/L	13-129
嗜碱粒细胞百分比[BAS%]	0.3	%	0.0-1.0	*异型淋巴细胞[ALY#]	0.03	10^9/L	0.00-0.20
※ 红细胞[RBC]	4.91	10^12/L	3.50-5.00	*异型淋巴细胞百分比[ALY%]	0.27	%	0.00-2.00
※ 血红蛋白[HGB]	119	g/L	110-150	*巨大未成熟细胞[LIC#]	0.00	10^9/L	0.00-0.20
红细胞压积[HCT]	38.7	%	35.0-45.0	*巨大未成熟细胞百分比[LIC%]	0.02	%	0.00-2.50
※ 平均红细胞体积[MCV]	78.7↓	fL	82.0-100.0				

中山南路社区卫生服务中心生化检验报告单

姓　名：　　　　性　别：女　　　年　龄：52　　　样本号：
病历号：　　　　科　室：门诊　　床　号：　　　　送检医生：
样本类型：血清　　患者类型：门诊　　条形码：
临床诊断：　　　　　　　　　　　备　注：

项目全称	项目简称	检验结果	提示	单位	参考值
1 丙氨酸氨基转移酶	ALT	12.69		U/L	0-40
2 天冬氨酸氨基转移酶	AST	10.39		U/L	0-40
3 AST/ALT	m-AST	0.82	↓		1.15-2.0
4 总蛋白	TP	75.84		g/l	60-83
5 白蛋白	ALB	46.0		g/l	35-54
6 球蛋白	GLB	29.84		g/l	20-35
7 白蛋白/球蛋白	A/G	1.5			1.0-2.5
8 总胆红素	TBIL	6.3		μmol/L	3.4-17.1
9 直接胆红素	DBIL	1.0		μmol/L	0-7.1
10 间接胆红素	IBIL	5.30		μmol/L	3.40-17.30
11 谷氨酰转移酶	GGT	74	↑	U/L	11-50
12 碱性磷酸酶	ALP	87		U/L	53-128
13 胆碱酯酶	CHE	9318.73		U/L	4500-12000

检验医生：　　　　审核医生：
送检日期：2020/11/22　检验日期：2020/11/22　　打印日期：2020/11/22
此结果只符合该检测样本.

癌症固然可怕，可生命顽强，中医也能很好调养身体，希望阿姨的身体越来越好。

【本医案之整体分析】

我们是不是真的能够通过中医的手段来完全去除癌细胞呢？

在回答这个问题之前我们要问：如果患者基本没有痛苦而且可以活出比现代医学判断还要更长的寿命，那么癌细胞存在与否有那么重要吗？事实上，现代医学告诉我们，每个人身上都有癌细胞，只是癌细胞的量是不是大到足以形成肿瘤。于是，对于体力还算强健的癌症患者，我们的治疗才会着重在去阴实、除肿瘤的工作上。除此之外，我们应该让患者的"中医六大健康标准"都得以改善，没有什么疼痛或不适，进而提高生活质量及延长寿命。做到这一点，中医的抗癌就有了很大的意义，我们就赢了！

而要做到这一点其实不那么容易，因为癌症患者往往都已经经受过现代医学的手术、化疗、放疗等治疗之后才会想到中医。面对这样的病患，我们必须抽丝剥茧地思考，在每个环节上唤回患者身体的平衡，在方剂的设计上必须在有限的药味中实现强化体力同时也能消除症状的目标。

之所以要在有限的药味中来做，当然就是希望各个单味药的效力能够集中，所谓药简才能力专。加减太多、药味复杂，往往达不到我们所要的效果。就在这样的要求之下，中医大脑运用其惊人的计算能力，根据中医理法方药大数据学习的基础来制方，这是人类医师难以做到的。在此，我们必须要说中医大脑在治疗重症上，确实有它的可贵之处。我们出版这本医案集并不是要夸耀我们的能力，而是要诚恳地和大家分享这个重要的科技进步信息。数千年来的中医知识、经验和智慧，浩瀚如海，我们要如何将其治证精华发扬到最大呢？中医大脑似乎就是一个答案。

·医案 19·

中年女性的顽固性失眠和抑郁症

主诊医师：陈碧琴

今日分享一则网诊案例：失眠、抑郁症，三诊过后睡眠安稳、情绪欢畅。

──┤ 一诊 ├──

　　来诊者 Y，女，42 岁。自诉：**夜晚入睡困难，睡眠质量差五年，半夜醒后难入睡，多梦。西医曾诊断为轻度抑郁症。**各处治疗、服用抗抑郁药仍睡眠不佳。其姐为西医但自学中医（赞一个），因其姐介绍遂来问止中医就诊。又因 Y 人在重庆，于是通过微信视频看诊。

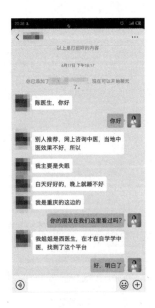
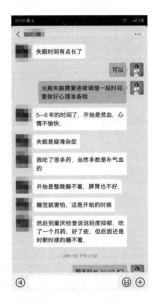

自诉

夜晚入睡困难，睡眠质量差，中途醒后难入睡，多梦，五年。月经量少，色深，五年前因上环月经淋漓不止，贫血。大便不成形。西医曾诊断为轻度抑郁症。

▲ 中医大脑：中医人工智能辅助诊疗系统

详细记录：

夜晚入睡困难，睡眠质量差，中途醒后难入睡，多梦，五年。月经量少，色深，五年前因上环月经淋漓不止，贫血。大便不成形。西医曾诊断为轻度抑郁症。

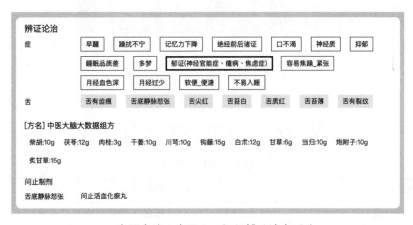

辨证论治

症　早醒　躁扰不宁　记忆力下降　绝经前后诸证　口不渴　神经质　抑郁

　　睡眠品质差　多梦　郁证(神经官能症、癔病、焦虑症)　容易焦躁_紧张

　　月经血色深　月经过少　软便_便溏　不易入睡

舌　舌有齿痕　舌底静脉怒张　舌尖红　舌苔白　舌质红　舌苔薄　舌有裂纹

[方名]中医大脑大数据组方

柴胡:10g　茯苓:12g　肉桂:3g　干姜:10g　川芎:10g　钩藤:15g　白术:12g　甘草:6g　当归:10g　炮附子:10g

炙甘草:15g

问止制剂

舌底静脉怒张　问止活血化瘀丸

▲ 中医大脑：中医人工智能辅助诊疗系统

【本诊方剂整体药对结构分析】

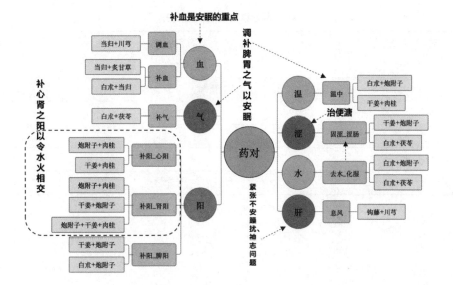

【方剂药性分析】

问止中医大脑方性图

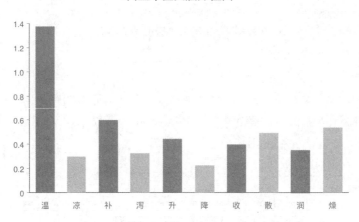

【本诊方剂的组成方剂结构分析】

重要结构符合方剂

结构符合方剂	方剂组成	药数
抑肝散	白术，茯苓，当归，川芎，钩藤，柴胡，甘草	7
甘草干姜茯苓白术汤	炙甘草，白术，干姜，茯苓	4
回阳饮	炮附子，干姜，炙甘草，肉桂	4

可作为方根的结构符合方剂

结构符合方剂	方剂组成	药数
通脉四逆汤	炙甘草，炮附子，干姜	3
四逆汤	炙甘草，干姜，炮附子	3
甘草干姜汤	炙甘草，干姜	2
佛手散	川芎，当归	2
干姜附子汤	干姜，炮附子	2
甘草汤	甘草	1

【重要结构符合方剂说明】

经中医学习大脑"重要结构符合方剂"分析可见，本方剂的主要结构是抑肝散与回阳饮，其中回阳饮的主要结构是四逆汤。

抑肝散的作用是平抑肝气、镇惊安神。在矢数道明的《汉方处方解说》里面，抑肝散是出自《保婴撮要》急惊风门的处方，是用于小儿痉挛的方剂。对于肝气亢奋、神经过敏、容易发怒、性情暴躁、兴奋而失眠者，抑肝散具有镇静其神经兴奋的作用。抑肝散多应用在神经症而刺激症状特甚、脾气暴躁而容易发怒者，具有压抑兴奋、使其镇静的功效，所以名为抑肝散。因此，中医大脑选择抑肝散的结构来治疗本位患者失眠、抑郁、焦躁不安等症状。

而至于方中所用到的回阳饮结构，这里必须着重说明一下。很多人会认为失眠多是心火所致，治疗时也就常会用到凉药，然而中医大脑却用到附子剂。其实，临床上阳虚失眠严重的人特别多，这位患者也属于这种情况。在这种情形之下，我们必须用补阳的药，令其身体气机活泼、气血运行顺畅。心肾之阳得以补充，其功能就会健旺，而令水火相交，这对于阳虚失眠的治疗来说是一个非常重要的方法。

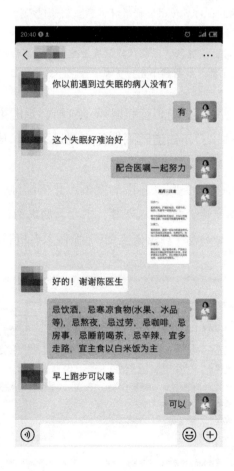

二诊

自诉

> 复诊：大便成形但稍黏，近日睡眠时好时坏，朝左侧睡时心慌，睡眠中偶有心惊肢体抖动一下，月经量少，胸口汗。食后胃胀痛。
>
> 2020/4/17初诊：夜晚入睡困难，睡眠质量差，中途醒后难入睡，多梦，五年。月经量少，色深，五年前因上环月经淋漓不止，贫血。大便不成形。西医曾诊断为轻度抑郁症。

▲ 中医大脑：中医人工智能辅助诊疗系统

详细记录：

复诊：大便成形但稍黏，近日睡眠时好时坏，朝左侧睡时心慌，睡眠中偶有心惊肢体抖动一下，月经量少，胸口汗。食后胃胀痛。

2020 年 4 月 17 日初诊：夜晚入睡困难，睡眠质量差，中途醒后难入睡，多梦，五年。月经量少，色深，五年前因上环月经淋漓不止，贫血。大便不成形。西医曾诊断为轻度抑郁症。

初诊时 Y 愁容满面、焦躁。自诉症状时若不打断，她能不间断一口气说半小时，但是翻来覆去说的是一件事：**不知道睡眠为什么就是不好，甚至到了"睡觉就害怕"的地步。**

以往我发过一则焦虑症、失眠、心慌的案例，此例同证——"胃虚，肝胆气郁，心肝神魂不得潜敛"。《伤寒论》"伤寒八九日，下之，胸满烦惊，小便不利，谵语，一身尽重，不可转侧者，柴胡加龙骨牡蛎汤主之。"抓住本病机后，二诊调整处方如下：

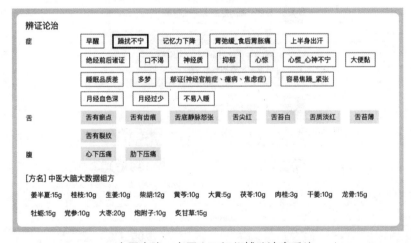

辨证论治

症							
早醒	躁扰不宁	记忆力下降	胃弛缓_食后胃胀痛	上半身出汗			
绝经前后诸证	口不渴	神经质	抑郁	心惊	心慌_心神不宁	大便黏	
睡眠品质差	多梦	郁证(神经官能症、癔病、焦虑症)		容易焦躁_紧张			
月经血色深	月经过少	不易入睡					

舌							
舌有瘀点	舌有齿痕	舌底静脉怒张	舌尖红	舌苔白	舌质淡红	舌苔薄	
舌有裂纹							

腹		
心下压痛	肋下压痛	

[方名]中医大脑大数据组方

姜半夏:15g　桂枝:10g　生姜:10g　柴胡:12g　黄芩:10g　大黄:5g　茯苓:10g　肉桂:3g　干姜:10g　龙骨:15g

牡蛎:15g　党参:10g　大枣:20g　炮附子:10g　炙甘草:15g

▲ 中医大脑：中医人工智能辅助诊疗系统

【本诊方剂整体药对结构分析】

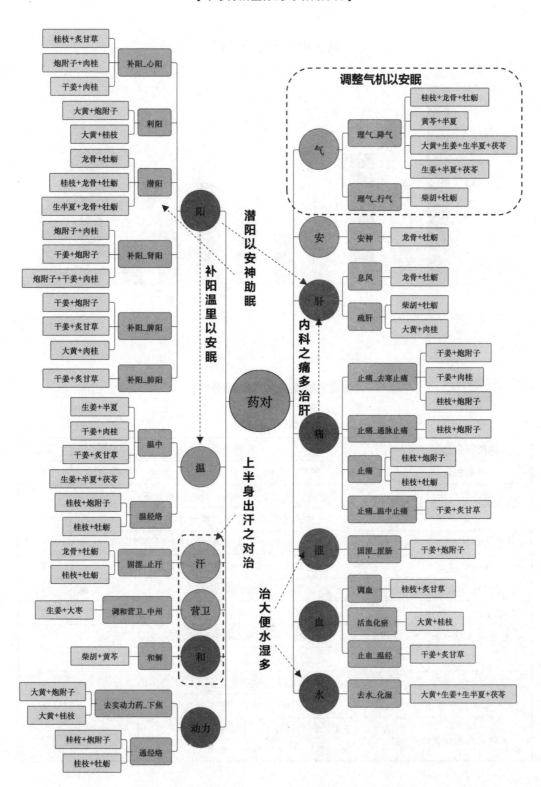

【方剂药性分析】

问止中医大脑方性图

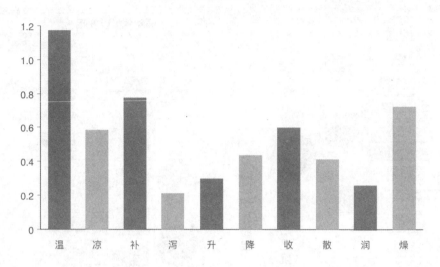

温 凉 补 泻 升 降 收 散 润 燥

【本诊方剂的组成方剂结构分析】

重要结构符合方剂

结构符合方剂	方剂组成	药数
小柴胡汤	柴胡，黄芩，人参，炙甘草，半夏，生姜，大枣	7
茯苓四逆汤	茯苓，人参，炙甘草，干姜，炮附子	5
桂枝附子汤	桂枝，炮附子，生姜，炙甘草，大枣	5
桂枝去芍药加附子汤	桂枝，炮附子，炙甘草，生姜，大枣	5
茯苓甘草汤	茯苓，桂枝，生姜，炙甘草	4
茯苓桂枝甘草大枣汤	茯苓，桂枝，炙甘草，大枣	4
桂枝甘草龙骨牡蛎汤	桂枝，炙甘草，牡蛎，龙骨	4
桂枝去芍药汤	桂枝，大枣，生姜，炙甘草	4
回阳饮	炮附子，干姜，炙甘草，肉桂	4
四逆加人参汤	炙甘草，炮附子，干姜，人参	4
人参半夏干姜汤	人参，半夏，干姜，生姜	4
柴胡加龙骨牡蛎汤	柴胡，半夏，茯苓，桂枝，人参，黄芩，大枣，生姜，龙骨，牡蛎，大黄	11

可作为方根的结构符合方剂

结构符合方剂	方剂组成	药数
通脉四逆汤	炙甘草，炮附子，干姜	3
小半夏加茯苓汤	半夏，生姜，茯苓	3
四逆汤	炙甘草，干姜，炮附子	3
半夏散及汤	半夏，桂枝，炙甘草	3
干姜人参半夏丸	干姜，人参，半夏	3
甘草干姜汤	炙甘草，干姜	2
桂枝甘草汤	桂枝，炙甘草	2
小半夏汤	半夏，生姜	2
半夏干姜散	半夏，干姜	2
干姜附子汤	干姜，炮附子	2

【重要结构符合方剂说明】

　　本诊的方剂结构与前面的方剂很相似，其中回阳饮的方剂结构不变，但是前一诊的抑肝散结构被改换为经方中的柴胡剂。从方剂结构分析可见，虽然方中包含整个小柴胡汤，但是从用药作用方向来看，柴胡加龙骨牡蛎汤才是本方的重点。由抑肝散改为柴胡加龙骨牡蛎汤之后，整个方剂的功能方向更为全面。柴胡加龙骨牡蛎汤用作实证治疗时具潜阳之用，与更加擅长治疗虚证的桂枝加龙骨牡蛎汤对比，本方在中药动力学上来说力量更大——注意上述分析中，动力药对的出现。

　　《灵枢·邪客论》有言：

　　"厥气客于五脏六腑，则卫气独卫其外，行于阳不得入于阴，行于阳则阳气盛，阳气盛则阳跷陷，不得入于阴，阴虚，故目不瞑。……补其不足，泻其有余，调其虚实，以通其道而去其邪，饮以半夏汤一剂，阴阳已通，其卧立至。……此所谓决渎壅塞，经络大通，阴阳和得者也。"

　　半夏汤就是半夏秫米汤，也就是用半夏和秫米两味药而已，可见，半夏是治疗失眠的重点药物，而在前文的"本诊方剂整体药对结构分析"上可见，半夏更是调整整个气机枢纽的要药。值得一提的是，虽然病历上用的是现代常用的姜半夏，但如果要治疗严重的失眠，生半夏会比姜半夏效果更好，因此"本诊方剂整体药对结构分析"上显示的是古书上用的生半夏。

　　另用甘麦大枣汤代茶饮以养心安神、补脾和中。

> **[方名] 中医大脑大数据组方**
> 甘草:15g　　大枣:50g　　小麦:30g

▲ 中医大脑：中医人工智能辅助诊疗系统

甘麦大枣汤出自张仲景《金匮要略》，由甘草三两，小麦一升，大枣五至七枚组成，能治疗"妇人脏躁，喜悲伤欲哭，像如神灵所作，数欠伸（打呵欠）"。有养心安神、和中缓急、补脾益气等功效，适用于脏躁，以精神恍惚、常悲伤欲哭不能自主、睡眠不实、言行失常、哈欠频作、舌红苔少等为主症。

服药期间，Y反馈说服药后会"拉肚子"，但便后没有吃坏肚子而腹泻后的虚弱感。经仔细询问后才知属排病反应，是一种好的现象。

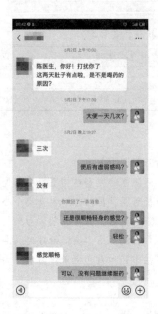
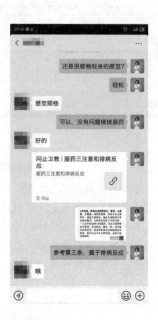

果然，二诊的药服完之后Y的睡眠已"有很大改善"。

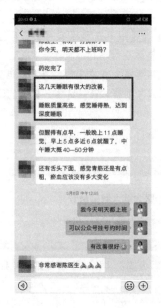

三诊

三诊视频时可以看到 Y 笑容满面人轻松，于是效不更方，再进七剂。

自诉

复诊：睡眠好很多，胃已不痛，心不慌。多梦减轻。夜晚11点睡，早上约6点醒。
2020/4/28复诊：大便成形但稍黏，近日睡眠时好时坏，朝左侧睡时心慌，睡眠中偶有心惊肢体抖动一下，月经量少，胸口汗。食后胃胀痛。
2020/4/17初诊：夜晚入睡困难，睡眠质量差，中途醒后难入睡，多梦，五年。月经量少，色深，五年前因上环月经淋漓不止，贫血。大便不成形。西医曾诊断为轻度抑郁症。

▲ 中医大脑：中医人工智能辅助诊疗系统

详细记录：

复诊： 睡眠好很多，胃已不痛，心不慌。多梦减轻。夜晚 11 点睡，早上约 6 点醒。

2020 年 4 月 28 日复诊： 大便成形但稍黏，近日睡眠时好时坏，朝左侧睡时心慌，睡眠中偶有心惊肢体抖动一下，月经量少，胸口汗。食后胃胀痛。

2020 年 4 月 17 日初诊： 夜晚入睡困难，睡眠质量差，中途醒后难入睡，多梦，五年。月经量少，色深，五年前因上环月经淋漓不止，贫血。大便不成形。西医曾诊断为轻度抑郁症。

近日回访，Y 表示她的睡眠已很好，想让她的老公来看诊，解决他高血糖的问题。

【本医案之整体分析】

综观许多中医资料，我们很少看到以阳虚尤其是以肾阳虚作为治疗失眠和抑郁症的主要方向。我们常说的心阴不足、心肾不交、心脾两虚、肝郁、胆气虚这些常见的中医证型诊断，都不牵涉到要补肾阳的可能性。但是在临床上我们发现现代人因为阳虚而失眠和抑郁的情况非常多，一旦阳虚而生寒则气血循环就不好，当我们的下焦在临睡时太寒冷，往往会造成现代医学所说的副交感神经无法亢奋，也就不易放松而入睡，情绪也会低落。经过调补肾阳而令下焦温热之后，我们在临床上往往看到这样治疗失眠和抑郁的效果远远超出其他的方案！我们不是说每个失眠和抑郁的人都要大补肾阳，而是针对现代人特别常见的阳虚而造成失眠和抑郁的情况做出重点说明，这是医者容易忽略的治疗方向。

本医案在初诊的时候，中医大脑已经定下了主要的治疗原则和方向，我们可以看到它是以补阳为主的回阳饮作为整个治疗思维的重心。但与此同时中医大脑也加入了其他的药对来组成整个方剂，补充了除了补阳之外的功能需求。很明显的是，中医大脑希望通过柴胡剂结构的加入来改善患者在神志方面的问题，即抑郁；同时因为补肝血是中医在安神、助眠、疏导情志方面的重要方法，所以作用于肝的柴胡剂就被考虑进来。但是在一诊的时候，由于输入中医大脑的症状似乎还有不足，中医大脑衡量所有的入参之后，给出的方剂是回阳饮加上抑肝散的结构，而这样的结构并没有在第一次取得完全的效力。后来医者在第二诊中另外补充输入了一些新的症状，包括：舌质淡红、肋下压痛、心下压痛、心慌－心神不宁、大便黏、上半身出汗、心惊、舌有瘀点、胃弛缓－食后胃胀痛等。当输入的症状更翔实之后，中医大脑根据入参计算出同样是回阳饮为主力方，但在柴胡剂方面则换成了柴胡加龙骨牡蛎汤的结构。根据我们的药对结构分析来看，加上了柴胡加龙骨牡蛎汤的方剂功能更全面，而临床的结果也证实，患者的睡眠得到很大的改善，她自述服药后睡眠质量高，睡得熟，达到了深度睡眠的状态。

在这个案例中我们可以学到，医者在中医大脑输入患者症状时，应该客观、详尽，也需擅长利用中医大脑提供的智能问诊提示功能进一步追问患者的相关情况，在全面收集症状之后，中医大脑所计算出的方剂往往更为有效。

·医案 20·

15 年抑郁症的艰难治疗史

主诊医师：韦雅楠

> 首先要强调的是，抑郁症有其病理性基础，只依靠心理咨询、精神建设行不通。你需要中医的力量。
>
> 抑郁症以脾肾阳虚、心肝血虚为病理基础，不单纯是压力下的情志抑郁。中医通过温阳化瘀、调肝补血可以有效改善抑郁症患者的诸多不适。

背景：15 年抑郁症，花费几十万

王先生 42 岁，**抑郁症 15 年**，从未停止过治疗，西药百解忧、怡诺思，中药半夏厚朴汤、归脾汤等，**已经花费几十万，收效甚微**。

他无奈地说："我以前特别好，可是生病以后，混得不咋的，生活完全变了样。"

从网上了解到中医大脑后，他决心一试。两个多月治疗下来，王先生有了明显改善。高兴之余，把这次治疗的完整过程分享出来，希望帮助到更多被抑郁症所困扰的人们。

第一阶段治疗

截至目前，王先生看诊 9 次。每次开方 7 剂或 10 剂，间或配合使用 AB 方或丸剂。归结起来分为两阶段。

第一阶段：2 月 14 日至 4 月 13 日，历时 2 个月，共看诊六次。第六次效不更方。本阶段解决中医上所讲的"痰"的问题。中医讲"脾为生痰之源"，实脾方能祛痰。中医上所讲的"痰"是多种怪病尤其是情志病的病因，故此从"痰"入手直接解决根本问题。

══ 一诊 ══

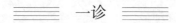

自诉

> 微信看诊：
> 既往：抑郁症病史15年余，服百忧解、怡诺思治疗10年，近两年停药后容易焦虑，中医调理（半夏厚朴汤、归脾汤）初期有效，后期效微。
> 现证：压力大时紧张焦虑，多梦、颈痛、颈部僵硬，多痰、白痰，大量饮水，健忘，胆小、容易疲累，精力衰退，反应力、记忆力弱，下肢力量弱，手脚凉，纳可，口淡，小便可，大便先硬后溏，大便黏，纳可，消化差，对酒精过敏，左边太阳穴隐痛，偶尔牙痛，眼睛疲劳，左耳耳鸣，

▲ 中医大脑：中医人工智能辅助诊疗系统

初诊在 2020 年 2 月 14 日。王先生的症状主要表现为三方面：

> **抑郁症典型症状**：胆小易惊，压力大时容易焦虑、紧张；眠差，睡眠多梦；颈肩部僵硬酸痛诱发头脑不清晰，容易乏力，眼睛疲劳；精力衰退，记忆力、反应力弱。
> **抑郁症非典型症状**：一直有痰，痰多易咳出；大便次数多，便溏，排便不畅；身冷，手脚末端冷，四肢力量弱，灵活性欠佳。
> **其他情况**：大量饮水，不易出汗，肾亏，时有耳鸣，晨勃少，早泄，健忘，纳可，小便可。

第一阶段从初诊到六诊，第六诊效不更方，我记录处方如下，供读者参考。在不断调整其生理状况的同时来改善其神志问题，每一步都是根据临床所收录的症状变化。读者可以从其中看到中医大脑的调整适应及理法方药。

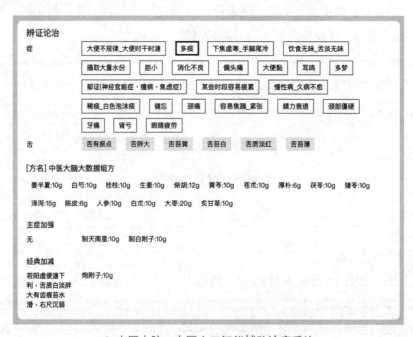

▲ 中医大脑：中医人工智能辅助诊疗系统

【本诊方剂整体药对结构分析】

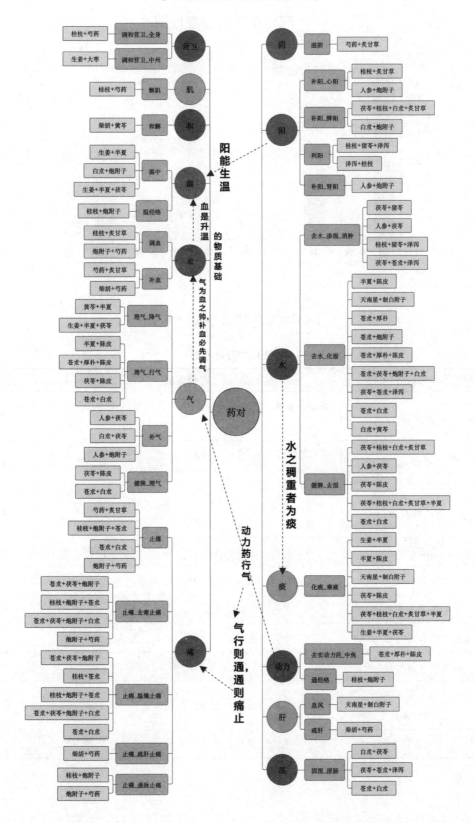

【 方剂药性分析 】

问止中医大脑方性图

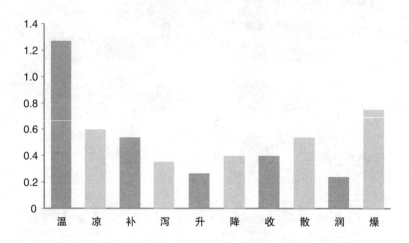

【 本诊方剂的组成方剂结构分析 】

重要结构符合方剂

结构符合方剂	方剂组成	药数
柴苓汤	柴胡，黄芩，生姜，半夏，人参，大枣，炙甘草，猪苓，茯苓，白术，泽泻，桂枝	12
胃苓汤	炙甘草，茯苓，苍术，陈皮，白术，桂枝，泽泻，猪苓，厚朴，大枣，生姜	11
柴胡桂枝汤	柴胡，半夏，桂枝，黄芩，人参，芍药，生姜，大枣，炙甘草	9
六君子汤	人参，白术，茯苓，半夏，大枣，陈皮，炙甘草，生姜	8
小柴胡汤	柴胡，黄芩，人参，炙甘草，半夏，生姜，大枣	7
黄芩加半夏生姜汤	黄芩，芍药，炙甘草，大枣，半夏，生姜	6
桂枝去桂加茯苓白术汤	芍药，炙甘草，生姜，大枣，茯苓，白术	6
桂枝加附子汤	桂枝，芍药，大枣，生姜，炙甘草，炮附子	6
桂枝加芍药生姜各一两人参三两新加汤	桂枝，大枣，人参，芍药，生姜，炙甘草	6
平胃散	苍术，厚朴，陈皮，炙甘草，生姜，大枣	6

续表

结构符合方剂	方剂组成	药数
四君子汤	人参，白术，茯苓，炙甘草，生姜，大枣	6
附子汤	炮附子，茯苓，人参，白术，芍药	5
真武汤	茯苓，芍药，白术，生姜，炮附子	5
白术附子汤	白术，炙甘草，炮附子，生姜，大枣	5
桂枝附子汤	桂枝，炮附子，生姜，炙甘草，大枣	5
桂枝汤	桂枝，芍药，炙甘草，生姜，大枣	5
桂枝去芍药加附子汤	桂枝，炮附子，炙甘草，生姜，大枣	5
桂枝加芍药汤	桂枝，芍药，炙甘草，大枣，生姜	5
桂枝加桂汤	桂枝，芍药，生姜，炙甘草，大枣	5
厚朴半夏甘草人参汤	厚朴，生姜，半夏，炙甘草，人参	5
五苓散	猪苓，泽泻，白术，茯苓，桂枝	5
黄芩汤	黄芩，芍药，炙甘草，大枣	4
茯苓甘草汤	茯苓，桂枝，生姜，炙甘草	4
茯苓桂枝甘草大枣汤	茯苓，桂枝，炙甘草，大枣	4
苓桂术甘汤	茯苓，桂枝，白术，炙甘草	4
甘草附子汤	炙甘草，苍术，炮附子，桂枝	4
桂枝去芍药汤	桂枝，大枣，生姜，炙甘草	4
二陈汤	半夏，陈皮，茯苓，炙甘草	4

可作为方根的结构符合方剂

结构符合方剂	方剂组成	药数
猪苓散	猪苓，茯苓，白术	3
芍药甘草附子汤	芍药，炙甘草，炮附子	3
小半夏加茯苓汤	半夏，生姜，茯苓	3
半夏散及汤	半夏，桂枝，炙甘草	3
芍药甘草汤	芍药，炙甘草	2

续表

结构符合方剂	方剂组成	药数
泽泻汤	泽泻，白术	2
橘皮汤	陈皮，生姜	2
桂枝甘草汤	桂枝，炙甘草	2
小半夏汤	半夏，生姜	2
二仙汤	黄芩，芍药	2

另外再特别加上的单味药：天南星、制白附子。

【重要结构符合方剂说明】

中医大脑所开出的方剂基本上是柴胡剂（有小柴胡汤结构）和桂枝剂（有桂枝汤结构）的合方，再加上调补脾胃利水祛湿的方剂（平胃散及五苓散结构），这是调整体质并多方面改善症状的方剂。综观本医案的治疗次第是先去掉生理上的痰饮问题，再解决心理问题。

虽然本方看似药物甚多，但是其中的结构还是非常清楚——上述四个主要方剂的协同作用，以"和解"为基调，"调和营卫"为主轴，再来"利水行气、调补脾胃"。

二诊

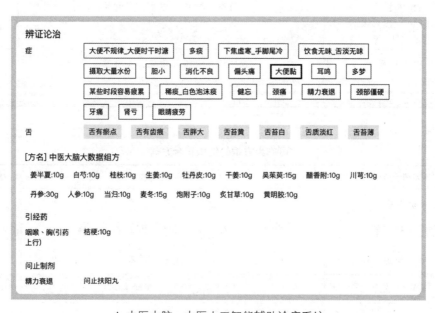

▲ 中医大脑：中医人工智能辅助诊疗系统

【本诊方剂整体药对结构分析】

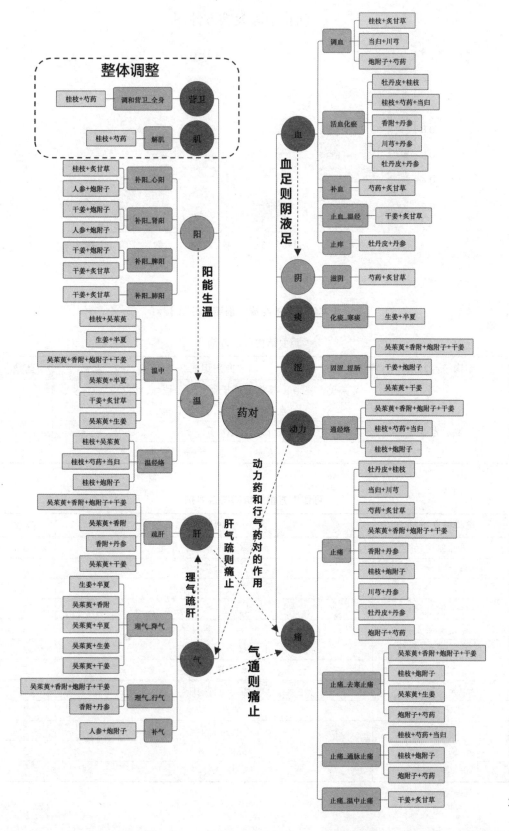

【方剂药性分析】

问止中医大脑方性图

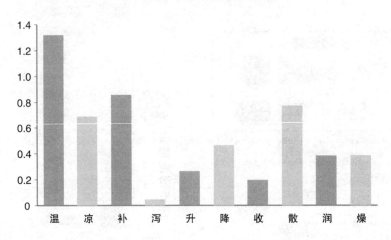

【本诊方剂的组成方剂结构分析】

重要结构符合方剂

结构符合方剂	方剂组成	药数
温经汤	吴茱萸，当归，芍药，川芎，人参，桂枝，阿胶，牡丹皮，生姜，炙甘草，半夏，麦门冬	12
四逆加人参汤	炙甘草，炮附子，干姜，人参	4
人参半夏干姜汤	人参，半夏，干姜，生姜	4

可作为方根的结构符合方剂

结构符合方剂	方剂组成	药数
通脉四逆汤	炙甘草，炮附子，干姜	3
芍药甘草附子汤	芍药，炙甘草，炮附子	3
四逆汤	炙甘草，干姜，炮附子	3
半夏散及汤	半夏，桂枝，炙甘草	3
干姜人参半夏丸	干姜，人参，半夏	3
芍药甘草汤	芍药，炙甘草	2
甘草干姜汤	炙甘草，干姜	2
桂枝甘草汤	桂枝，炙甘草	2
小半夏汤	半夏，生姜	2
半夏干姜散	半夏，干姜	2
佛手散	川芎，当归	2
干姜附子汤	干姜，炮附子	2

另外再特别加上的单味药：香附、丹参。

【重要结构符合方剂说明】

从问止中医大脑的"重要结构符合方剂"来看，本方剂是温经汤和附子剂的合方。温经汤本身是一个非常润的方剂，其中的人参、阿胶、炙甘草、麦门冬等都是能够迅速提供阴液的单味药。从患者的体寒及容易疲累、消化不良、肾亏、精力衰退等种种迹象来看，在治证时需要加强补阳的功能，而温经汤本身并没有补阳大将附子，于是中医大脑在分析了本诊的所有症状参数之后，提供了这样一个加上附子剂的组合。

值得注意的是本方另外加上丹参和香附，其主要用意是要利用丹参调血、清心、安神的功效，以及香附疏肝理气的作用。《本草备要》有言：香附可以通行十二经八脉气分，主一切气，利三焦，解六郁，止诸痛；而一味丹参，功同四物。两味药常一起搭配使用，除了能理气化瘀止痛之外，对于抑郁症也有很大的帮助，原因便是令全身的气血更为通畅。

不知读者有没有发现，这是位男性患者，但为何使用温经汤？温经汤不是用来调经的方子吗？如果这样想就太限制温经汤的使用范围了。温经汤的适用病机是血虚兼有上热下寒，因此不是只有女性才能使用，男性也能使用温经汤。只要符合病机，对于男性也能有很好的"壮阳"效果！

三诊

治疗过程中调方，针对头脑不清晰问题：调肩理颈，以养血调肝，健脾利湿为法。

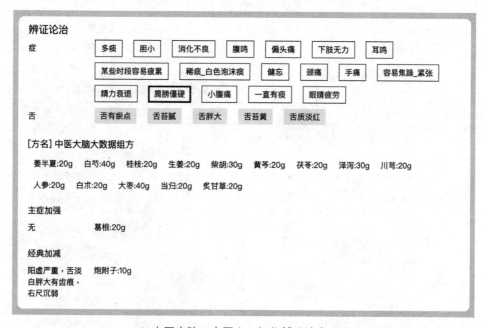

▲ 中医大脑：中医人工智能辅助诊疗系统

【本诊方剂整体药对结构分析】

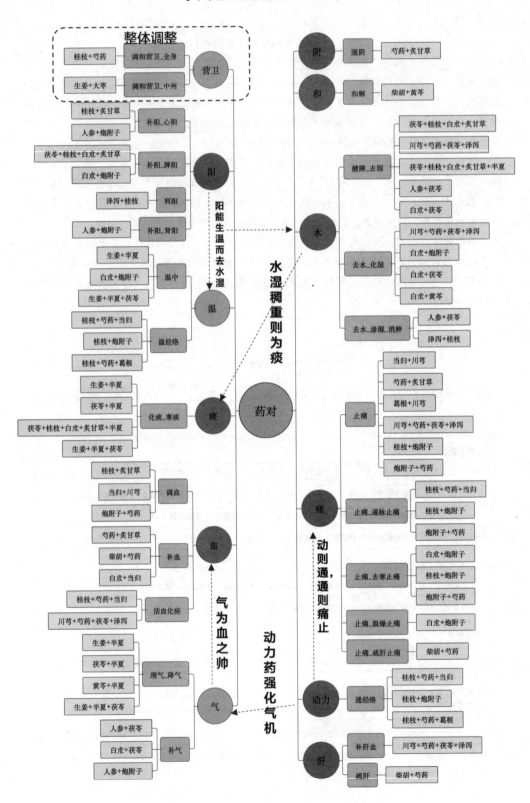

【方剂药性分析】

问止中医大脑方性图

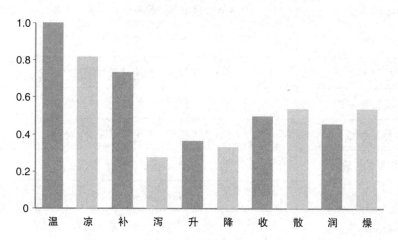

【本诊方剂的组成方剂结构分析】

重要结构符合方剂

结构符合方剂	方剂组成	药数
柴胡桂枝汤	柴胡，半夏，桂枝，黄芩，人参，芍药，生姜，大枣，炙甘草	9
小柴胡汤	柴胡，黄芩，人参，炙甘草，半夏，生姜，大枣	7
黄芩加半夏生姜汤	黄芩，芍药，炙甘草，大枣，半夏，生姜	6
当归芍药散	当归，川芎，芍药，茯苓，白术，泽泻	6
桂枝去桂加茯苓白术汤	芍药，炙甘草，生姜，大枣，茯苓，白术	6
桂枝加附子汤	桂枝，芍药，大枣，生姜，炙甘草，炮附子	6
桂枝加葛根汤	桂枝，芍药，生姜，炙甘草，大枣，葛根	6
桂枝加芍药生姜各一两人参三两新加汤	桂枝，大枣，人参，芍药，生姜，炙甘草	6
四君子汤	人参，白术，茯苓，炙甘草，生姜，大枣	6
附子汤	炮附子，茯苓，人参，白术，芍药	5
真武汤	茯苓，芍药，白术，生姜，炮附子	5

结构符合方剂	方剂组成	药数
白术附子汤	白术，炙甘草，炮附子，生姜，大枣	5
当归散	当归，黄芩，芍药，川芎，白术	5
桂枝附子汤	桂枝，炮附子，生姜，炙甘草，大枣	5
桂枝汤	桂枝，芍药，炙甘草，生姜，大枣	5
桂枝去芍药加附子汤	桂枝，炮附子，炙甘草，生姜，大枣	5
桂枝加芍药汤	桂枝，芍药，炙甘草，大枣，生姜	5
桂枝加桂汤	桂枝，芍药，生姜，炙甘草，大枣	5
黄芩汤	黄芩，芍药，炙甘草，大枣	4
茯苓甘草汤	茯苓，桂枝，生姜，炙甘草	4
茯苓桂枝甘草大枣汤	茯苓，桂枝，炙甘草，大枣	4
苓桂术甘汤	茯苓，桂枝，白术，炙甘草	4
桂枝去芍药汤	桂枝，大枣，生姜，炙甘草	4

可作为方根的结构符合方剂

结构符合方剂	方剂组成	药数
芍药甘草附子汤	芍药，炙甘草，炮附子	3
小半夏加茯苓汤	半夏，生姜，茯苓	3
半夏散及汤	半夏，桂枝，炙甘草	3
芍药甘草汤	芍药，炙甘草	2
泽泻汤	泽泻，白术	2
桂枝甘草汤	桂枝，炙甘草	2
小半夏汤	半夏，生姜	2
佛手散	川芎，当归	2
二仙汤	黄芩，芍药	2

【重要结构符合方剂说明】

从问止中医大脑的"重要结构符合方剂分析"中，我们可以看出本方剂是柴胡剂和附子剂的合方，但除此之外我们也看到了不少调控水湿的方剂结构，包括了四君子汤、真武汤、苓桂术甘汤等。我们希望能够在他的生理状况得到改善后，进一步调整其抑郁症的病情。在这一诊里面可以看到之前的一些症状都已被控制住了，但是又有新的症状加入，包括"容易焦躁－紧张、肩膀僵硬、小腹痛、下肢无力、手痛、一直有痰、腹鸣、舌苔腻"等。所谓病去如抽丝，中医大脑还是把握辨证论治的原则，"有是症，用是药"。患者的坚持和医者的鼓励，都是成功的基础，我们在患者的回馈中渐渐可以看到佳讯。

═══ 四诊 ═══

辨证论治

症
眼球胀　多痰　压力大　心烦　小便自利_小便量多　各种眼部疾患

腹鸣　偏头痛　多梦　频尿　稀痰_白色泡沫痰　四肢无力

容易焦躁_紧张　精力衰退　腰酸　脚冷　牙痛　一直有痰　肾亏

软便_便溏　眼睛疲劳　腹痛　易咳出的浓痰

舌
舌有齿痕　舌胖大　舌质暗　舌苔黄　舌苔厚腻　舌质红

[方名] 中医大脑大数据组方

姜半夏:15g　白芍:10g　麻黄:15g　桂枝:10g　紫苏叶:10g　生姜:15g　细辛:10g　葛根:20g　厚朴:15g

茯苓:20g　干姜:10g　大枣:20g　炙甘草:10g

主症加强

无　　　　制天南星:10g　制白附子:10g

▲ 中医大脑：中医人工智能辅助诊疗系统

【本诊方剂整体药对结构分析】

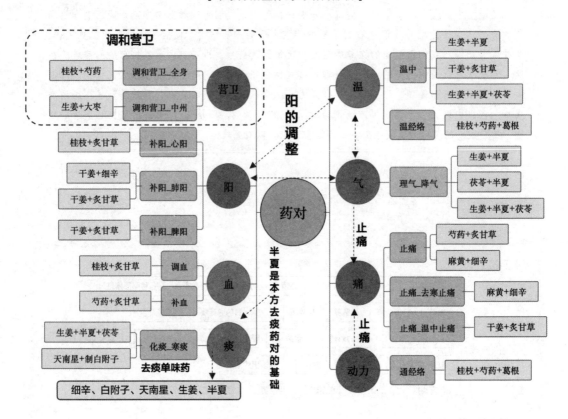

【方剂药性分析】

问止中医大脑方性图

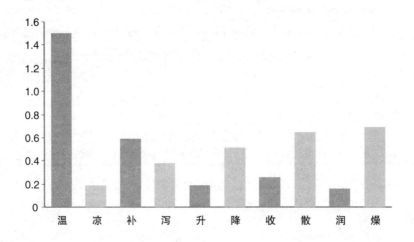

【本诊方剂的组成方剂结构分析】

重要结构符合方剂

结构符合方剂	方剂组成	药数
葛根加半夏汤	葛根，麻黄，炙甘草，芍药，桂枝，生姜，半夏，大枣	8
葛根汤	葛根，麻黄，大枣，桂枝，芍药，炙甘草，生姜	7
桂枝加葛根汤	桂枝，芍药，生姜，炙甘草，大枣，葛根	6
桂枝汤	桂枝，芍药，炙甘草，生姜，大枣	5
桂枝加芍药汤	桂枝，芍药，炙甘草，大枣，生姜	5
桂枝加桂汤	桂枝，芍药，生姜，炙甘草，大枣	5
半夏厚朴汤	半夏，厚朴，茯苓，生姜，紫苏叶	5
茯苓甘草汤	茯苓，桂枝，生姜，炙甘草	4
茯苓桂枝甘草大枣汤	茯苓，桂枝，炙甘草，大枣	4
桂枝去芍药汤	桂枝，大枣，生姜，炙甘草	4

可作为方根的结构符合方剂

结构符合方剂	方剂组成	药数
小半夏加茯苓汤	半夏，生姜，茯苓	3
半夏散及汤	半夏，桂枝，炙甘草	3
芍药甘草汤	芍药，炙甘草	2
甘草干姜汤	炙甘草，干姜	2
桂枝甘草汤	桂枝，炙甘草	2
小半夏汤	半夏，生姜	2
半夏麻黄丸	半夏，麻黄	2
半夏干姜散	半夏，干姜	2

另外再特别加上的单味药：细辛、天南星、制白附子。

【重要结构符合方剂说明】

本方剂中有桂枝汤的结构，但是仔细看其实是桂枝汤加上葛根、麻黄的葛根汤结构，而且我们从结构符合方剂之外的单味药来看，它加上了祛痰的细辛、天南星、白附子，这都一再告诉我们祛痰是在这一诊中中医大脑的诊治重点，也因此我们可以看到半夏厚朴汤的结构出现在这个方剂中。

我们知道很多神志问题都是因为痰而造成的。在这一诊中，患者自述一直有痰，而且是相当多量的痰，于是在考虑到其他的症状有所改善之余，中医大脑把重点放在痰这方面。事实上，在这一诊开始，患者自述渐渐容易咳出浓痰，于是我们再乘胜追击加上大量祛痰的药，这是一个正确的治疗方向。

同时考虑到患者便溏的这个症状，我们希望将其水液代谢做调整，加大水液向上提升的力量，葛根汤的结构包含桂枝汤，在调和营卫的基础上更能提升水液，于是就被中医大脑选取了。中医大脑在思考的时候把很多细节的变化都考虑到了。除此之外，医者再加上中医大脑智能加减的辅助做加减，在符合调整体质大方向的基础上，再增强对兼杂症的对治力量，这是人工智能辅助诊疗的力量展现。

五诊

治疗过程中调方，针对早泄问题：益肾固精，以提高夫妻生活质量，调畅情志。

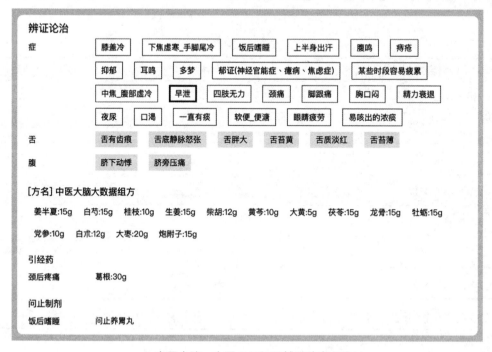

▲ 中医大脑：中医人工智能辅助诊疗系统

【本诊方剂整体药对结构分析】

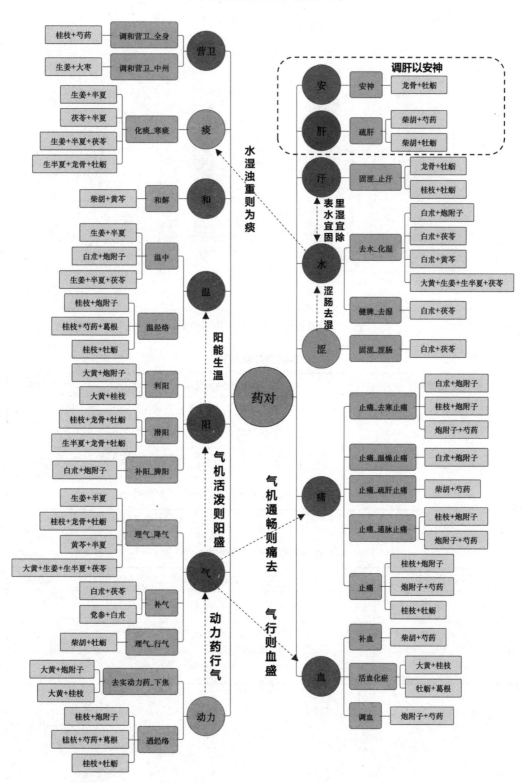

【方剂药性分析】

问止中医大脑方性图

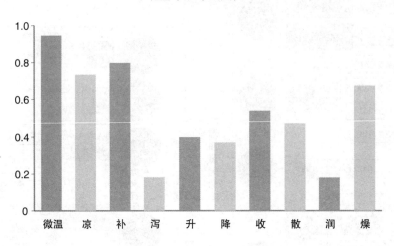

【本诊方剂的组成方剂结构分析】

重要结构符合方剂

结构符合方剂	方剂组成	药数
柴胡加龙骨牡蛎汤	柴胡，半夏，茯苓，桂枝，人参，黄芩，大枣，生姜，龙骨，牡蛎，大黄	11
附子汤	炮附子，茯苓，人参，白术，芍药	5
真武汤	茯苓，芍药，白术，生姜，炮附子	5

可作为方根的结构符合方剂

结构符合方剂	方剂组成	药数
小半夏加茯苓汤	半夏，生姜，茯苓	3
小半夏汤	半夏，生姜	2
二仙汤	黄芩，芍药	2

另外再特别加上的单味药：葛根。

【重要结构符合方剂说明】

　　这一诊的方剂基本上就是柴胡加龙骨牡蛎汤和真武汤的合方。我们知道柴胡加龙骨牡蛎汤是一个潜阳的方剂，它可以把浮越于外的阳收进来。真武汤则是温下焦并祛湿的一个方剂，这两方的结合是要把身体的能量分布做调整，借此把不适的情形做改善，同时解决患者早泄的男科问题。而在其中我们也看到了有小半夏汤的结构，这可以帮助患者去掉大量的痰。我们知道很多不好治的病都是来自于痰的作怪，甚或神志方面的问题也会用到祛痰的方式来解决。因此，这张方剂确实很适合这位患者。

　　六诊效不更方，略。

第一阶段治疗反馈

　　抑郁症治疗，我首先关注情志变化。王先生情绪平稳，有时甚至带给我意外的惊喜，比如这份特别的节日祝福。

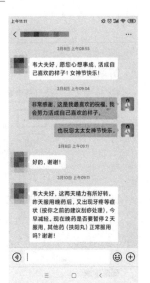

　　求医问药多年，王先生逐渐对中医感兴趣，开始学习一些中医知识。也许是因为深知中医博大精深，他就诊时非常尊重医生。为了帮助我掌握病情细微变化，王先生就诊前会主动将舌苔和药后变化整理发给我。

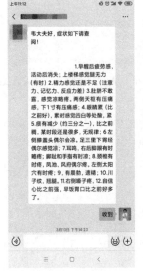 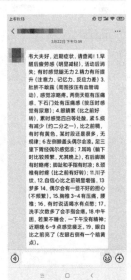

第二阶段治疗

七诊时了解到，痰已经减少到原先的 1/4，基本不影响正常生活了；颈部肌肉变柔软，体力增强，有力气开始跑步了；基本上每天有晨勃，自信力明显增强。

但抑郁引起的精力衰退让王先生不得不辞掉原来的高薪工作，目前收入一般，尚且有两个孩子需要抚养。只有精力充沛，他的工作、生活才能真正恢复正常。

第二阶段：4 月 13 日至今，共看诊 3 次，效不更方，治疗以温阳养血、提高精力为主。

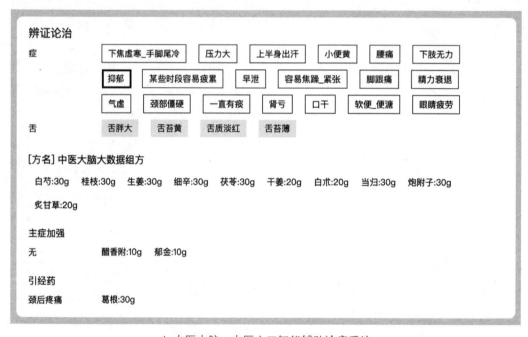

▲ 中医大脑：中医人工智能辅助诊疗系统

【本诊方剂整体药对结构分析】

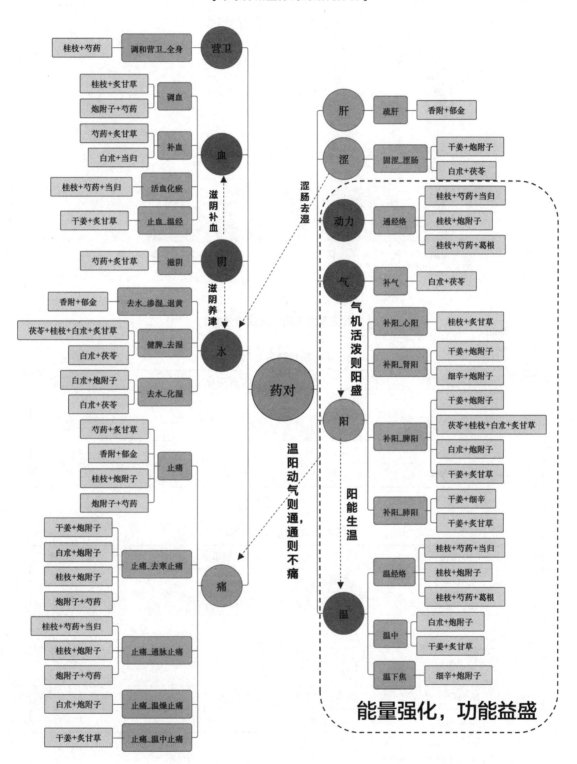

【方剂药性分析】

问止中医大脑方性图

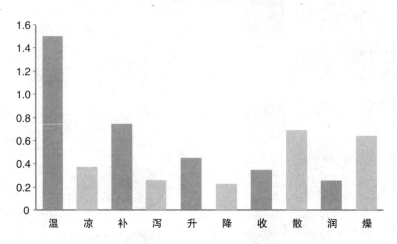

【本诊方剂的组成方剂结构分析】

重要结构符合方剂

结构符合方剂	方剂组成	药数
真武汤	茯苓，芍药，白术，生姜，炮附子	5
茯苓甘草汤	茯苓，桂枝，生姜，炙甘草	4
苓桂术甘汤	茯苓，桂枝，白术，炙甘草	4
甘草干姜茯苓白术汤	炙甘草，白术，干姜，茯苓	4

可作为方根的结构符合方剂

结构符合方剂	方剂组成	药数
通脉四逆汤	炙甘草，炮附子，干姜	3
芍药甘草附子汤	芍药，炙甘草，炮附子	3
四逆汤	炙甘草，干姜，炮附子	3
芍药甘草汤	芍药，炙甘草	2
甘草干姜汤	炙甘草，干姜	2
桂枝甘草汤	桂枝，炙甘草	2
干姜附子汤	干姜，炮附子	2

另外再特别加上的单味药：细辛、葛根、香附、当归、郁金。

【重要结构符合方剂说明】

经过了第一阶段的治疗之后，在第二阶段我们主要做一些巩固的工作。其实他的抑郁症已经得到了改善，但是患者的精力衰退让他没有办法正常工作，所以从第二阶段开始，我们就着重在温阳以提高精力。

中医大脑根据所录入的症状，开出了以附子剂真武汤和苓桂术甘汤为主的方剂结构。附子剂的运用当然是以补阳为目的，而苓桂术甘汤及相关类方的应用，则是希望能够调整其水液代谢，因为患者一直有上半身出汗的问题，这说明了患者中焦的水液代谢是有问题的，所以我们会有苓桂术甘汤结构在其中。在"可作为方根的结构符合方剂"里，我们甚至看到通脉四逆汤、四逆汤、干姜附子汤这一类的方剂，形成了我们在解决大部分患者的问题之后，针对其整体体质调整的结构。

第二阶段治疗反馈

王先生反馈，服**药后抑郁、焦虑感基本没有了，体力、精力好转**，脑袋开始运转，觉得自己接听电话手都变得有温热感了。

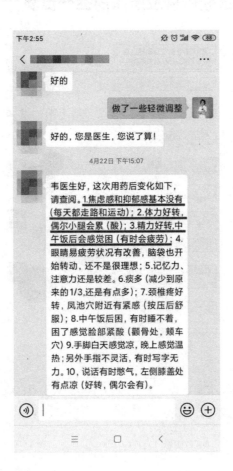

期待收尾

　　抑郁症病史15年，近三个月的治疗有效且稳步前进，实属不易。有时受生活压力影响，王先生也会动摇，可沟通后还是坚持下来。期待后期治疗有更好更快的进展，帮助王先生把抑郁症彻底摆脱干净。

【本医案之整体分析】

　　在神志病的治疗方面，中医有深远的历史和显著的疗效。从以下的简表中，我们可以看到中医神志病诊断依据、所属病症及完整的理法。我们在此不用西医的名词，而沿循经典中医的术语。这是笔者个人的临床诊治总纲，而中医大脑的完备性和精确度当然远大于此。

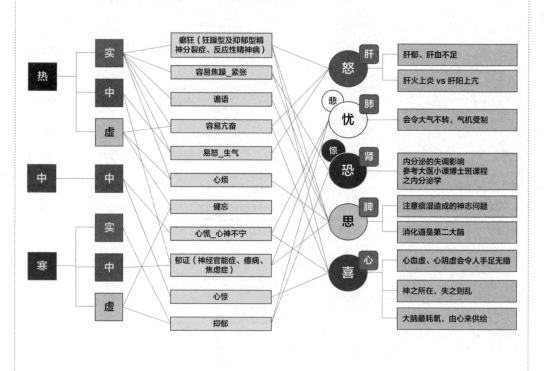

神志病诊断依据及所属病症一览表

　　我们依虚实寒热之别，把针对各主证主要的对治方剂大要列出如下：

神志病诊断病症及用方方向一览表

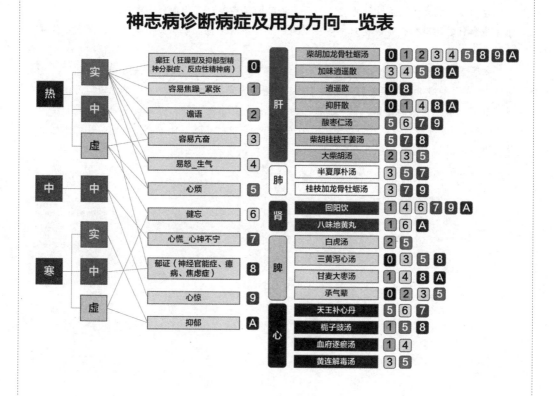

而和各种神志病相关的单味药也同时列出，以供参考：

神志病诊断病症及常用单味药一览表

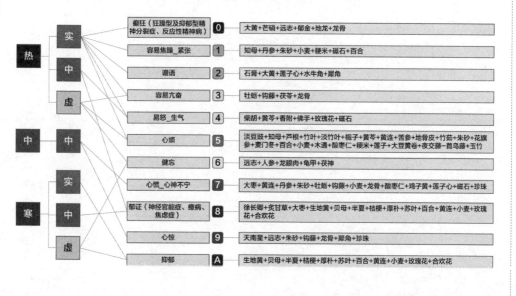

　　看到以上编者个人的临床思路，已可见治疗的复杂度，可想而知，中医大脑人工智能的细腻度和计算的精确性可以构建出多么庞大的知识图谱（按国家相关法律规定，上图中的犀角须用代用品）。

　　本医案是对治"抑郁"的案例。在此要把"抑郁"和"忧郁"的病机做出分别：

　　"抑郁"的病机，除了是肝气郁结，更多是命门火衰（阴实）。"抑郁"的患者容易情绪低落，甚至常有想自杀的倾向。而"忧郁"的病机一般是肝气郁结，但本质是阳虚（肾阳虚为主），因此需要肝肾同治。对治两者，其大方向有相同之处，而反映在药对层面应用的细微之处会有所不同。

·医案 21·

帕金森病伴老年痴呆症的中医调治

主诊医师：韦雅楠

> 2020 年 3 月底，沈阳的白先生跟我咨询是否有办法治疗她母亲的帕金森病。
>
> 白先生母亲今年 85 岁高龄，帕金森病伴发老年痴呆症。帕金森病发病初期病情稳定，患者手颤，但生活能自理。2019 年 12 月份病情恶化，下肢肌僵直、姿势步态障碍、颈部无力、佝偻症状凸显。

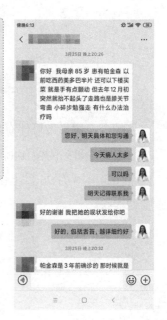

帕金森病（Parkinson's disease，PD）是一种常见的神经系统变性疾病，老年人多见，平均发病年龄为 60 岁左右，确切病因至今未明。临床主要表现为静止性震颤、运动迟缓、肌强直和姿势步态障碍等运动症状。

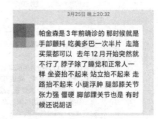

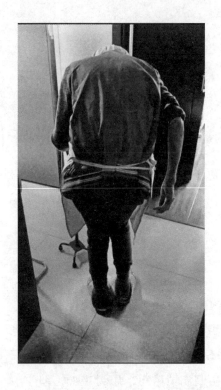

帕金森病患者可伴有抑郁、便秘和睡眠障碍等非运动症状。白先生母亲的便秘就非常严重。

2020 年 3 月 26 日上午，白先生母亲就诊，白先生代诉主要症状。

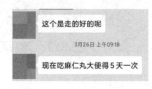

这个是走的好的呢
3月26日 上午09:18

现在吃麻仁丸大便得5天一次

一诊：先调大小便

自诉

帕金森3年余，服用美多芭（TID，半片）；盐酸普拉克索片（TID，半片），

现证：
帕金森去年12月初买菜回来后加重，手颤、腿颤，迈步很难，脑袋抬不起来，腰腿无力，行走迈步困难，双腿拘急，容易摔倒，小腿浮肿，体重减轻很多，小腿肌肉硬，肌肤甲错。电视也不看了。
便秘，4-5天/次，大便软，成形，大便黏。尿量少，淡黄色，夜尿2-5次，容易饿，口渴，怕冷，恶风，脚冷，人疲急，颈痛，坐和躺的时间比较多，流清鼻涕，
温度觉差，很烫的东西也吃，不易出汗，有时胸闷，总是说胡话，基本上记不住什么事了，淡漠，右半边脸摔了之后有瘀斑
舌质紫红，苔白腻，舌根部黄，

▲ 中医大脑：中医人工智能辅助诊疗系统

详细记录如下：

> **自诉：** 患帕金森病 3 年余，服用美多芭（TID，半片）；盐酸普拉克索片（TID，半片）。
>
> **现症：** 帕金森病于去年 12 月初买菜回来后加重，手颤，腿颤，迈步很困难，脑袋抬不起来，腰腿无力，行走迈步困难，双腿拘急，容易摔倒，小腿浮肿，体重减轻很多，小腿肌肉硬，肌肤甲错。电视也不看了。
>
> 便秘，4～5 天 / 次，大便软，成形，大便黏。尿量少，淡黄色，夜尿 2～5 次，容易饿，口渴，怕冷，恶风，脚冷，人疲惫，颈痛，坐和躺的时间比较多，流清鼻涕。
>
> 温度觉差，很烫的东西也吃，不易出汗，有时胸闷，总是说胡话，基本上记不住什么事了，淡漠，右半边脸摔了之后有瘀斑。
>
> 舌质紫红，苔白腻，舌根部黄。

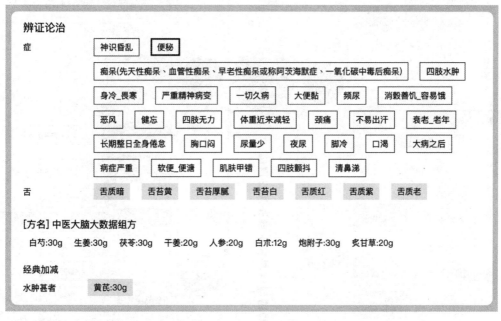

辨证论治

症

| 神识昏乱 | 便秘 |

痴呆(先天性痴呆、血管性痴呆、早老性痴呆或称阿茨海默症、一氧化碳中毒后痴呆)　　四肢水肿

身冷_畏寒　严重精神病变　一切久病　大便黏　频尿　消谷善饥_容易饿

恶风　健忘　四肢无力　体重近来减轻　颈痛　不易出汗　衰老_老年

长期整日全身倦怠　胸口闷　尿量少　夜尿　脚冷　口渴　大病之后

病症严重　软便_便溏　肌肤甲错　四肢颤抖　清鼻涕

舌　舌质暗　舌苔黄　舌苔厚腻　舌苔白　舌质红　舌质紫　舌质老

[方名] 中医大脑大数据组方

白芍:30g　生姜:30g　茯苓:30g　干姜:20g　人参:20g　白术:12g　炮附子:30g　炙甘草:20g

经典加减

水肿甚者　黄芪:30g

▲ 中医大脑：中医人工智能辅助诊疗系统

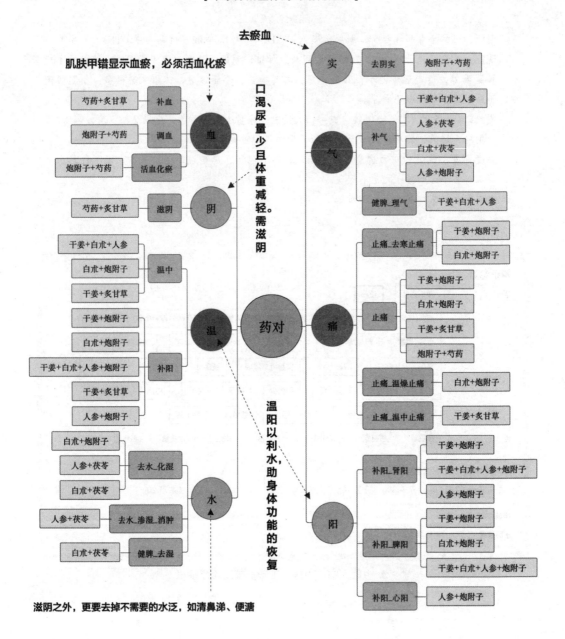

【本诊方剂整体药对结构分析】

【方剂药性分析】

问止中医大脑方性图

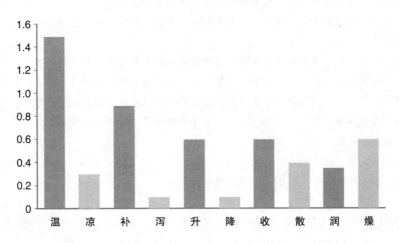

【本诊方剂的组成方剂结构分析】

重要结构符合方剂

结构符合方剂	方剂组成	药数
附子理中汤	炮附子，干姜，白术，炙甘草，人参	5
附子汤	炮附子，茯苓，人参，白术，芍药	5
真武汤	茯苓，芍药，白术，生姜，炮附子	5
甘草干姜茯苓白术汤	炙甘草，白术，干姜，茯苓	4
理中汤	人参，干姜，炙甘草，白术	4

可作为方根的结构符合方剂

结构符合方剂	方剂组成	药数
芍药甘草附子汤	芍药，炙甘草，炮附子	3
芍药甘草汤	芍药，炙甘草	2
甘草干姜汤	炙甘草，干姜	2

另外再特别加上的单味药：黄芪。

【重要结构符合方剂说明】

中医大脑同时补阳滋阴，主要的原因是老人家身体虚弱到了阴阳两虚的地步。在这个时候，除了补血并增加津液之外，就是要温阳以帮助恢复身体功能。很多时候，老人家的便秘都是来自于肠道的力量不足，再加上肠道中的水液不够。所以，中医大脑从这两个方面来调整大便问题。

依以上分析，我们就看到了附子理中汤的结构出现在方剂中。而针对频尿及夜尿的小便问题，中医大脑也使用真武汤来暖化其下焦。方剂中有去水的药对，这是为了把组织中多余的水分吸收回脉管，让水能够到需要它们的组织里面去，比方说增加大肠的津液。同时，中医大脑使用祛寒温燥的药，可以对治因为水湿造成的疼痛。附子剂可以走全身经络，对于体寒者的疼痛有所帮助。

值得一提的是，理中汤是一个很神奇的方子，它不仅可以治疗腹泻，也可以治疗便秘。只要右关虚弱（脾胃能量不足），就是使用理中汤的时机。

问止中医治病，尤其注重"中医6大健康标准"：吃、喝、拉、撒、睡、寒热。对于体虚重病者，要保存胃气先调通吃喝。对于大小便不利者，要先调通二便。一诊，我便从对治严重便秘入手。病重的情况下，二便通畅则安。

药后第四天，白先生反馈情况如右：

二便改善佳，小腿水肿也向下肢末端消退。药已中病，但服药时间尚短，药力尚不足，为避免中途断药影响治疗，建议提前复诊。

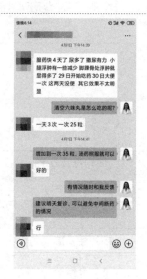

二诊：改善佳，加治水肿

自诉

二诊：诸症改善可。
大便有改善，2-3天/次，大便软，颜色变浅，大便有点臭。
水肿减轻，小腿不怎么肿了，小腿肌肉变软了，膝关节反张力减轻，但是踝关节肿甚，脚也有点肿，
淌清鼻涕的情况缓解好，鼻塞改善，还有清鼻涕，
现证：头能抬起来，但是力量弱，习惯性低头，站立时膝盖变直，个头变高一些，四肢力量增加，起身变容易，走路走到一半还是需要停顿，起步时腿颤动，迈步困难，没有再摔倒，小腿因肌肤甲错造成的掉皮减少
小便次数、量增大，淡黄色，夜尿2-3次，胃口好，容易饮食过度，饮可，
怕冷、怕风的感觉消失，脚冷，颈痛，上午精神好，愿意在无力走一走了，晚饭后人疲惫，
温度觉差有改善，但还是差，很烫的东西还是吃，不易出汗，说胡话减少很多，基本上记不住什么事了，淡漠，右半边脸还有瘀斑，面色变好很多
舌淡红，舌苔白腻，舌湿

▲ 中医大脑：中医人工智能辅助诊疗系统

2020 年 4 月 2 日二诊，经详细问诊发现白先生母亲**诸症改善极佳**。详细记录如下：

> 大便有改善，2～3 天 / 次，大便软，颜色变浅，大便有点臭。
>
> 水肿减轻，小腿不怎么肿了，小腿肌肉变软了，膝关节反张力减轻，但是踝关节肿甚，脚也有点肿。
>
> 淌清鼻涕的情况缓解较好，鼻塞改善，还有清鼻涕。
>
> **现症：**头能抬起来，但是力量弱，习惯性低头，站立时膝盖变直，个头变高一些，四肢力量增加，起身变容易，走路走到一半还是需要停顿，起步时腿颤动，迈步困难，没有再摔倒，小腿因肌肤甲错造成的掉皮减少。
>
> 小便次数、量增多，淡黄色，夜尿 2～3 次，胃口好，容易饮食过度，饮可。
>
> 怕冷、怕风的感觉消失，脚冷，颈痛，上午精神好，愿意在屋里走一走了，晚饭后人疲惫。
>
> 温度觉差有改善，但还是差，很烫的东西还是吃，不易出汗，说胡话减少很多，基本上记不住什么事了，淡漠，右半边脸还有瘀斑，面色变好很多。
>
> 舌淡红，舌苔白腻，舌湿。

二诊效不更方，守初诊方。再开 7 剂，日一剂，早、中饭后一小时服用。这是 A 方。

病重药轻或病情复杂时，开具 AB 方是最佳选择。再开具 B 方，针对性治疗脚踝部水肿，补中益气，温阳利水。B 方处以 3 剂，一剂分两天服，晚饭后 1 小时服。

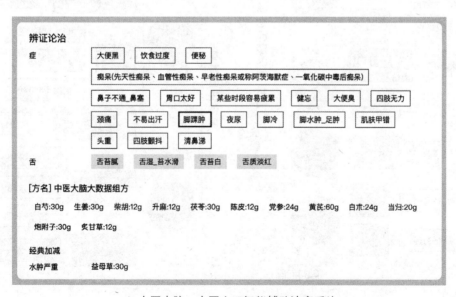

▲ 中医大脑：中医人工智能辅助诊疗系统

【本诊方剂之 B 方整体药对结构分析】

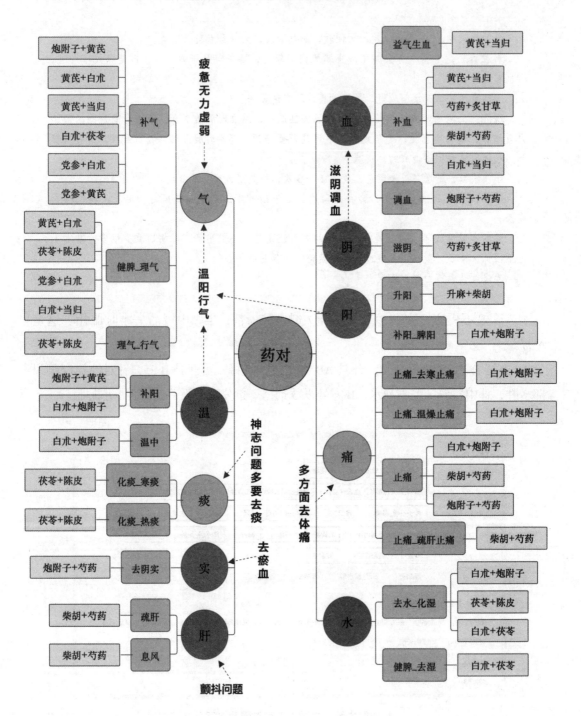

【方剂药性分析】

问止中医大脑方性图

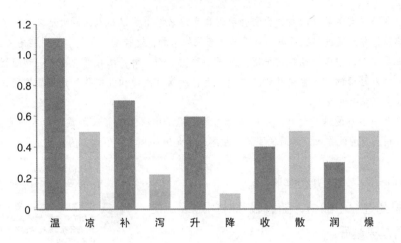

【本诊方剂的组成方剂结构分析】

重要结构符合方剂

结构符合方剂	方剂组成	药数
补中益气汤	黄芪，炙甘草，人参，当归，陈皮，升麻，柴胡，白术	8
附子汤	炮附子，茯苓，人参，白术，芍药	5
真武汤	茯苓，芍药，白术，生姜，炮附子	5

可作为方根的结构符合方剂

结构符合方剂	方剂组成	药数
芍药甘草附子汤	芍药，炙甘草，炮附子	3
芍药甘草汤	芍药，炙甘草	2
橘皮汤	陈皮，生姜	2

另外再特别加上的单味药：益母草。

【重要结构符合方剂说明】

　　基于以上方剂结构分析可以推理，中医大脑的本诊处方可以被理解为补中益气汤和真武汤的合方。

　　当患者下焦有水肿的时候，我们会用到真武汤来温下焦以利水，再加上补中益气汤以固护中焦脾胃，并且促进气机活泼。对于脚踝部位的水肿，这样的组合是非常对症的一组方剂。也可以看得出来，中医大脑在这里用到附子剂和黄芪剂，附子本身通走全身一切经络，而黄芪是去水肿及祛湿的一个重要药物。这两员大将所属真武汤和补中益气汤协同作用，体现出中医大脑在思考上的重点。

　　在这两个方剂的结构之外，主诊医师选择使用了中医大脑智能加减提示用药的益母草，益母草有利水消肿的作用，同时又能活血祛瘀，由此进一步增加了本方的力度。

　　同时问止清空六味丸继续服用。

　　二诊服药过程中随访，随着服药时间延续，便秘问题改善越来越好。

　　2020 年 4 月 10 日，在服用二诊方 5 天后，白先生反馈**脚踝肿全消了**。

　　但老人家因为药苦，喝药不是太配合。如果因为害怕喝药放弃治疗，着实可惜，我又喜又愁。

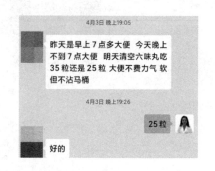

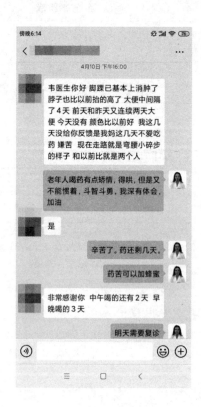

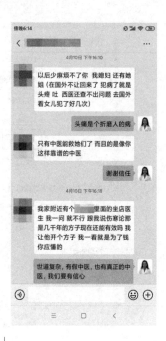

白先生对中医治疗很认可，希望我们在疫情过后可以帮助治疗他爱人的头痛病。而谈到目前的中医治疗乱象，他很无奈。

三诊：效佳，加治手颤

自诉

三诊：药后脖子有力气立起来了，头稍前倾，脚踝部水肿已经全消了，腘窝明显暴露的深色血管也看不到了，大便的形状比较正常了。基本上恢复到加重前的状态了。走路颤、迈步困难情况消失。小腿肌肉僵硬的感觉也消失。四肢温热。烫的东西不怎么吃了，不说胡话了，

现证：大便时间紊乱，便秘四天后会连续排便两天。走路步伐小，人慵懒，吃药闹情绪，手抖厉害，坐位时腿抖，下午尤甚，胃口太好了，饮食过度，小腿不怎么掉皮了，夜尿3~4次，频尿，淡漠，记不住事情了。脸上瘀斑还有一点，脸肿，。不喜欢说话，口不渴，头摇，下肢力量弱，伛偻，平衡感差

▲ 中医大脑：中医人工智能辅助诊疗系统

2020 年 4 月 11 日三诊。二诊使用 AB 方后，**患者的水肿和脖颈无力症状得到了很好改善**，身体基本上恢复到病情加重前的状态。此次白先生希望改善手颤情况。三诊详细记录如下：

> **三诊：** 药后脖子有力气立起来了，头稍前倾，脚踝部水肿已经全消了，腘窝明显暴露的深色血管也看不到了，大便的形状比较正常了。基本上恢复到加重前的状态了。走路颤、迈步困难情况消失。小腿肌肉僵硬的感觉也消失。四肢温热。烫的东西不怎么吃了，不说胡话了。
>
> **现证：** 大便时间紊乱，便秘四天后会连续排便两天。走路步伐小，人慵懒，吃药闹情绪，手抖厉害，坐位时腿抖，下午尤甚，胃口太好了，饮食过度，小腿不怎么掉皮了，夜尿 3 ～ 4 次，频尿，淡漠，记不住事情了。脸上瘀斑还有一点，脸肿，不喜欢说话，口不渴，头摇，下肢力量弱，伛偻，平衡感差。

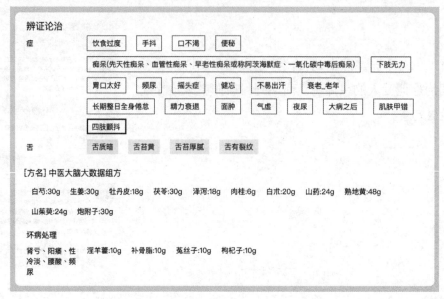

▲ 中医大脑：中医人工智能辅助诊疗系统

【本诊方剂整体药对结构分析】

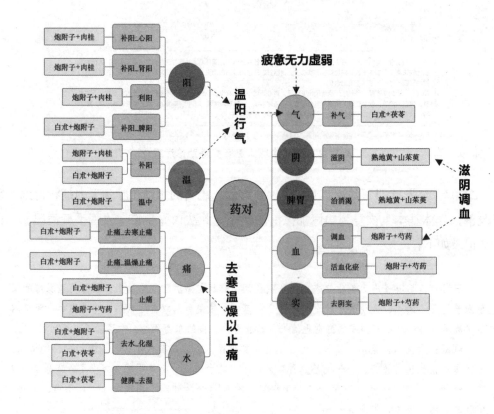

【方剂药性分析】

问止中医大脑方性图

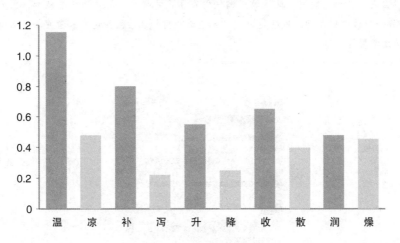

【本诊方剂的组成方剂结构分析】

重要结构符合方剂

结构符合方剂	方剂组成	药数
八味地黄丸	熟地黄，山药，山茱萸，茯苓，牡丹皮，泽泻，肉桂，炮附子	8
六味地黄丸	熟地黄，山茱萸，山药，泽泻，牡丹皮，茯苓	6
真武汤	茯苓，芍药，白术，生姜，炮附子	5

可作为方根的结构符合方剂

结构符合方剂	方剂组成	药数
泽泻汤	泽泻，白术	2

另外再特别加上的单味药：菟丝子、枸杞子、淫羊藿、补骨脂。

【重要结构符合方剂说明】

　　基于以上方剂结构分析可以推理，中医大脑的本诊处方可以被理解为八味地黄丸和真武汤的合方，另外再加上其他补肾的单味药（肾四味）来强化效果。

　　通过前述诊治过程可见，中医大脑基于对患者体质的考量，一直重视使用真武汤这个方剂结构。本诊中，中医大脑另加上八味地黄丸，其含义是希望能够再进一步整体改善患者阳虚的情形，同时通过温阳行气这样的作用让患者四肢得以舒展灵活。在这里，我们没有看到传统中医会开的祛风药，也没有柴胡剂的结构；看似简单的中医大脑方剂，却有非常细腻的考虑——在补阳的同时做滋阴调血的动作，所谓"治风先治血，血行风自灭"，对于阴阳两虚的病患而言，八味地黄丸不但适合长期调补，在短期内也能改善身体的症状，在临床上卓有成效。但面对此情形，使用八味地黄丸的诀窍在于剂量要大，而且不能用丸剂，因为"丸者缓也"，我们应该改成汤剂，也就是用"八味地黄丸料"来治症，这是医者使用八味地黄丸治重症时必须掌握的技巧。

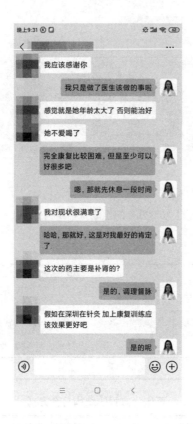

【本医案之整体分析】

现代医学认为帕金森病是由于下丘脑的多巴胺分泌功能失调所造成，于是现代医学大量使用左旋多巴胺来补充多巴胺的浓度，并认为这是目前唯一有效的方法。但事实上，补充多巴胺浓度，除了早期可以缓解部分的症状之外，对实际救助帕金森病患并无帮助。

而从中医的角度来看，即使不使用左旋多巴胺，依照体质来调整，也可以令患者的疾病发展过程变缓，甚至于长年观察下来，可令患者不至于进入目前现代医学定义下的帕金森病的疾病进程。

基于问止中医对帕金森病患者的临床观察，我们发现这类患者大多是阴阳两虚，而且我们发现便秘是这一类患者的体质共同点。现代医学一些新的研究也认为是消化道的微生物菌群被破坏，从而造成多巴胺的失调，这类研究被归口于"脑肠轴"领域，即大脑与肠道的荷尔蒙和神经信号调节机制。

　　在中医的治疗上，我们除了会以补阳滋阴同时进行之外，更重要的是要保持患者肠道的畅通，在脾胃功能的强化上着墨。在这样的基础上，我们再来考虑对治其他症状。

　　在这位病患的用药方面，我们可以清晰地看得出来中医大脑正是依照这样的原则在做治疗。笔者在临床上也有很多的观察和例证，从中医大脑不断面对帕金森病患者的治疗过程里，我们也可以看出它已经学习整理出这一个脉络了。

　　另外，本案中有几点值得格外关注：

　　我们注意到，初诊时患者的颈项无力而造成头没有办法抬起来，这种问题在传统中医上被称为"天柱倾"。在《素问·脉要精微论》中提道："头倾视深，精神将夺矣。"而《临证指南医案·虚劳》的"头垂欲俯"即属本症。这通常都代表着患者相当虚弱以至于没有办法令髓海充盈，这就是脊柱的一种阴虚现象。通过中医大脑所开立的方剂来看，中医大脑的治疗重点是阴阳双补，既让身体的功能恢复，又能够令其阴虚不足的现象得以缓解。所以治疗后的效果相当显著！治疗后，患者头颈恢复有力。

　　而手抖的现象也是本案例中一个比较明显的问题。帕金森病患者出现手的震颤，这属于中医"颤证"范畴。其本质为虚，因肾阴不充而肝风内动。患者常呈现下虚上实的体质。本案中，中医大脑充分利用了"治风先治血，血行风自灭"的治则，在调补阴阳两虚这个方向上做努力。我们在临床上发现，中医的柴胡剂擅长对治"颤证"。依现代中医药理学的观点来看，柴胡剂多和脑部的下丘脑的平衡相关（故称柴胡剂为和解剂），而现代医学认为帕金森病与下丘脑中的多巴胺失衡有关。中医和西医的解释，这两者似能有所连接。

　　本案例中另一个典型的症状是认知能力差、胡言乱语且有老年痴呆的现象。在中医理论来说，这是心神出了问题。依现代医学来说，其有形的所在是大脑。当大脑的能量低，也就是其线粒体的位能不够时，大脑的功能会下降，而功能的下降就是一种"阳虚"。所以保证脑跟心脏的供血量以充分供氧，令脑细胞的能量提高就成为治疗上的重点。而中医大脑在本案中强调益气补阳，就是这种思维的具体实践。

　　在很多重症的治疗上，传统中医有着丰富的例证和卓越的疗效。治疗重点需要在"理"上完备并且在"行"上用结构精密的方药来实现。重症患者的症状虽多，症状虽重，但中医大脑能够掌握患者整体体质偏失的现状，并与方剂及药对进行交叉分析，验证以历史上保留下来的以及问止自身积累的案例，计算出最适合当前患者的处方，走出了一条正确且可行的治证道路。

·医案 22·

帕金森病二例：每晚发作癫狂；抑郁伴噩梦

主诊医师：韦雅楠

案例一：帕金森病伴每晚发作癫狂

2020 年 6 月初的一天中午，我正在参加癌重症组的培训，小文发信息告诉我："有一位先生，到店等候快一个小时了，比较着急。"

我来到大厅，看到一位 40 岁左右的先生，面带焦虑但气色还好，不像是重症。我面带疑惑地问："患者人呢？"

这位先生急忙站起来说，他看了我治疗帕金森病的案例，来问问自己父亲的情况还能不能治疗。

原来他爸爸患帕金森病 6 年多了。可是目前最让家里人着急的不是帕金森病，而是他爸爸一到晚上就发作癫狂，一家人不得安宁，两个阿姨都照顾不过来，其中一位阿姨还累得生病请假了。能看的医生都看了，能用的药都用了（包括昂贵的进口药），但没有一点帮助。

═══ 一诊及二诊 ═══

2020 年 6 月 8 日，网诊。

主诉：帕金森病，晚上躁狂、频尿。

既往：2014 年诊断为帕金森病，未治疗；2019 年 3 月骨折，术后 4 个月开始失眠，而后意识不清醒，晚上出现癫狂症状；2019 年 5 月爆发难治型天疱疮，用生姜水外洗治疗好转。

现证：肝火旺，脾气暴躁，一到晚上就说胡话，大喊大叫，胡乱脱衣服，一直吵着喝水、解小便，一晚上想解 20 多次，可大部分时候完全没有小便，如果放任不理，又很快尿床；白天稍微平静能睡，神情淡漠；吃得很多，人却一直消瘦；严重便秘，大便 6 ~ 7 天 / 次，每次拉一大桶，非常臭；口水、清鼻涕多，一直流个不停；痰多，白色黏痰，成坨状；说话口齿不清；下肢肌肉萎缩僵硬，站立行走困难；皮肤容易发红过敏，一抓挠就全身长泡；手抖、手脚冰凉；舌红，苔黄厚腻，有裂纹。

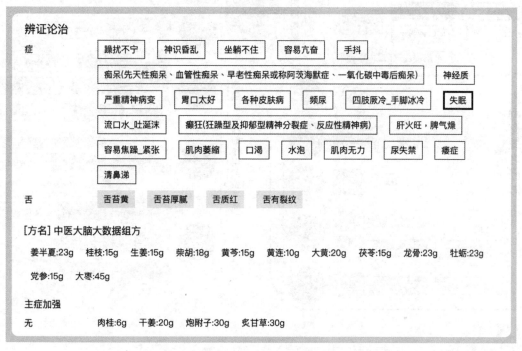

▲ 中医大脑：中医人工智能辅助诊疗系统

【本诊方剂整体药对结构分析】

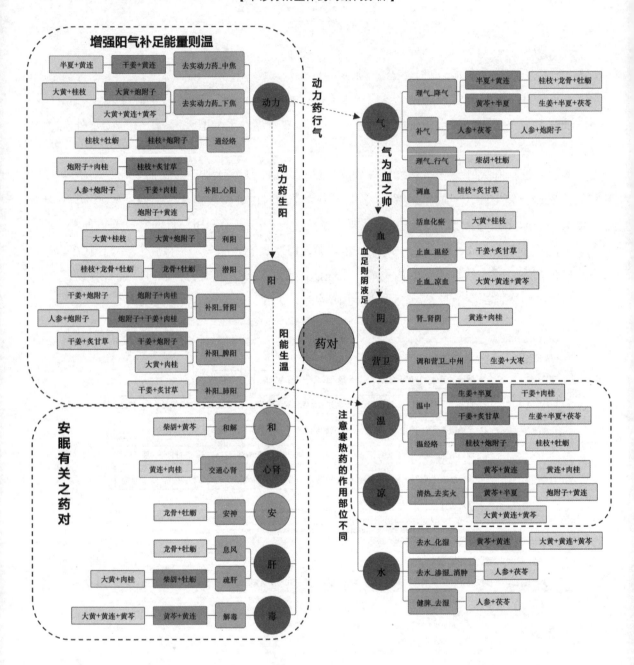

【方剂药性分析】

问止中医大脑方性图

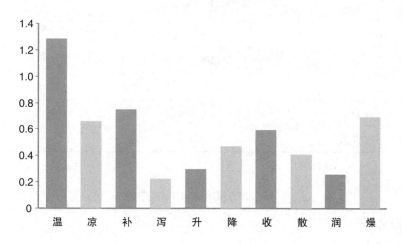

【本诊方剂的组成方剂结构分析】

重要结构符合方剂

结构符合方剂	方剂组成	药数
柴胡加龙骨牡蛎汤	柴胡，半夏，茯苓，桂枝，人参，黄芩，大枣，生姜，龙骨，牡蛎，大黄	11
断痢汤	半夏，茯苓，大枣，人参，生姜，黄连，炙甘草，炮附子，龙骨	9
生姜泻心汤	生姜，炙甘草，人参，干姜，黄芩，半夏，黄连，大枣	8
黄连汤	黄连，桂枝，大枣，干姜，炙甘草，人参，半夏	7
甘草泻心汤	炙甘草，黄芩，人参，干姜，黄连，大枣，半夏	7
小柴胡汤	柴胡，黄芩，人参，炙甘草，半夏，生姜，大枣	7
半夏泻心汤	半夏，黄芩，干姜，人参，黄连，大枣，炙甘草	7
茯苓四逆汤	茯苓，人参，炙甘草，干姜，炮附子	5
桂枝附子汤	桂枝，炮附子，生姜，炙甘草，大枣	5
桂枝去芍药加附子汤	桂枝，炮附子，炙甘草，生姜，大枣	5
附子泻心汤	大黄，黄连，黄芩，炮附子	4
茯苓甘草汤	茯苓，桂枝，生姜，炙甘草	4
茯苓桂枝甘草大枣汤	茯苓，桂枝，炙甘草，大枣	4

续表

结构符合方剂	方剂组成	药数
桂枝甘草龙骨牡蛎汤	桂枝，炙甘草，牡蛎，龙骨	4
桂枝去芍药汤	桂枝，大枣，生姜，炙甘草	4
回阳饮	炮附子，干姜，炙甘草，肉桂	4
四逆加人参汤	炙甘草，炮附子，干姜，人参	4
人参半夏干姜汤	人参，半夏，干姜，生姜	4
干姜黄芩黄连人参汤	干姜，黄芩，黄连，人参	4

可作为方根的结构符合方剂

结构符合方剂	方剂组成	药数
通脉四逆汤	炙甘草，炮附子，干姜	3
小半夏加茯苓汤	半夏，生姜，茯苓	3
四逆汤	炙甘草，干姜，炮附子	3
半夏散及汤	半夏，桂枝，炙甘草	3
干姜人参半夏丸	干姜，人参，半夏	3
三黄泻心汤	大黄，黄连，黄芩	3
甘草干姜汤	炙甘草，干姜	2
桂枝甘草汤	桂枝，炙甘草	2
小半夏汤	半夏，生姜	2
大黄黄连泻心汤	大黄，黄连	2
半夏干姜散	半夏，干姜	2
干姜附子汤	干姜，炮附子	2

【重要结构符合方剂说明】

本方一共有十六味药，根据问止中医学习大脑"重要结构符合方剂"的分析，我们可以看得出来这个方剂有柴胡剂、桂枝剂、附子剂的结构在其中。所选主症是失眠，依功能来看，本方主要就是柴胡加龙骨牡蛎汤、三黄泻心汤、回阳饮的合方。

柴胡加龙骨牡蛎汤是柴胡剂中能解散内外的病邪、降下上冲、疏通停滞的气和水的方剂；此外本方特别强调治疗兼并神经症的疾患，尤其是失眠、癫狂等问题，因此于本医案中甚是对症。

三黄泻心汤能镇静由气血上冲而起的颜面潮红以及烦躁不安和兴奋状态，因而可应用于本案的便秘、失眠和狂躁的问题。

回阳饮是补阳的要药，临床常应用在阳虚者的失眠问题，于本案中亦可解决下寒之证，如手脚冰冷、口水多、清鼻涕多等症状。

此人的症状虚实寒热错杂，因此中医大脑处方需寒热并用、补泻兼施，才能对治如此复杂的疾病。

一诊，中医大脑处方 5 剂。

二诊时反馈：患者药后第三天大便 3 次，其他时候还是没有大便，其他症状也没有改变。

我申请问止医学中心会诊，会诊建议继续使用中医大脑的处方，再次开方 5 剂。

三诊

二诊后，患者发脾气、骂人次数减少，说话声音小了一点，但已经连续 7 天没有大便。

三诊时，我用重剂量的温阳方改善患者脾肾阳虚体质，并配合问止清空六味丸处理便秘问题。

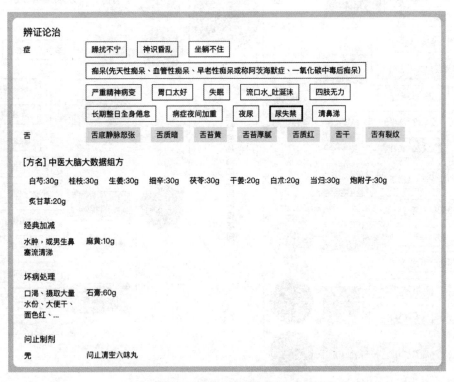

▲ 中医大脑：中医人工智能辅助诊疗系统

【本诊方剂整体药对结构分析】

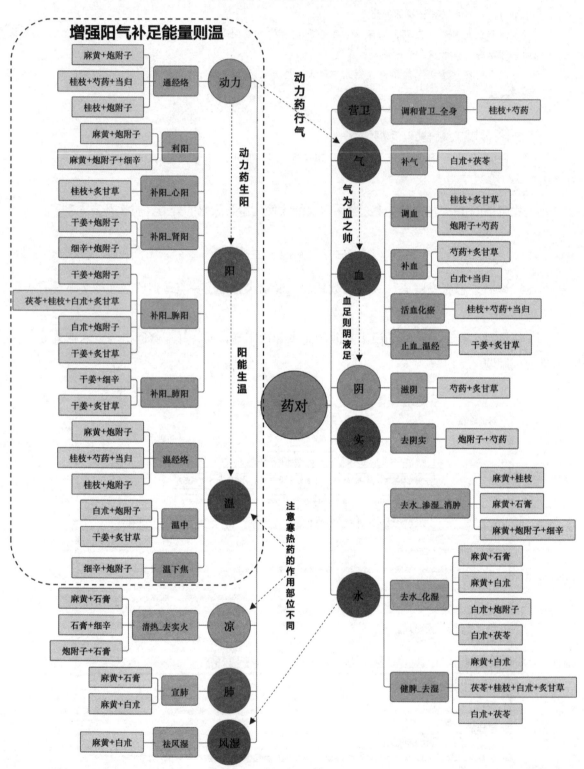

【方剂药性分析】

问止中医大脑方性图

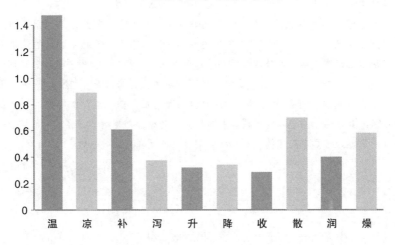

【本诊方剂的组成方剂结构分析】

重要结构符合方剂

结构符合方剂	方剂组成	药数
真武汤	茯苓，芍药，白术，生姜，炮附子	5
茯苓甘草汤	茯苓，桂枝，生姜，炙甘草	4
苓桂术甘汤	茯苓，桂枝，白术，炙甘草	4
甘草干姜茯苓白术汤	炙甘草，白术，干姜，茯苓	4

可作为方根的结构符合方剂

结构符合方剂	方剂组成	药数
麻黄附子细辛汤	麻黄，炮附子，细辛	3
麻黄附子甘草汤	麻黄，炮附子，炙甘草	3
麻黄附子汤	麻黄，炙甘草，炮附子	3
通脉四逆汤	炙甘草，炮附子，干姜	3
芍药甘草附子汤	芍药，炙甘草，炮附子	3
四逆汤	炙甘草，干姜，炮附子	3
芍药甘草汤	芍药，炙甘草	2
甘草干姜汤	炙甘草，干姜	2
桂枝甘草汤	桂枝，炙甘草	2
干姜附子汤	干姜，炮附子	2

另外再特别加上的单味药：石膏、当归。

【重要结构符合方剂说明】

根据问止中医学习大脑"重要结构符合方剂"的分析，我们可以看得出来这个方剂是由真武汤、苓桂术甘汤、麻黄附子细辛汤、四逆汤等方剂结构所组成的。

中医大脑经常会运用真武汤治疗帕金森病。真武汤是一个补阳且温下焦祛湿的方剂，对晕眩、肢体抖动会有很大的疗效。对治中焦的水湿问题，本方有苓桂术甘汤的结构来协同作用。在临床应用上，真武汤和苓桂术甘汤常一起合方来对治阳虚水泛所引起的晕眩问题。

加减的麻黄在本方是一个非常重要的单味药！事实上，当麻黄、桂枝、石膏、干姜、当归等药同时出现的时候，就会形成续命汤的结构，而这正是修补运动神经元的一个重要方剂结构！如中风半身不遂、帕金森病无法控制的肢体抖动等，都是运动神经元的问题。

帕金森病患者经常呈现阳虚的现象。本方剂针对帕金森病疗效很好。

═══ 四诊 ═══

三诊服药后，患者大便 2 天 / 次，大便成形，臭。

四诊时，采用中医大脑新计算的处方。

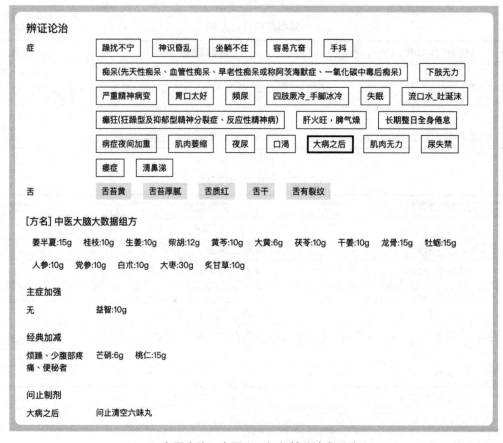

▲ 中医大脑：中医人工智能辅助诊疗系统

【本诊方剂整体药对结构分析】

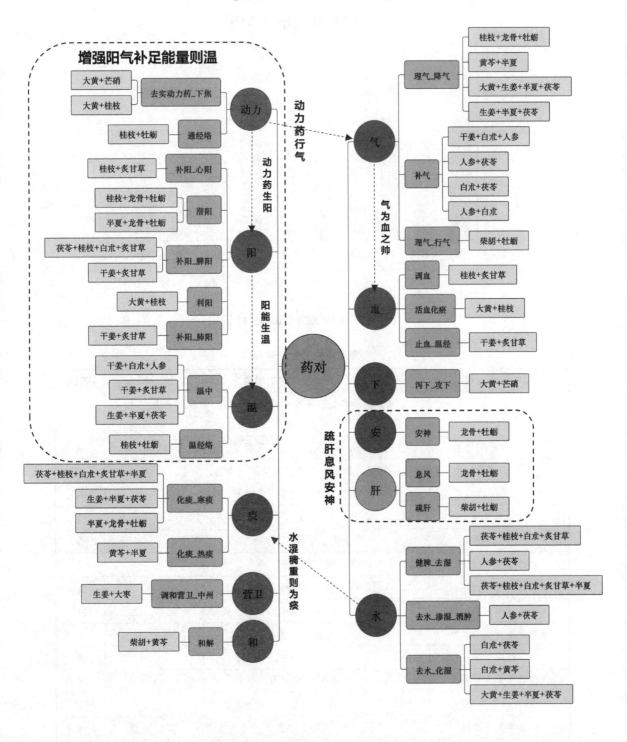

【方剂药性分析】

问止中医大脑方性图

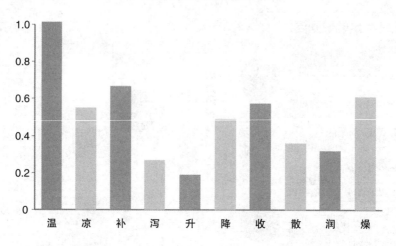

【本诊方剂的组成方剂结构分析】

重要结构符合方剂

结构符合方剂	方剂组成	药数
柴胡加龙骨牡蛎汤	柴胡，半夏，茯苓，桂枝，人参，黄芩，大枣，生姜，龙骨，牡蛎，大黄	11
柴胡加芒硝汤	芒硝，柴胡，黄芩，人参，炙甘草，半夏，生姜，大枣	8
小柴胡汤	柴胡，黄芩，人参，炙甘草，半夏，生姜，大枣	7
四君子汤	人参，白术，茯苓，炙甘草，生姜，大枣	6
桃核承气汤	桃仁，大黄，桂枝，炙甘草，芒硝	5
桂枝人参汤	桂枝，炙甘草，白术，人参，干姜	5
茯苓甘草汤	茯苓，桂枝，生姜，炙甘草	4
茯苓桂枝甘草大枣汤	茯苓，桂枝，炙甘草，大枣	4
苓桂术甘汤	茯苓，桂枝，白术，炙甘草	4
甘草干姜茯苓白术汤	炙甘草，白术，干姜，茯苓	4
理中汤	人参，干姜，炙甘草，白术	4
桂枝甘草龙骨牡蛎汤	桂枝，炙甘草，牡蛎，龙骨	4
桂枝去芍药汤	桂枝，大枣，生姜，炙甘草	4
人参半夏干姜汤	人参，半夏，干姜，生姜	4

可作为方根的结构符合方剂

结构符合方剂	方剂组成	药数
调胃承气汤	大黄，炙甘草，芒硝	3
小半夏加茯苓汤	半夏，生姜，茯苓	3
半夏散及汤	半夏，桂枝，炙甘草	3
干姜人参半夏丸	干姜，人参，半夏	3
甘草干姜汤	炙甘草，干姜	2
桂枝甘草汤	桂枝，炙甘草	2
小半夏汤	半夏，生姜	2
半夏干姜散	半夏，干姜	2
芒硝外敷方	芒硝	1

另外再特别加上的单味药：益智仁。

【重要结构符合方剂说明】

　　根据问止中医大脑"重要结构符合方剂"的分析，本方剂主要是由柴胡加龙骨牡蛎汤、理中汤、桃核承气汤所组成。桃核承气汤和柴胡加龙骨牡蛎汤的合方，可以加强对治癫狂症等严重的精神疾病。在《伤寒论·辨太阳病脉证并治中》有云：

　　"太阳病不解，热结膀胱，**其人如狂**，血自下，下者愈。其外不解者，尚未可攻，当先解外。外解已，但少腹急结者，乃可攻之。宜桃核承气汤。"

　　由条文中可见桃核承气汤可治疗由瘀血和实热所引起的精神躁狂症。

　　值得一提的是，痴呆健忘也常是便秘加瘀血所造成。在《灵枢·大惑论》有云：

　　"黄帝曰：人之善忘者，何气使然？岐伯曰：上气不足，下气有余，肠胃实而心肺虚。虚则营卫留于下，久之不以时上，故善忘也。"

　　在《伤寒论·辨阳明病脉证并治》有云：

　　"阳明证，其人喜忘者，必有蓄血。所以然者，本有久瘀之血，故令喜忘。屎虽硬，大便反易，其色必黑，宜抵当汤下之。"

　　大便颜色黑代表有瘀血。从舌诊上看，舌质青紫色或有青紫色的瘀点，表示体内有瘀。其他如三阴交穴压痛、渴而不欲饮水等症，都可以用来诊断是否体内有瘀血。

===== 五诊 =====

四诊服药后，大便改善明显，1～2天/次，量多，成形，臭。

以四诊处方作为A方，早中服用；以三诊处方作为B方晚上服用。

六诊到七诊

使用 AB 方后，患者晚上没再发作癫狂，睡觉安静了许多，没有以往吵闹，白天也比往常安静了；躺着不流口水，坐起来会流不停，大便基本正常。

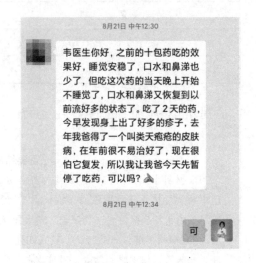

六诊和七诊都选择守方。七诊药后 2 天，家属反馈患者夜晚癫狂症状反复，同时皮肤起疹子，生怕天疱疮复发，家人选择暂时停药。

难治的神志病症守方后出现皮肤红疹，是一种很好的排病反应，神志症状反复只是暂时的。可是家里人过于惧怕天疱疮，最终暂停服药快一个月。这是家属做出的错误决定，这个时候应该加强力量治疗，可毕其功于一役。

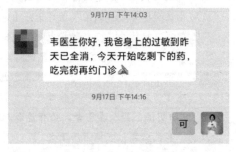

2020 年 9 月 28 日，患者女儿给自己挂号看诊时告诉我，她爸爸后来睡觉很好，脸上也开始长肉了，癫狂也没有再发作。她自己久病多年，一直想找我看诊，又觉得我太年轻，不太放心。她在当地调理快一年都没有效果，还是决定找我看诊，毕竟她爸爸这么难治的病都有效果了。

通过使用中医大脑，我可以像名老中医一样治疗疑难重症。年轻从来不是我的劣势，而是我最宝贵的资本，让我有更多精力和时间来研究病症，积累更多好的治疗经验。

案例二：帕金森病伴抑郁和噩梦

无独有偶，2020 年 7 月底，我接诊了另一位帕金森病伴抑郁和噩梦的老年患者。

患者 78 岁。初诊在 2020 年 7 月 27 日，网诊。

既往史：三年前，青岛青医附院诊断为帕金森病，每天服用美多巴 10 片 / 日、森福罗 2 片 / 日、银杏叶片、胞磷胆碱、阿司匹林、麝香保心丸。

帕金森病症状：脊柱、胳膊、下肢僵硬明显，行动迟缓，身体僵，走路脚抬不高，坐凳子矮了起不来，容易累，身重，躺下后翻身、起身困难。

神志症状：总是重复做同样的梦——家里来小偷了，去搏斗，抬脚踢，结果自己掉到床下；拳打，捣自己老伴身上；梦见蛇，躲避蛇，自己也会掉到床下；和他说话，开始几句还对答，后边要么自己说自己的，要么看着累了的样子不想说了。

饮食及二便：夜尿 4 次，因为不方便起床，就用夜壶。便秘，常常有便意但排不出来，吃过芦荟胶囊、槐角丸等通便的药，大便 2 天 / 次；胃口好，以前喜欢吃鱼、肉，量大，现在吃得少了；每天喝酒；以前人多时跟着抽烟，现在不抽了。

其他：上身特别容易出汗，眼睛容易流泪，晚上睡觉时，眼泪都会流到耳朵里，去眼科做泪腺疏通作用不大，近几天不吃生大蒜、生洋葱，眼泪明显减少。

=====　一诊　=====

辨证论治

症　｜说梦话｜神识昏乱｜身重｜上半身出汗｜皮肤黑斑｜便秘｜神经质｜

眼易流泪｜多梦｜郁证(神经官能症、癔症、焦虑症)｜恶梦｜肥胖｜恶热｜

长期整日全身倦怠｜下肢僵硬｜腿痛无力｜夜尿｜脚冷｜口渴｜皮肤粗糙｜

长期喝酒

舌　｜舌有齿痕｜舌湿_苔水滑｜舌苔黄｜舌质淡红｜舌苔薄｜舌有裂纹｜

[方名] 中医大脑大数据组方

姜半夏:15g　蒸附片:10g　桂枝:10g　生姜:10g　柴胡:12g　黄芩:10g　大黄:5g　茯苓:10g　肉桂:3g　干姜:10g

龙骨:15g　牡蛎:15g　党参:10g　大枣:30g　炙甘草:10g

问止制剂

无　　问止养肝丸　问止清空六味丸

▲ 中医大脑：中医人工智能辅助诊疗系统

一诊开方 7 剂，早晚饭后一小时各一次，配合问止清空六味丸（早、中）和问止养肝丸（晚）。

【本诊方剂整体药对结构分析】

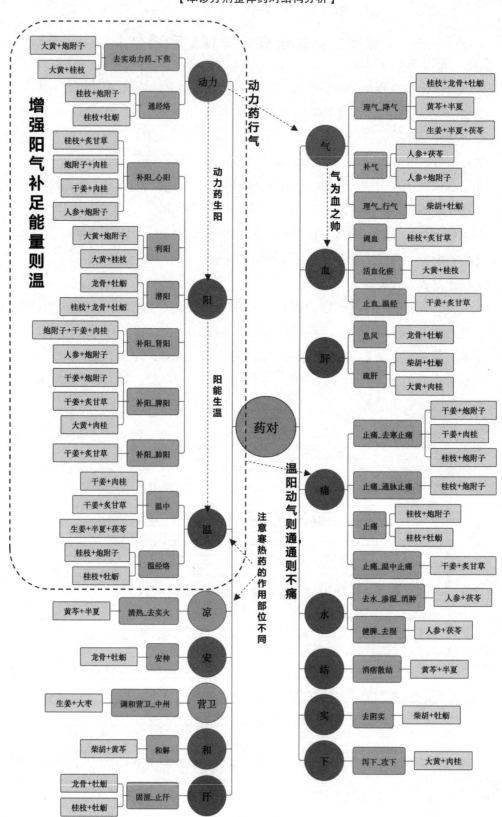

【方剂药性分析】

问止中医大脑方性图

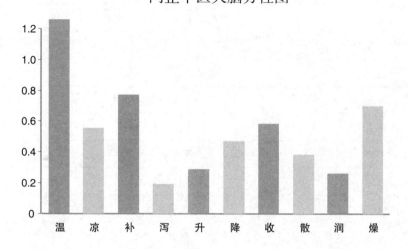

【本诊方剂的组成方剂结构分析】

重要结构符合方剂

结构符合方剂	方剂组成	药数
柴胡加龙骨牡蛎汤	柴胡，半夏，茯苓，桂枝，人参，黄芩，大枣，生姜，龙骨，牡蛎，大黄	11
小柴胡汤	柴胡，黄芩，人参，炙甘草，半夏，生姜，大枣	7
茯苓四逆汤	茯苓，人参，炙甘草，干姜，炮附子	5
桂枝附子汤	桂枝，炮附子，生姜，炙甘草，大枣	5
桂枝去芍药加附子汤	桂枝，炮附子，炙甘草，生姜，大枣	5
茯苓甘草汤	茯苓，桂枝，生姜，炙甘草	4
茯苓桂枝甘草大枣汤	茯苓，桂枝，炙甘草，大枣	4
桂枝甘草龙骨牡蛎汤	桂枝，炙甘草，牡蛎，龙骨	4
桂枝去芍药汤	桂枝，大枣，生姜，炙甘草	4
回阳饮	炮附子，干姜，炙甘草，肉桂	4
四逆加人参汤	炙甘草，炮附子，干姜，人参	4
人参半夏干姜汤	人参，半夏，干姜，生姜	4

可作为方根的结构符合方剂

结构符合方剂	方剂组成	药数
通脉四逆汤	炙甘草，炮附子，干姜	3
小半夏加茯苓汤	半夏，生姜，茯苓	3
四逆汤	炙甘草，干姜，炮附子	3
半夏散及汤	半夏，桂枝，炙甘草	3
干姜人参半夏丸	干姜，人参，半夏	3
甘草干姜汤	炙甘草，干姜	2
桂枝甘草汤	桂枝，炙甘草	2
小半夏汤	半夏，生姜	2
半夏干姜散	半夏，干姜	2
干姜附子汤	干姜，炮附子	2

【重要结构符合方剂说明】

根据问止中医大脑"重要结构符合方剂"的分析，我们可以看得出来这个方剂是柴胡剂和附子剂的合方。

帕金森病在现代医学的研究中，多被认为是下丘脑（下视丘）中的多巴胺失衡造成的，而在中医方剂中，小柴胡汤是调节下丘脑的一个重要方剂。这个案例中的患者伴有抑郁和噩梦的问题，我们在使用柴胡剂时遇到有严重神志问题的时候，会用到柴胡加龙骨牡蛎汤，因此在结构符合方剂中可以清楚看到此结构。

同时，从这位患者的症状中我们可以看得出来他阳虚的情形比较严重。因此中医大脑再加入了回阳饮的结构。而抑郁症本身的病机就是阴实，因此更需用到附子、干姜、肉桂等阳药，才能调整患者阴实的体质。

二诊

2020年8月6日二诊，家属反馈患者药后每天排便，排便后身体轻松一些，眼易流泪、晚上口渴症状缓解，其他症状无明显改善。

守初诊方作为A方，早、中服；配合服用温阳方改善体质作为B方，晚上服用。患者血糖轻微偏高，加入紫油肉桂降糖。

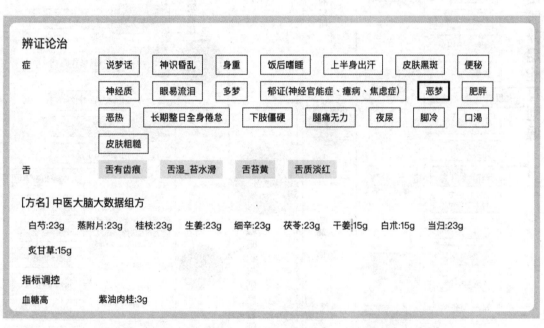

辨证论治

症 | 说梦话 | 神识昏乱 | 身重 | 饭后嗜睡 | 上半身出汗 | 皮肤黑斑 | 便秘

神经质 | 眼易流泪 | 多梦 | 郁证(神经官能症、癔病、焦虑症) | 恶梦 | 肥胖

恶热 | 长期整日全身倦怠 | 下肢僵硬 | 腿痛无力 | 夜尿 | 脚冷 | 口渴

皮肤粗糙

舌 | 舌有齿痕 | 舌湿_苔水滑 | 舌苔黄 | 舌质淡红

[方名] 中医大脑大数据组方

白芍:23g 蒸附片:23g 桂枝:23g 生姜:23g 细辛:23g 茯苓:23g 干姜:15g 白术:15g 当归:23g

炙甘草:15g

指标调控

血糖高 紫油肉桂:3g

▲ 中医大脑：中医人工智能辅助诊疗系统

【本诊方剂整体药对结构分析】

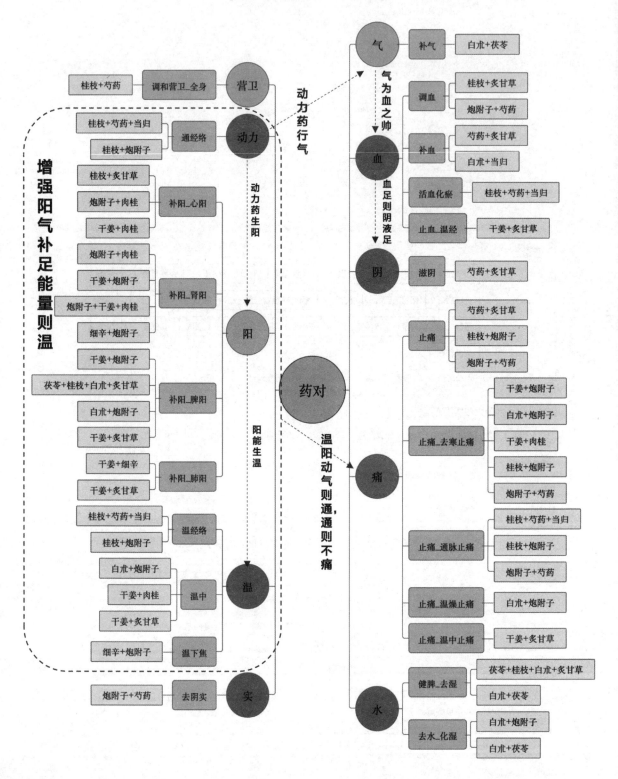

【方剂药性分析】

问止中医大脑方性图

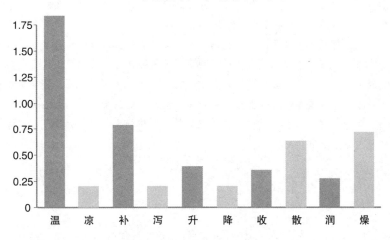

【本诊方剂的组成方剂结构分析】

重要结构符合方剂

结构符合方剂	方剂组成	药数
真武汤	茯苓，芍药，白术，生姜，炮附子	5
茯苓甘草汤	茯苓，桂枝，生姜，炙甘草	4
苓桂术甘汤	茯苓，桂枝，白术，炙甘草	4
甘草干姜茯苓白术汤	炙甘草，白术，干姜，茯苓	4
回阳饮	炮附子，干姜，炙甘草，肉桂	4

可作为方根的结构符合方剂

结构符合方剂	方剂组成	药数
通脉四逆汤	炙甘草，炮附子，干姜	3
芍药甘草附子汤	芍药，炙甘草，炮附子	3
四逆汤	炙甘草，干姜，炮附子	3
芍药甘草汤	芍药，炙甘草	2
甘草干姜汤	炙甘草，干姜	2
桂枝甘草汤	桂枝，炙甘草	2
干姜附子汤	干姜，炮附子	2

另外再特别加上的单味药：细辛、当归。

【重要结构符合方剂说明】

根据问止中医学习大脑"重要结构符合方剂"的分析，我们可以看得出来这个方剂是附子剂和苓桂术甘汤的合方，这其中的附子剂除了四逆汤之外，还有真武汤的结构，这代表除了补阳之外，去除水湿也是这个方剂的重要方向。

祛水湿方面，除了去下焦水湿的真武汤之外，还有去中焦水湿的苓桂术甘汤也出现在这个方剂的结构中。从患者在睡眠问题上的表现，以及脚冷、汗出等问题，我们可以看得出来他的阳虚是造成问题的主因。本方和前方形成的 AB 方可以有效地全面改善患者的症状，同时在体质调整上会更加完整有力。毕竟这是一位重症且虚弱的患者，我们必须采取比较全面而细腻的治疗方式来对治尽可能多的症状，不宜只就某一症状去攻。大力攻伐，那样的模式多在初患的急性病症上使用。

三诊

2020 年 8 月 16 日三诊：晚上 9 点躺下就能睡着，睡眠很沉，不会早醒了；以前闹钟叫不醒，现在叫得醒；晚上做梦减少。

患者女儿睡隔壁房间，几乎每晚都被患者的梦话吵醒，三诊三天后基本听不到患者的梦话和叫喊声。

患者走路能力加强，以前只能围着楼群走 3 到 4 圈，现在可走 6 到 7 圈。迈步有力，心情也不错，大便基本正常。

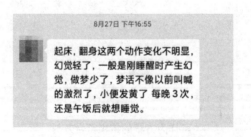

患者的女儿告诉我，老人的神志症状（幻觉）是服用治疗帕金森病药物森福罗引起的。在中医治疗过程中，随着症状的改善，我指导其缓慢减少西药。

别的不多说了，就提醒久服西药的诸位一点：掂量掂量自己正在吃的大把西药是不是都安全有效。

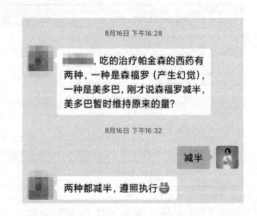

【本医案之整体分析】

帕金森病患者常出现手的震颤，这属于中医"颤证"的范畴。王肯堂所著《证治准绳·颤振》有提道：

"颤，摇也；振，动也。筋脉约束不住，而莫能任持，风之象也。《内经》云：诸风掉眩，皆属肝木。肝主风，风为阳气，阳主动，此木气太过而克脾土，脾主四肢，四肢者诸阳之末，木气鼓之，故动。经谓风淫末疾者，此也。亦有头动而手足不动者，盖头乃诸阳之首，木气上冲故头独动而手足不动；散于四末，则手足动而头不动也。皆木气太过而兼火之化也。"

由以上所述可见，木气太过是"颤证"常见的病因。因而这两篇医案中，中医大脑计算后都选用了柴胡加龙骨牡蛎汤以平肝疏木，抑制木气升发太过，可谓把握住了核心病机。

同时，基于问止中医对帕金森病患者的临床观察，我们发现这类患者大多是阴阳两虚，而且我们发现便秘是这一类患者的体质共同点。现代医学一些新的研究也认为消化道的微生物菌群被破坏，从而造成多巴胺的失调，继而促进了帕金森病的产生。这类研究被归口于"脑肠轴"领域，即大脑与肠道的荷尔蒙和神经信号调节机制。

在中医的治疗上，对于这类阴阳两虚的患者，我们会以补阳为主，因为只有阳气先补起来，阴才能生。同等重要的是要保持患者大便的通畅，在脾胃功能的强化上着墨。在这两篇医案里面，中医大脑都运用了附子剂和大黄剂，在一升一降之间，推动人体的圆运动。

值得一提的是，中医治疗脑部问题多用攻下法取效，如癫狂、癫痫、失眠、痴呆、健忘、脑中风、脑肿瘤，以及本篇的帕金森病等。在经方大师胡希恕先生的病案中，治疗脑病使用最多的就是大柴胡汤合桂枝茯苓丸。其他像本案的柴胡加龙骨牡蛎汤、桃核承气汤、三黄泻心汤等，都是很常用的方剂。

此外，很多人都认为帕金森的主要表现就是手抖，其实临床所见帕金森的症状非常多样，甚至有些人不见得会手抖，但是最后的发展基本都属于严重的阳虚！也就是身体的功能逐渐衰退，除了手不能自主控制之外，很多患者的脚也会产生行走困难的问题，甚至容易摔倒，并常常表现出帕金森病患者特有的小碎步态。严重的帕金森病患者甚至最后连吞咽功能都会降低，可以说身体的各种平衡都渐次失去，包括体温调节中枢、体液调节中枢、内分泌调节中枢、情绪调节中枢、睡眠调节中枢、摄食调节中枢、自律神经调节中枢等，都会慢慢失去平衡而造成各种症状。

治疗帕金森病，中医大脑也有依照病名作为主证来计算并开具处方的功能，如主证就是"帕金森病"，不过医者多直接使用某症状作为主证并计算取方，如前文所见的主证"噩梦"。中医大脑面对帕金森病患者的时候，其中最重要的一项工作就是补阳！唯有阳气恢复才有可能令身体的功能恢复；同时，我们也可以看到中医大脑擅长使用柴胡剂来重置身体各种平衡中枢所在的下丘脑；其次，也可以看到中医大脑多使用温阳祛湿的方剂结构，比如真武汤就经常被中医大脑用于治疗帕金森病。

帕金森病多是年老的患者在多年的累积之后表现出的病症，所以在各种症状的组合上都非常复杂，我们必须把握整体体质的调整而不是跟随着症状来取方用药。医者的耐心和患者的信心必不可少，而中医大脑在这其中扮演着仔细计算分析的角色，在整体调整和症状对治中取得平衡，可以说是治疗这一类慢性疾病时非常强大的武器。

•医案 23•

求医不求神，治反复发作的癫狂症

主诊医师：韦雅楠

2020 年 6 月 12 日，我接诊了一例癫狂症病例。女孩是一位高中在校生，患病半年，反复发作。服药 6 天后，她慢慢清醒过来，恢复了自主意识，并顺利参加高考。

病史及西医治疗

女孩身高 162 厘米，体重 60 千克。她妈妈说她在上高中以前，身体还不错。上高中后，有一次考试前压力过大，她开始出现情绪低落、烦躁、睡不着、干呕、后背沉重等症状。

医院诊断为抑郁症，开抗抑郁药治疗。服药后，女孩肠胃功能紊乱，体重增加将近 30 斤。

上高三时，她一整年没有去学校上学，整天把自己关在家里，昼夜颠倒，晚上熬夜学习，白天睡觉。2019 年考上一本，新生入学体检时，查出胆囊息肉及肝功能指标异常（后来在医院复查也是同样的结果），同时又觉得大学条件艰苦，抑郁问题一直存在，就退学回家复读。

复读这一年，女孩还是在家自习。刚开始一切还好。2019 年冬至前后，她突然出现严重的幻听、幻觉，整天觉得有人要害她和家里人。有时又觉得自己犯了天大的错误，闹着要去公安局自首。整晚睡不着，不停用手使劲抓挠自己的头发。白天在家里不停地走来走去，不停地喝水，不停地拉尿。父母完全不能离开她的视线，有时父母出门办事，她就认为父母被抓走了，大哭大闹。

中医治疗史

发病后，家人首先带她就诊于省人民医院精神科，住院 15 天无明显好转，于是出院。在从省会回家的火车上，偶遇一位中医好心帮忙开方调理，服药到第三剂时，病情明显好转，能正常学习。女孩信心大增，停服抗抑郁西药，依靠中医汤药治疗。

然而，一周后癫狂复发，父母再度向这位中医请方。还是一样，好转 10 天左右又发病，症状还是晚上睡不着，靠安眠药入睡。白天在家里走来走去，不说话，不吃饭，不穿衣，不能自主拉尿或解大便。这位中医自觉无计可施，建议换医生。

2020 年 1 月 20 日开始，新冠疫情暴发，女孩和其他所有无助的人一样，无法外出求医，只好在网上求助于一位外地中医。药后情况和火车偶遇的中医诊治时一样——前几天有效，一周后又复发，疑神疑鬼，严重便秘，大便 4 ~ 5 天 / 次。

好不容易等到 4 月份，各地交通开始恢复，父母着急带女孩到隔壁城市面诊当地一位名医，女孩不配合汤药 + 针灸 + 艾灸的综合治疗方法，只喝汤药，效果并不明显。复诊时，当地名医调方并建议配合放生、运动、调理饮食等方法。

求助佛事

从发病到 4 月份，已经断断续续服用中药三个多月，女孩拒绝继续喝汤药，父母只好开始做一些佛事，如放生、供僧、做烟供、请众僧念经、家里播放《地藏经》。也许是心诚被护佑，女孩慢慢清醒过来，又可以开始学习了。父母很开心，继续为她做佛事，全家人跟着素食。

可是 10 天后，又犯病了，病情时好时坏。5 月底时女孩比较清醒，就抓紧时间学习，晚上学到 11 点甚至凌晨。女孩从小脾气倔，听不进父母早睡早起的劝告。6 月 8 日晚上又睡不着，整个人烦躁不安、疑神疑鬼、头上不停出汗、严重便秘。

病情就这样反复着。

┤ 一诊：2020 年 6 月 12 日 ├

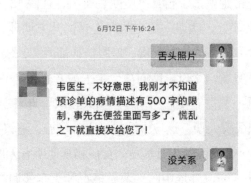

6月12日，母亲带女孩求诊于问止中医。接诊时，女孩一直在胡言乱语，完全没法安静，一直阻止母亲做病情描述，又是抢手机，又是找行李箱装行李准备出远门，又是要报警……妈妈欲哭无泪，沧桑的面容、无助的眼神让我心痛。

我相信情志病症是五脏六腑功能失调引起气血运行障碍所致。我将问诊时的内容准确记录，并用中医大脑开出处方。

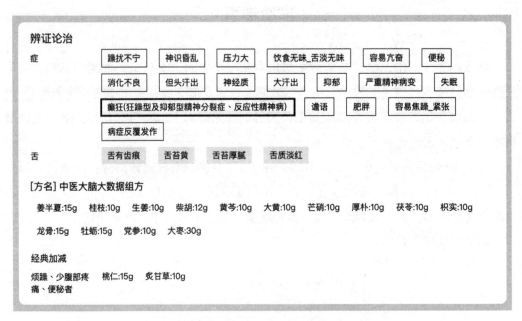

▲ 中医大脑：中医人工智能辅助诊疗系统

【 本诊方剂整体药对结构分析 】

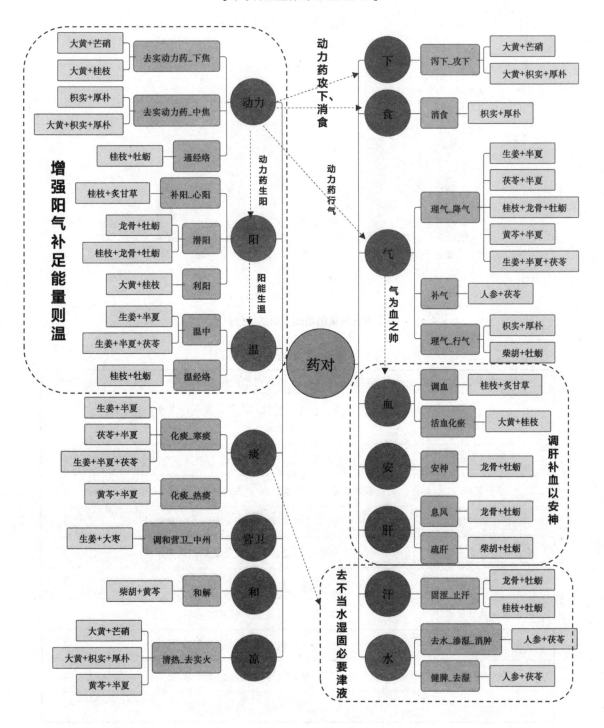

【方剂药性分析】

问止中医大脑方性图

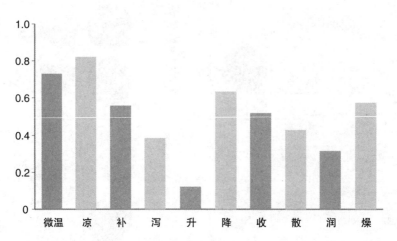

【本诊方剂的组成方剂结构分析】

重要结构符合方剂

结构符合方剂	方剂组成	药数
柴胡加龙骨牡蛎汤	柴胡，半夏，茯苓，桂枝，人参，黄芩，大枣，生姜，龙骨，牡蛎，大黄	11
柴胡加芒硝汤	芒硝，柴胡，黄芩，人参，炙甘草，半夏，生姜，大枣	8
小柴胡汤	柴胡，黄芩，人参，炙甘草，半夏，生姜，大枣	7
桃核承气汤	桃仁，大黄，桂枝，炙甘草，芒硝	5
厚朴半夏甘草人参汤	厚朴，生姜，半夏，炙甘草，人参	5
茯苓甘草汤	茯苓，桂枝，生姜，炙甘草	4
茯苓桂枝甘草大枣汤	茯苓，桂枝，炙甘草，大枣	4
桂枝甘草龙骨牡蛎汤	桂枝，炙甘草，牡蛎，龙骨	4
桂枝去芍药汤	桂枝，大枣，生姜，炙甘草	4
大承气汤	大黄，厚朴，枳实，芒硝	4

可作为方根的结构符合方剂

结构符合方剂	方剂组成	药数
调胃承气汤	大黄，炙甘草，芒硝	3
桂枝生姜枳实汤	桂枝，生姜，枳实	3
小承气汤	大黄，枳实，厚朴	3
小半夏加茯苓汤	半夏，生姜，茯苓	3
厚朴大黄汤	厚朴，大黄，枳实	3
厚朴三物汤	厚朴，大黄，枳实	3
半夏散及汤	半夏，桂枝，炙甘草	3
桂枝甘草汤	桂枝，炙甘草	2
小半夏汤	半夏，生姜	2

【重要结构符合方剂说明】

　　通过问止中医学习大脑的"重要结构符合方剂分析"，我们可以看得出来这是一个承气辈和柴胡类方的组合。仔细分辨发现本方主要由柴胡加龙骨牡蛎汤、大承气汤、桃核承气汤构成。

　　三个主要结构方剂的说明如下：

● **柴胡加龙骨牡蛎汤：**本方是用来对治如大柴胡汤或小柴胡汤证，而属于胸胁部位病证的方剂。它能祛除内外的病邪，疏通停滞的气和水。常应用于兼并神经症的问题。

● **大承气汤：**本方是阳明病的代表性处方。在急性热性病的高热期，最易出现这种病证。而腹部充实膨满便秘而造成癫狂者，也常用本方。

● **桃核承气汤：**本方主要是治疗下焦蓄血证。症见下腹拘急硬痛、小便自利、夜晚发热，谵语烦渴，甚则如狂，以及血瘀经闭、痛经、产后恶露不下等。常应用在下焦血瘀引起的癫狂症。

　　我们可以看得出来，针对癫狂这个问题，这样的组方是非常切合所需的治疗方案，这个方剂的特色就是动力药非常强大！在中医药物动力学里面，我们一般会用到的动力药：半夏作用在头面，枳实作用在上焦，厚朴作用在中焦，大黄作用在下焦，桂枝作用在四肢。在本方剂中，这几员大将全部出笼了！这张方剂，能令患者气机通畅，自然就能够使之安神定志！

　　开方 5 剂，代煎后快递汤药，给出服药方法及医嘱，并嘱咐不管病情是否有改善，药后第四天准时复诊。

二诊：2020 年 6 月 18 日

自诉

二诊：初诊是6月12日，代煎的中药于6月15日上午收到，开始喝药。初诊开了5付药，今天6月18日喝第四付药，而且今天来复诊。这几天，孩子的情况如下：

1、睡眠有改善。喝药第一天、第二天都是一上床几分钟就睡着了。第一天一觉睡了4个小时，第二天一觉睡了8个小时。醒后可以复睡，但睡不深。第三天（就是昨天）晚上睡得不太好，一直在床上翻动，不知道睡着了没有。

2、白天晚上出汗还是比较多，尤其是头上爱出汗。晚上睡觉总会汗湿衣服。喝水比较多。吃饭胃口有改善，但还是胃口一般。

3、喝药的头三天小便还是比较少，而且颜色是橘红色，很像喝药的颜色。喝药的第四天，也就是今天，早上起来拉的尿比较多，而且颜色变成浅黄色了，然后今天一上午，尿量比较多，尿色都是正常的。

4、喝药第一天没有拉大便。第二天拉了一次，有点拉肚子。第三天拉了两次，还是有点拉肚子。第四天也就是今天，大便1次，成形。

5、头脑稍微清醒了一些，说话稍微多了一点。但是白天还是在家一直慢慢地走来走去，很少坐下或躺下休息。站着时，身体总是在左右两边晃来晃去，不能静止站立。经常去洗手，好像是那种强迫性的洗手。老是要打110报警，说是要保护爸爸妈妈的人身安全。胆囊息肉，尿酸高，燥热有缓解

舌苔变化好（黄腻苔退大半）

舌淡红，中后部苔黄腻

▲ 中医大脑：中医人工智能辅助诊疗系统

详细记录：

二诊：初诊是 6 月 12 日，代煎的中药于 6 月 15 日上午收到，开始喝药。初诊开了 5 剂药，今天 6 月 18 日喝第四剂药，而且今天来复诊。这几天，女孩的情况如下：

1. 睡眠有改善。喝药第一天、第二天都是一上床几分钟就睡着了。第一天一觉睡了 4 个小时，第二天一觉睡了 8 个小时。醒后可以复睡，但睡不深。第三天（就是昨天）晚上睡得不太好，一直在床上翻动，不知道睡着了没有。

2. 白天、晚上出汗还是比较多，尤其是头上爱出汗。晚上睡觉总会汗湿衣服。喝水比较多。吃饭胃口有改善，但还是胃口一般。

3. 喝药的头三天小便还是比较少，而且颜色是橘红色，很像喝药的颜色。喝药的第四天，也就是今天，早上起来拉的尿比较多，而且颜色变成浅黄色了，然后今天一上午，尿量比较多，尿色都是正常的。

4. 喝药第一天没有拉大便。第二天拉了一次，有点拉肚子。第三天拉了两次，还是有点拉肚子。第四天也就是今天，大便 1 次，成形。

5. 头脑稍微清醒了一些，说话稍微多了一点。但是白天还是在家一直慢慢地走来走去，很少坐下或躺下休息。站着时，身体总是在左右两边晃来晃去，不能静止站立。经常去洗手，好像是那种强迫性的洗手。老是要打 110 报警，说是要保护爸爸妈妈的人身安全。胆囊息肉、尿酸高、燥热有缓解。

舌苔变化好（黄腻苔退大半）。

舌淡红，中后部苔黄腻。

一诊后，女孩睡眠改善，大小便改善，头脑稍微清醒。二诊我选择守方，针对情志不安问题，将桃仁、炙甘草剂量做了调整，并配合问止养肝丸调畅情志及睡眠。

6 月 26 日，患者妈妈和我反馈：

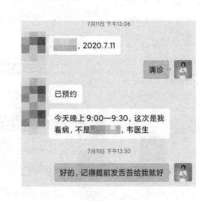

6月26日 上午08:47

韦医生，您好！本来应该今天预约第三诊的，可是情况经常不按人的愿望去发展。是这样的，孩子喝了您初诊开的 5 付药之后，情况大有好转，睡眠好多了，其他方面也在好转。可是，复诊的药，孩子只喝了一天，就怎么都不肯喝了。哄也好，狠也好，他总是把嘴巴闭得紧紧的，不张开，坚决不喝。养肝丸也不喝。我试着用调羹喂，药都被他用手打翻在地。现在孩子每天晚上都能睡，大小便正常，出汗和喝水还是有点多，还是经常洗手，头脑还没有完全清醒，老是在家里闹着要去武汉。他说他是要去武汉看病，也不知道他到底要去干什么。他目前这种状态，我们不敢带他出门。武汉███医院，我们在孩子刚一发病就带去看了的，在那里住院半个月，孩子的病情没有好转，而且西药的量用得很吓人。所以，我再不愿意带孩子去看西医了，怕把孩子治傻了，身体体质治差了。可是，目前孩子又不愿意喝中药，我们真不知道该怎么办？我想问问您，药能不能给孩子泡脚？或者您还有没有别的好办法？另外，孩子需不需要做一些检查？

了解到女孩服药后诸多方面有改善，但拒绝再服药。我整个 7 月份每天都几乎满诊，我没有时间继续跟进本案，直到 7 月 11 日。

原来这次是妈妈自己挂号看诊。看诊结束时，我顺便了解女孩的情况。妈妈说："二次就诊后，后来虽然没有继续服药，可是女孩一天天自己清醒起来，高考前继续自学了一段时间，顺利参加完高考，在等待成绩。"妈妈还说，女孩除了性格偏执，其他情况都

7月11日 下午13:06

███，2020.7.11

满诊

已预约

今天晚上 9:00—9:30，这次是我看病，不是███，韦医生

7月11日 下午13:30

好的，记得提前发舌苔给我就好

很好，经历这大半年的折腾，她和女孩的爸爸已经不在乎高考成绩了，只盼女孩平平安安的。

妈妈二诊时还告诉我，女孩今年高考成绩虽然只达到了二本线，比去年稍低，可是她没有被击倒，目前身体和情志依然不错。

烦恼与情志

正值暑假，近期我接诊了不少年轻患者。我发现很多女孩子年龄很小，可是月经

不调、崩漏、闭经。她们觉得父母很烦，自己总是很委屈，莫名其妙想哭，也有在服用抗抑郁等精神类治疗药物。

父母给孩子创造了很好的生活，也需顾及孩子脆弱的心灵。当抑郁、焦虑、失眠、无助这些情绪产生时，父母需及时关注并帮助孩子排解。情志类疾病发病年龄越来越低，并非少年无烦恼，等少年的烦恼成长为疾病时，大多已经很严重且不好治了。

【本医案之整体分析】

"狂"病以精神亢奋、狂躁不安、喧扰不宁、骂人毁物、动而多怒为特征，在中医属于阳实或痰热瘀结之证，一般需用攻下法。如《伤寒论》所述：

"太阳病不解，热结膀胱，其人如狂，血自下，下者愈。其外不解者，尚未可攻，当先解其外；外解已，但少腹急结者，乃可攻之，宜桃核承气汤。"

"太阳病，六七日表证仍在，脉微而沉，反不结胸，其人发狂者，以热在下焦，少腹当硬满，小便自利者，下血乃愈。所以然者，以太阳随经，瘀热在里故也。抵当汤主之。"

对此患者我们抓住了她严重便秘的根本病机，用了攻下法因而取效。

治疗神志病，除了在心理上有所辅导，中医更着重于"生理影响心理"这个思考。有时候往往是因为阴阳失调、气机不畅等原因，引起了神志方面的很大问题，这个案例就是一个非常好的说明。在此就问止中医治疗神志病的方法略做整理说明，约略说明我们在神志病治疗上的思路、用方、用药，供大家参考。

神志病诊断依据及所属病症一览表

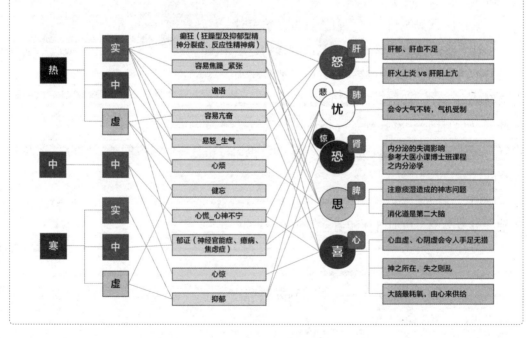

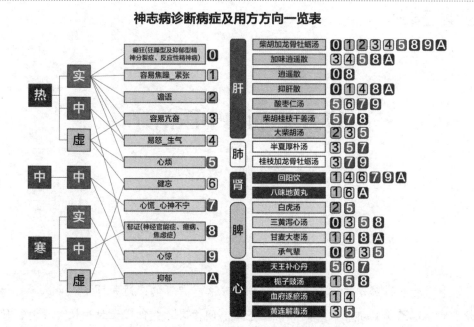

神志病诊断病症及用方方向一览表

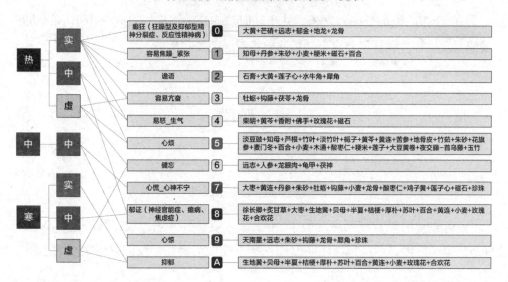

神志病诊断病症及常用单味药一览表

　　本诊中的神志问题是癫狂，它偏实热证，且与心、肝、脾三个脏腑的关系比较大。事实上，中医大脑本身的思维比我们列出来的这个表还要精密，但凭借着快速的计算能力，中医大脑可以迅速根据医者输入的症状而计算出最优解。我们很高兴看到这位年轻人通过医者和中医大脑的诊治取得很好的疗效。

　　注意：根据国家相关法律，上图中犀角须用代用品。

• 医案 24 •

17 年癫痫的中医治疗

主诊医师：吴孟珊

我有一位很坚强乐观的患者。她拥有东北人典型的热情和可爱。每次跟她视频看诊，隔着屏幕都能被她的热情所感染。问诊时，我们常常讨论饮食注意，什么能吃、什么不能吃，看诊的过程总是很欢乐。最让我觉得难得的地方便是她身有不适 17 余年了，但是并没有让疾病磨去她可爱的个性。

17 年来，她饱受癫痫之苦。从年轻时癫痫开始出现，只要一个小小的动静就能引发抽搐，她长年要靠大剂量的抗癫痫西药控制病情。

第一阶段

一诊：温阳镇痉安神

第一次看诊时她说癫痫至今有 17 年了，从年轻时开始出现。我心想，成人癫痫没有小儿癫痫好治，西药只能压制发作，却不能根治疾病，我们就用中医的思路来治疗吧！

我仔细询问了患者的主要情况：怕动静、上半身抽搐、常在经期时加重，伴随症状有夜尿、便秘、出汗多、半夜容易莫名惊醒，月经量大且经期持续 15 日才干净。口服卡马西平，每日 12 片。

录入中医大脑，以"局部抽搐症"为主证。本阶段，中医大脑以温阳镇痉安神为治疗思路。

每次看诊完我都会跟患者说一嘴"有不舒服或是有发作，你就记录下来微信跟我说"。

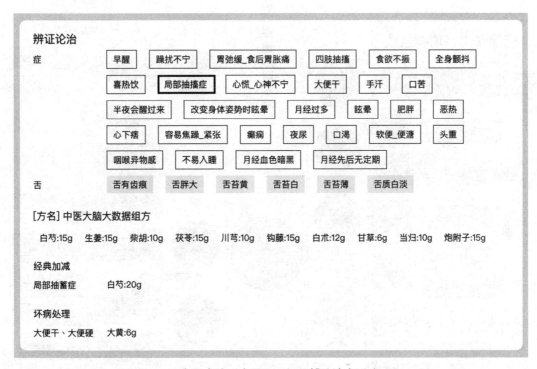

▲ 中医大脑：中医人工智能辅助诊疗系统

癫痫的治疗特别复杂，需要镇惊安神、养血柔肝、化痰浊以清心窍，必须分不同阶段进行，各个方面都需要顾及，只能慢慢调整。

这位患者特别遵医嘱，几乎天天跟我报告什么时候又犯了病，花了多长时间才缓过来。我心想，她几乎天天都要发作呀！ 17年来都这样，那还怎么过日子？

可幸的是，第一次用药的十天里，她大概有一周左右没怎么出现抽搐的情况，但是心惊、怕动静的情况依旧如故。所以我在复诊时对主症的选取上作了变化，用药针对"心惊"，治疗以安神镇惊、养血化痰为主要原则。

【本诊方剂整体药对结构分析】

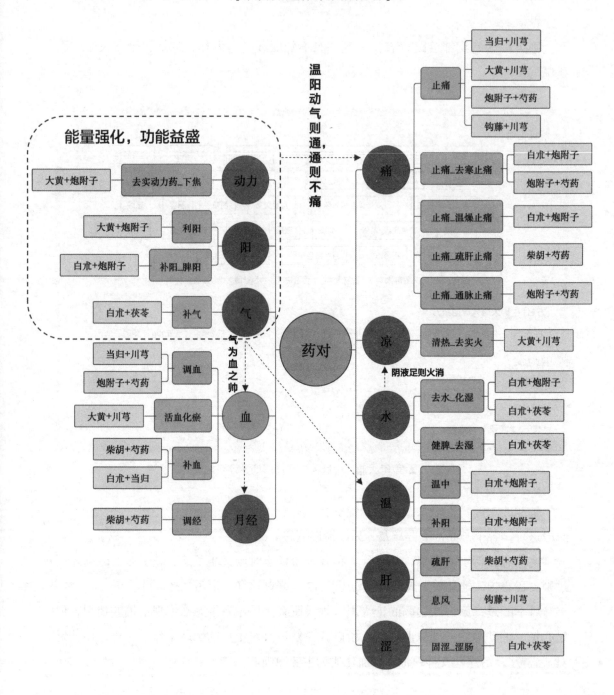

【方剂药性分析】

问止中医大脑方性图

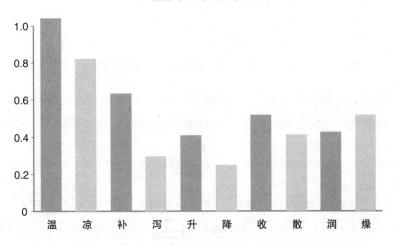

【本诊方剂的组成方剂结构分析】

重要结构符合方剂

结构符合方剂	方剂组成	药数
抑肝散	白术，茯苓，当归，川芎，钩藤，柴胡，甘草	7
真武汤	茯苓，芍药，白术，生姜，炮附子	5

可作为方根的结构符合方剂

结构符合方剂	方剂组成	药数
大黄甘草汤	大黄，甘草	2
佛手散	川芎，当归	2
甘草汤	甘草	1

【重要结构符合方剂说明】

　　这个方剂一共有 12 味药，在中医学习大脑的分析之下，可以拆解为真武汤、抑肝散等方剂结构。从前面的整体药对结构分析来看，本方剂的理法方药覆盖范围也相当完整。从经方类方的角度来看，它可以说是柴胡剂和附子剂的合方，其中的抑肝散本身就是处理肝经虚热而引发抽搐或惊悸的一个重要方剂，再加上温阳利水去晕眩的真武汤，就构成了初诊时的方剂。此方结构严谨、用药精到，对照着列出来的症状以及中医大脑整理出来的整体药对结构分析，可以发现在治疗癫痫的诸多细节方面都有着完备的考虑。

值得一提的是，抑肝散中的钩藤是镇痉、缓解抽搐的主力药，但在煮法上一定要后下，只能煮 15 ～ 20 分钟，由此才能发挥它的效果。

═══ 二诊到三诊：安神镇惊、养血化痰 ═══

二诊：患者未见抽搐有一周了，伴随头晕头胀，还是会容易心惊恐慌，已无便秘，出汗减少，睡眠尚不安稳，月经量正常，经期 6 日结束。三诊守方如二诊。

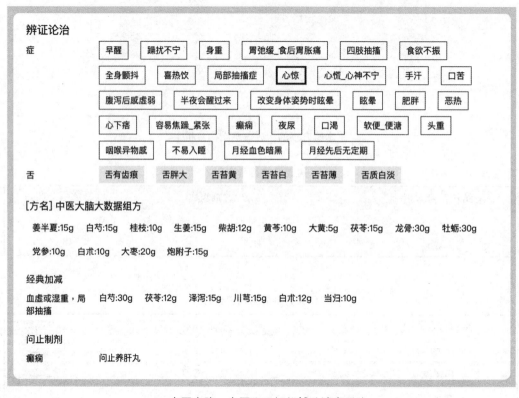

辨证论治

症
早醒	躁扰不宁	身重	胃弛缓_食后胃胀痛	四肢抽搐	食欲不振
全身颤抖	喜热饮	局部抽搐症	心惊	心慌_心神不宁	手汗	口苦
腹泻后感虚弱	半夜会醒过来	改变身体姿势时眩晕	眩晕	肥胖	恶热
心下痞	容易焦躁_紧张	癫痫	夜尿	口渴	软便_便溏	头重
咽喉异物感	不易入睡	月经血色暗黑	月经先后无定期

舌
| 舌有齿痕 | 舌胖大 | 舌苔黄 | 舌苔白 | 舌苔薄 | 舌质白淡 |

[方名]中医大脑大数据组方

姜半夏:15g　白芍:15g　桂枝:10g　生姜:15g　柴胡:12g　黄芩:10g　大黄:5g　茯苓:15g　龙骨:30g　牡蛎:30g

党参:10g　白术:10g　大枣:20g　炮附子:15g

经典加减

血虚或湿重，局部抽搐　白芍:30g　茯苓:12g　泽泻:15g　川芎:15g　白术:12g　当归:10g

问止制剂

癫痫　　问止养肝丸

▲ 中医大脑：中医人工智能辅助诊疗系统

一、二、三诊以安神镇惊为主，养血为辅，这一阶段治疗了一个月。患者的情况还没见稳定，尤其是来月经的时候。**截至目前，患者许多伴随症状已经消失，但是心惊抽搐还是不时发作，治疗过程中还遇到一次犯病严重到呕吐的情况。**

【本诊方剂整体药对结构分析】

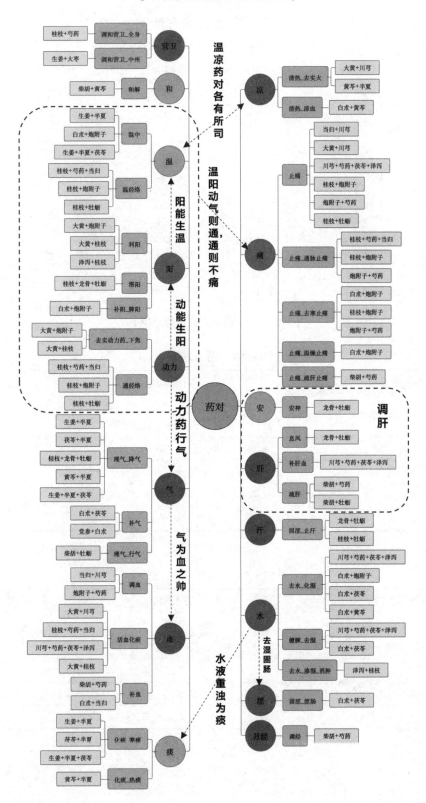

【 方剂药性分析 】

问止中医大脑方性图

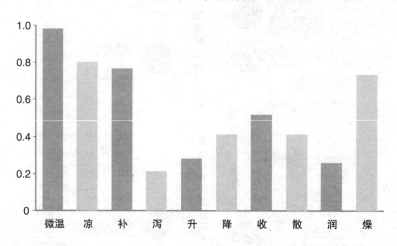

【 本诊方剂的组成方剂结构分析 】

重要结构符合方剂

结构符合方剂	方剂组成	药数
柴胡加龙骨牡蛎汤	柴胡，半夏，茯苓，桂枝，人参，黄芩，大枣，生姜，龙骨，牡蛎，大黄	11
当归芍药散	当归，川芎，芍药，茯苓，白术，泽泻	6
附子汤	炮附子，茯苓，人参，白术，芍药	5
真武汤	茯苓，芍药，白术，生姜，炮附子	5
当归散	当归，黄芩，芍药，川芎，白术	5

可作为方根的结构符合方剂

结构符合方剂	方剂组成	药数
小半夏加茯苓汤	半夏，生姜，茯苓	3
泽泻汤	泽泻，白术	2
小半夏汤	半夏，生姜	2
佛手散	川芎，当归	2
二仙汤	黄芩，芍药	2

【重要结构符合方剂说明】

从方剂结构来看，本方剂还是延续着之前方剂中的柴胡剂和附子剂的结构，不过在柴胡剂的选取上有所不同。这个方剂的主要结构是柴胡加龙骨牡蛎汤和真武汤，此外，它同时也具备当归芍药散的结构。在这个方剂里面，我们也可以看到化痰的药对已经出现，这是和第一次的用药差异较大之处。而且，因为有了龙骨、牡蛎的药对结构，这个方剂也增强了潜阳的功效。

══ 四诊：化痰安神 ══

在第四诊时，患者的头痛沉胀感消失了，但是心惊不安的感觉还是会有。因为这个情况着实顽固，所以我寻求了会诊，由我们上级医师建议适时加入化痰之法，以求安定心神之效！

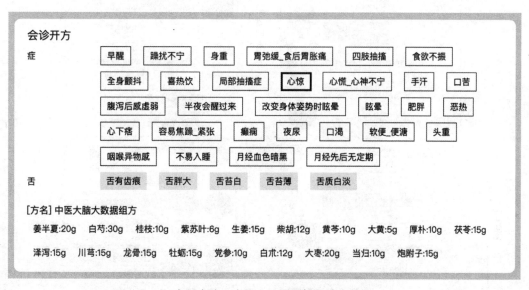

▲ 中医大脑：中医人工智能辅助诊疗系统

【本诊方剂整体药对结构分析】

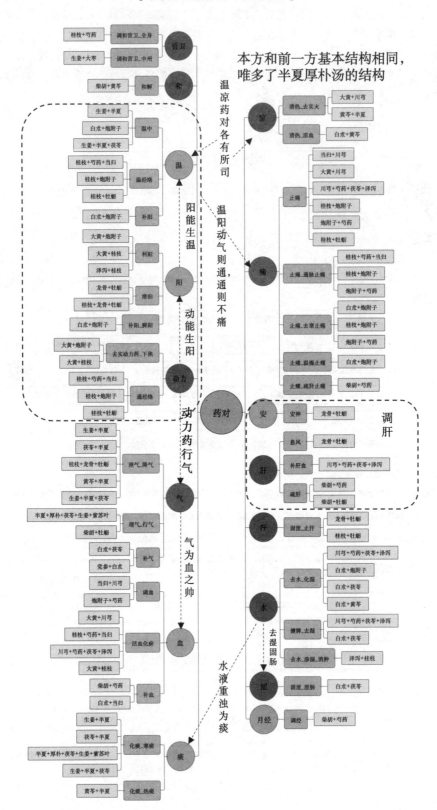

本方和前一方基本结构相同，唯多了半夏厚朴汤的结构

【 方剂药性分析 】

问止中医大脑方性图

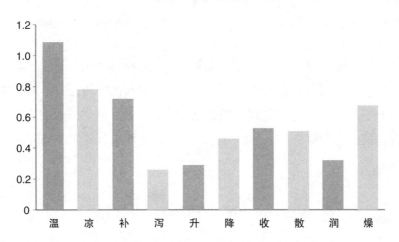

【 本诊方剂的组成方剂结构分析 】

重要结构符合方剂

结构符合方剂	方剂组成	药数
柴胡加龙骨牡蛎汤	柴胡，半夏，茯苓，桂枝，人参，黄芩，大枣，生姜，龙骨，牡蛎，大黄	11
当归芍药散	当归，川芎，芍药，茯苓，白术，泽泻	6
附子汤	炮附子，茯苓，人参，白术，芍药	5
真武汤	茯苓，芍药，白术，生姜，炮附子	5
当归散	当归，黄芩，芍药，川芎，白术	5
半夏厚朴汤	半夏，厚朴，茯苓，生姜，紫苏叶	5

可作为方根的结构符合方剂

结构符合方剂	方剂组成	药数
小半夏加茯苓汤	半夏，生姜，茯苓	3
泽泻汤	泽泻，白术	2
小半夏汤	半夏，生姜	2
佛手散	川芎，当归	2
二仙汤	黄芩，芍药	2

> **【重要结构符合方剂说明】**
>
> 　　经过问止中医学习大脑的分析，本方的整体结构和前一个方剂基本相同，只是因为加入了半夏厚朴汤的结构，所以有了不同的作用重点。本方剂在行气方面会因为厚朴及紫苏叶的加入而增强。此外，因为半夏厚朴汤结构的加入，本方剂的祛痰功效也会比较强。

　　到第五诊治疗时已满一个月，算是完成了第一阶段的疗程。期间一直秉着守方态度，不敢轻易更动方剂，由患者反馈可以知道，在加入化痰药之后，她的脾胃可得安稳，已无腹胀、胃胀。眩晕也要到很难受时才会再出现，痰浊利后眩晕已减轻许多。我们在第五诊就使用和第二、三诊相同的方，这是调整患者体质并减轻各种症状的一个有效方剂。

≡≡≡ 第一阶段结束 ≡≡≡

　　诚如上述所示，癫痫日久，病性复杂，治疗需分阶段流程，在处方的搭配上定惊、安神、养血、化痰、祛风等，缺一不可！

　　治疗仍在继续。患者保持乐观心态，耐心治疗，如果能搭配针灸效果会更好！我们可爱的患者也在坚持，现在已经开始西药减量了，后续治疗则让我们继续看下去。

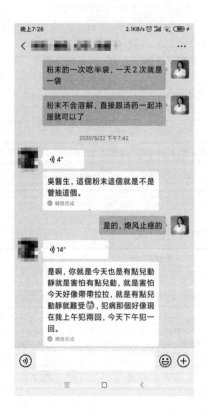
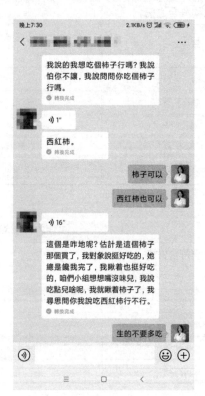

第一阶段治疗效果总结

前面说到癫痫的治疗特别复杂，需要镇惊安神、养血柔肝、化痰浊以清心窍，必须分阶段进行，各个方面都需要顾及，只能慢慢调整。

自今年四月份开始，我们这位可爱的癫痫患者一直没有中断治疗，一直坚持服用中药。自调理到现在，已经没有出现癫痫大发作的情况了，就是容易受惊吓，偶发不同程度的抽搐。无论白天或是晚上，只要一有动静就容易有心慌感，每次出现心惊时还容易伴随大汗淋漓。

中医有血汗同源、气随汗脱、气虚不能固涩汗水等说法，所以调理起来，气、血、痰任何一方都不能偏差太多。

第二阶段治疗（上）

进入第二阶段的治疗后，可以由自述看出患者的伴随症状已经不多了，目前具体表现以心惊害怕为主，且晚间容易出现病症，每次发作时伴随汗多的情况。身体津液少了，大便定要偏干些。

这次的病症录入中医大脑后，系统推荐了调血的方子，配合使用着重改善癫痫的药材。继续观察 10 日。

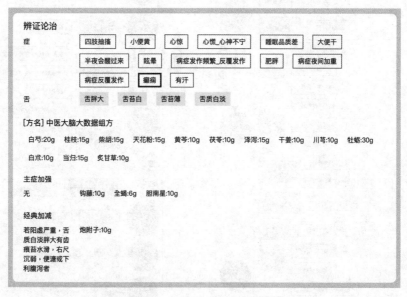

辨证论治

症　　　四肢抽搐　小便黄　心惊　心慌_心神不宁　睡眠品质差　大便干
　　　　半夜会醒过来　眩晕　病症发作频繁_反覆发作　肥胖　病症夜间加重
　　　　病症反覆发作　癫痫　有汗

舌　　　舌胖大　舌苔白　舌苔薄　舌质白淡

[方名] 中医大脑大数据组方

白芍:20g　桂枝:15g　柴胡:15g　天花粉:15g　黄芩:10g　茯苓:10g　泽泻:15g　干姜:10g　川芎:10g　牡蛎:30g
白术:10g　当归:15g　炙甘草:10g

主症加强

无　　　　　钩藤:10g　全蝎:6g　胆南星:10g

经典加减

若阳虚严重，舌　炮附子:10g
质白淡胖大有齿
痕苔水滑，右尺
沉弱，便溏或下
利腹泻者

▲ 中医大脑：中医人工智能辅助诊疗系统

【本诊方剂整体药对结构分析】

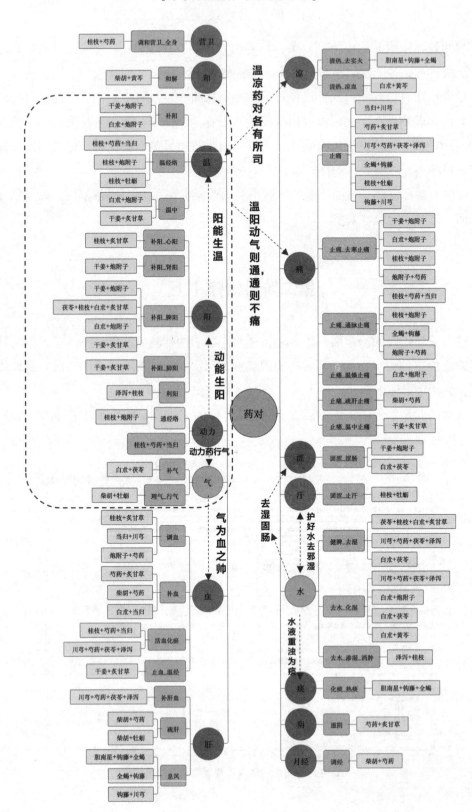

【方剂药性分析】

问止中医大脑方性图

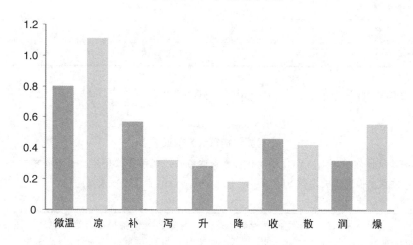

【本诊方剂的组成方剂结构分析】

重要结构符合方剂

结构符合方剂	方剂组成	药数
柴胡桂枝干姜汤	柴胡，桂枝，干姜，天花粉，黄芩，牡蛎，炙甘草	7
当归芍药散	当归，川芎，芍药，茯苓，白术，泽泻	6
当归散	当归，黄芩，芍药，川芎，白术	5
苓桂术甘汤	茯苓，桂枝，白术，炙甘草	4
甘草干姜茯苓白术汤	炙甘草，白术，干姜，茯苓	4

可作为方根的结构符合方剂

结构符合方剂	方剂组成	药数
通脉四逆汤	炙甘草，炮附子，干姜	3
芍药甘草附子汤	芍药，炙甘草，炮附子	3
四逆汤	炙甘草，干姜，炮附子	3
芍药甘草汤	芍药，炙甘草	2
甘草干姜汤	炙甘草，干姜	2
泽泻汤	泽泻，白术	2
桂枝甘草汤	桂枝，炙甘草	2
栝蒌牡蛎散	天花粉，牡蛎	2

续表

结构符合方剂	方剂组成	药数
佛手散	川芎，当归	2
二仙汤	黄芩，芍药	2
干姜附子汤	干姜，炮附子	2

另外再特别加上的单味药：胆南星、全蝎、钩藤。

【重要结构符合方剂说明】

在第二阶段的治疗上，我们可以看到患者的各种症状都在缓解中，医者收录的新症状表示出治疗的重点偏向于长期调养。我们把本诊和前一诊的症状列出来做比较：

原有但不再 收录的症状	不易入睡，月经血色暗黑，恶热，身重，局部抽搐症，容易焦躁－紧张，软便－便溏，手汗，夜尿，口渴，全身颤抖，头重，腹泻后感虚弱，舌有齿痕，咽喉异物感，口苦，喜热饮，胃弛缓－食后胃胀痛，改变身体姿势时眩晕，月经先后无定期，躁扰不宁，心下痞，早醒，食欲不振
另外又收录 新症状	有汗，小便黄，夜间病症加重，大便干，病症反复发作，睡眠质量差，病症发作频繁

经过问止中医大脑的分析，我们可以看得出重要结构符合方剂中，主要部分是柴胡桂枝干姜汤加上当归芍药散和苓桂术甘汤等方剂的结构。

这是一个医者用来巩固疗效并做长期调养用的方剂。以下就各剂做一简单说明：

● 柴胡桂枝干姜汤的主治在于胸胁满微结、小便不利、口渴不呕、寒热往来，以及神志方面的郁证、神经官能症、癔病、焦虑。

● 当归芍药散是《金匮要略》中的方剂，功用是养血柔肝、活血化瘀、健脾利水。此方常和《伤寒论》的柴胡剂一起合方，加强疏肝养血利水的效果。尤其是女生常有血虚的病机，更是需要和柴胡剂一起搭配使用才能增强疗效。本方可治疗妇女腹痛、眩晕、小便不利、肥胖等问题。

● 当归散也是《金匮要略》的方剂，功用是清热、养血、健脾。常在妇科妊娠初期安胎之用。

● 苓桂术甘汤是主治胃的元气衰弱造成水饮停滞于中焦，因而发生水气上逆及上冲头眩等。

● 甘草干姜茯苓白术汤（肾着汤）是治腰部以下感觉冷重感、冷痛、身体倦怠感等的方剂。

值得一提的是，钩藤、全蝎、胆南星这三味药的作用是祛痰和息风止痉，是治疗癫痫的常用组合。

问止中医大脑"学习模块"的"重要结构符合方剂分析"是能帮助我们深入了解一个较大方剂的方义和构成的强大工具，我们可以从中学习到中医大脑的深层思路！

　　这方子吃了 10 日，5 月底，患者复诊时反馈大便不干了，服药期间有 3 天时间里丝毫没有不适的感觉，其他时候睡眠还是不太好。

　　这 10 日内还伴随了月经来潮，在这种缠绵的病症治疗过程中真的是很怕月经影响患者本身的气血状况啊，还好这么调了 2 个月，底子还是有的，患者情况并没有因为月经来潮而退步。月经情况也都挺顺畅的，让我们可以继续治疗下去！

第二阶段治疗（中）

　　前方再吃了 10 天。到 6 月上旬时，又到了复诊的时间，患者反馈这次还是会有心惊感。以患者描述的词汇，这次心惊的程度被形容为"心难受、偶尔会有哆嗦感，能自行缓解"，对照之前发作时无法自行缓解的情况，当前这又是一项进步！

> **自诉**
>
> 最近还有会心难受，害怕的感觉偶尔有动作心里会哆嗦，能稳一会自己过劲，（以前无法自行缓解）。夜尿0～1次。大便2天1次，便溏，粘，手汗没那么多了，腋窝天热还会出汗些。晚上若无心惊感，半夜比较少醒来。醒了也能再入睡。纳可，餐后不胃胀，口喝水能缓解，小便可，头重偶尔会有，晚上会感觉心难受（有空荡荡的感觉，不得劲）没那么怕热了。

▲ 中医大脑：中医人工智能辅助诊疗系统

　　详细记录：最近还有心难受、害怕的感觉，偶尔感觉心里会哆嗦，能稳一会儿等自己缓过劲来（以前无法自行缓解）。夜尿 0 ～ 1 次。大便 2 天 1 次，便溏，黏，手汗没那么多了，腋窝在天热时还会出些汗。晚上几乎无心惊感，半夜醒来减少，醒了也能再入睡。纳可，餐后不胃胀，即使有一点胀，通过喝水也能缓解。小便可，头重偶尔会有，晚上会感觉心难受（有空荡荡的感觉，不得劲），没那么怕热了。

第二阶段治疗（下）

　　守方治疗。到了 6 月中旬患者再次就诊时表示——**夜里心惊的情况已经减轻了许多，睡眠较前安稳，而且连续 6 天没有出现抽搐现象了。**

　　这一个月的治疗基本上都是秉持守法守方的原则用药，患者日日自行煎煮汤药，也配合服药，甚至会自己加服 1 ~ 2 次，一般我们喝汤药是一天喝 2 次，为了改善得快一些，患者基本是每天喝 3 次汤药。如果夜里犯了心惊，则会再加服 1 次。

开始西药减量

第二阶段的情况较前稳定，到了 7 月份后患者开始尝试西药减量！长期服用西药，尤其是神经类药物，对人体的不利影响还是很大的，而且容易产生对药物的依赖性，想要停药也只能慢慢从减量开始，每一次调整药量就需要 1 到 3 个月的时间观察身体反应。为了身体，这确实就是持久的奋斗！

【本医案之整体分析】

中医治癫痫，主要方向是祛除痰邪！

大多数的癫痫都是因为痰的作怪所引起的，所以医者首先应该想到的就是要注意辨别患者是否有痰饮问题。中医大师倪海厦先生在治疗癫痫的时候，常常会用到藜芦甘草汤这个方剂，这是去掉风痰止癫痫的重要用方，只是一般医者不太敢用，怕患者吐得厉害而却步。

针对癫痫，另外一个治疗方向是要用"肝苦急，急食甘以缓之"的治则，秉承本治则可以解决患者抽搐痉挛的问题。中医认为肝主筋，可以用甘味的药令肝苦急的现象得以舒缓，所以本治则最简单的治法之一是使用甘麦大枣汤。

癫痫的诊断方面，在《腹证奇览》这本探讨腹诊的书里面，就有提到癫痫出现的时候，患者的腹直肌是一条一条的，很硬，且走向是由上往下呈现紧绷的状态。另外眼诊方面，患者的眼白部分会有红血丝，像鸡爪一样，或在上面，或在下面。我们依此就可以知道患者会有癫痫发作。这种情况，一般治疗会用到柴胡加龙骨牡蛎汤。可是在我们这个案例里面，光用柴胡加龙骨牡蛎汤的祛痰力量不够，所以中医大脑另外有祛痰药对的加减，这样两者配合起来效果就会变得很好！

现代医学认为癫痫是一种大脑的异常放电，其实也就是因为大脑的细胞缺乏血糖或供氧不足而造成的痉挛。所以在这个时候，我们必须以甘味的药，令大脑迅速取得足够的糖分和氧气，于是痉挛的问题就会很快缓解，所以中医大脑会在补气药和甘味药的选取上着墨。因此，在治疗癫痫到最后阶段时，我们一般会以补气养血的归脾汤作为收尾，以此善后并预防癫痫的再度发作，这是很重要的治病心法要诀。

中医大脑在不断分析并学习临床实战的医案之后，把以上这些治则都融入人工智能的知识图谱中。所以，当我们分析中医大脑的用药思维时，我们往往会感觉到亲切而时有启发。相信随着案例的积累和学习的持续，中医大脑在各种治症，尤其是重症方面，会更为趋于成熟。在过去二年的实践中，我们已经看到了这样的发展结果，令人欣喜！

·医案 25·

慢性肾小球肾炎，双脚水肿十几年

主诊医师：潘丽琼

　　王女士，66 岁，2020 年 4 月 13 日到我处看诊，主要想解决腰酸、便秘和双脚面肿的问题。

　　沟通后，了解到王女士的病史已经很长了。患者从小体质就很差，从记事起就有腰酸的毛病，十几年前因为慢性肾小球肾炎导致双脚面肿一直到现在，雨天水肿加重，严重时鞋都穿不下。便秘时间也很长了，长到已记不清什么时候开始出现便秘，大便 3 到 4 天一次，大便黏，排便无力。

　　患者一直都用中药调理身体。来诊时：腰酸明显，大便 3 到 4 天一次，排便无力，大便黏，容易低血糖，晚餐吃饱后易胃胀，雨天湿度大会脚肿，早上咳泡沫浓痰，怕风，动则汗出，耳鸣，口苦，口臭，眼干，口干，但不想喝水，头痛，平日总觉得累；右寸关弦，尺滑，左寸弦缓，关尺沉细弱；舌暗胖大，苔黄腻，唇暗沉。

一诊

　　将收集到的信息录入中医大脑计算开方。因患者腰酸明显，且左关尺沉细弱，我又使用了中医大脑的智能药对加减，加了肾四味。

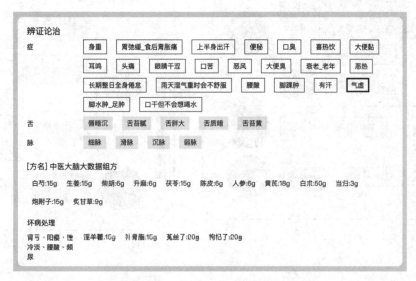

▲ 中医大脑：中医人工智能辅助诊疗系统

【本诊方剂整体药对结构分析】

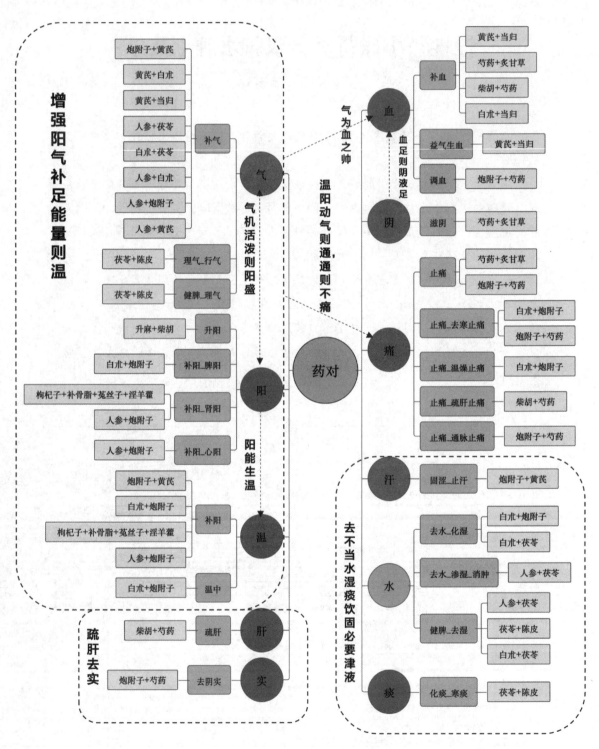

【方剂药性分析】

问止中医大脑方性图

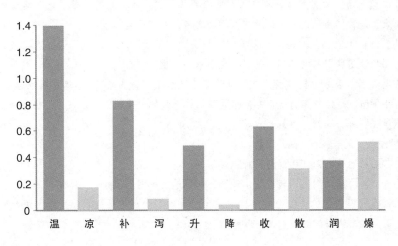

【本诊方剂的组成方剂结构分析】

重要结构符合方剂

结构符合方剂	方剂组成	药数
补中益气汤	黄芪，炙甘草，人参，当归，陈皮，升麻，柴胡，白术	8
附子汤	炮附子，茯苓，人参，白术，芍药	5
真武汤	茯苓，芍药，白术，生姜，炮附子	5

可作为方根的结构符合方剂

结构符合方剂	方剂组成	药数
芍药甘草附子汤	芍药，炙甘草，炮附子	3
芍药甘草汤	芍药，炙甘草	2
橘皮汤	陈皮，生姜	2

另外再特别加上的单味药：菟丝子、枸杞子、淫羊藿、补骨脂。

【重要结构符合方剂说明】

　　经过问止中医大脑的分析，我们可以看到这个方剂的主要结构是补中益气汤和真武汤的合方，但是另外加上了四个单味药：菟丝子、枸杞子、淫羊藿、补骨脂。

　　这是一位水肿严重的病患，而且慢性肾小球肾炎的病史相当长，长达十几年。所以在治疗上，需要强化排除水湿的功用，与此同时，最重要的还是要把阳气强化起来。毕竟要去除水湿，就必须先温阳益气。这就如同一个潮湿的地面，如果有风吹拂且有阳光照射的话，地面很快就会干燥舒爽。所以要温阳补气以祛湿。我们说明一下这两个主要的方剂结构：

- 补中益气汤：顾名思义，本方有"补中益气"的作用，具有补益虚证、消除疲劳病的效果。或称其为补剂之王，而有医王汤之名，是应用范围很广的体力增强剂。
- 真武汤：本方温阳利水，而素有"少阴病的葛根汤"之称，适用于阳虚证并由于新陈代谢的衰退所引起的疾病，是温下焦去水湿的重要方剂。

我们也看到了医者根据中医大脑的推荐而选择加上"肾四味"，也就是菟丝子、枸杞子、淫羊藿、补骨脂。这四味药的组合是强化肾阳、补肾气的重要药对。这其中的组成分析如下：

- 菟丝子：补肾固精，养肝明目。
- 枸杞子：补肝肾，明目，润肺。
- 淫羊藿：温肾壮阳，强筋骨，祛风湿。
- 补骨脂：补肾助阳，固精缩尿，暖脾止泻，纳气平喘。

于是就在这样紧密配合的药对结构中，我们看到了十几年肾炎水肿患者很快就感受到了显著的效果，多年的陈疾问题也逐渐缓解。

二诊

7剂药后患者复诊，**大便改善很好，服药后一天一次大便，排便有力**。因下雨，这几天左侧脚面更肿。二诊续用原方，同时加大黄芪、白术的剂量（黄芪30克、白术50克），并配合问止扶阳丸。处方15剂。

【本诊中之加减说明】

本诊中加大了黄芪和白术的剂量，这是很重要的药对，根据中医大脑提供的药对说明，本药对健脾益气，可治疗脾虚气弱、倦怠乏力之泄泻。现整理出这两味单味药的资料如下：

单味药	主治	应用
黄芪	补气升阳，益卫固表，利水消肿，托疮生肌	1.用于脾胃气虚及中气下陷之证。2.用于肺气虚及表虚自汗、气虚外感之证。3.用于气虚水湿失运的浮肿、小便不利。4.用于气血不足、疮疡内陷的脓成不溃或溃久不敛。5.用于气虚血亏的面色萎黄、神倦脉虚等症。6.用于气虚不能摄血的便血、崩漏等症。7.用于气虚血滞不行的关节痹痛、肢体麻木或半身不遂等症。8.用于气虚津亏的消渴病
白术	补气健脾，燥湿利水，固表止汗，安胎	1.用于脾胃气虚、运化无力的食少便溏、脘腹胀满、肢软神疲等症。2.用于脾虚失运、水湿内停之痰饮、水肿、小便不利等症。3.用于脾虚气弱、肌表不固而自汗。4.用于脾虚气弱、胎动不安之证

　　这两者剂量的加重，一方面能够加强燥湿利水的功能，二方面又能补气而使大便更加通畅。

三诊

　　15 剂药后，患者气虚改善明显，口臭、口苦减轻。吃药期间能正常大便，但停药后没有大便。右关沉细弱，尺沉，左关尺沉。三诊以初诊方去掉肾四味，再加怀牛膝 10 克，并用人参 15 克、黄芪 50 克、白术 60 克。

【本诊中之加减说明】

　　在本诊中，医者以中医大脑的智能加减推荐加入怀牛膝，除了可以补肝肾之外，还能有帮助润下的作用，同时能引药性往下焦（尤其是脚）走。而另外再加重剂量的人参、黄芪、白术，则会使得本方补气祛湿的功能更强。

　　以下是中医大脑对这几味单味药的说明，我们也列举出来以供参考：

单味药	主治	应用
怀牛膝	活血通经，补肝肾，强筋骨，引火（血）下行，利尿通淋	1.用于血瘀之痛经、经闭、产后腹痛、胞衣不下等症。2.用于肝肾不足，腰膝酸软无力。3.用于上部火热证。4.用于淋证，水肿，小便不利
人参	大补元气，补脾益肺，生津止渴，安神益智	1.用于气虚欲脱、脉微欲绝的危重症候。2.用于肺气虚弱的短气喘促、懒言声微、脉虚自汗等症。3.用于脾气不足的倦怠乏力、食少便溏等症。4.用于热病气津两伤之身热口渴及消渴等症。5.用于气血亏虚的心悸、失眠、健忘等症
黄芪	补气升阳，益卫固表，利水消肿，托疮生肌	1.用于脾胃气虚及中气下陷之证。2.用于肺气虚及表虚自汗、气虚外感之证。3.用于气虚水湿失运的浮肿、小便不利。4.用于气血不足、疮疡内陷的脓成不溃或溃久不敛。5.用于气虚血亏的面色萎黄、神倦脉虚等症。6.用于气虚不能摄血的便血、崩漏等症。7.用于气虚血滞不行的关节痹痛、肢体麻木或半身不遂等症。8.用于气虚津亏的消渴病
白术	补气健脾，燥湿利水，固表止汗，安胎	1.用于脾胃气虚、运化无力的食少便溏、脘腹胀满、肢软神疲等症。2.用于脾虚失运、水湿内停之痰饮、水肿、小便不利等症。3.用于脾虚气弱、肌表不固而自汗。4.用于脾虚气弱、胎动不安之证

四诊

四诊时，患者大便基本正常，脚肿减轻。四诊时，在三诊处方加菟丝子、枸杞子各 30 克，并配问止扶阳丸一瓶。

【本诊中之加减说明】

在这一诊中，医者所加的枸杞子和菟丝子都具有补益肝肾的作用。我们知道，治疗水肿问题当然要用渗湿去水的药，但是从根源讲起应该要强化"水涵木"的功能，当肝气条达，肾水上润，就会使得身上的水液代谢机制更趋正常！用这种思维来消水肿是更进一步的思维。

以下是中医大脑整理出来的这两味药的说明，表列如下：

单味药	主治	应用
枸杞子	补肝肾，明目，润肺	1.用于肝肾不足的腰酸遗精，及头晕目眩、视力减退、内障目昏、消渴等。2.用于阴虚劳嗽
菟丝子	补肾固精，养肝明目，止泻，安胎	1.用于肾虚腰痛、阳痿遗精、尿频、带下等症。2.用于肝肾不足、目失所养而致目昏目暗、视力减退之症。3.用于脾肾虚泄。4.用于肝肾不足的胎动不安

五诊

五诊时患者大便正常，脚肿基本痊愈，只有在走路多时左脚轻微肿。在四诊处方上菟丝子和枸杞子的剂量增加到 50 克，并配问止扶阳丸一瓶。

收功

五诊后随访，患者腰酸明显改善、大便正常，十多年的脚肿基本痊愈，患者诸多症状明显好转。最后用问止扶阳丸和问止暖中丸收功复脉。

| 总结 |

　　经过 5 诊的治疗，患者长年的问题得到改善。这期间离不开患者的信任与坚持。治病需要时间的，但往往患者希望立竿见影，"一剂知，二剂已"，达不到立刻起效就换医生，频频地换医生看诊，最后却哪个医生也没能把他的病看好。

　　本案的用药能获良效，抓住最根本的病因病机最重要。《素问·水热穴论》记载："肾者，至阴也，至阴者，盛水也。肺者，太阴也，少阴者，冬脉也，故其本在肾，其末在肺，皆积水也。"《素问·至真要大论》又指出"诸湿肿满，皆属于脾"。故中医大脑从脾肾两虚角度对症下药方能取得良效。

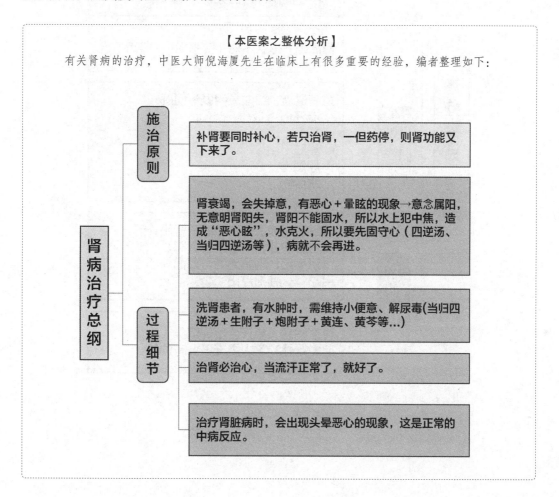

【本医案之整体分析】

有关肾病的治疗，中医大师倪海厦先生在临床上有很多重要的经验，编者整理如下：

肾病治疗总纲

施治原则
- 补肾要同时补心，若只治肾，一但药停，则肾功能又下来了。

过程细节
- 肾衰竭，会失掉意，有恶心＋晕眩的现象→意念属阳，无意明肾阳失，肾阳不能固水，所以水上犯中焦，造成"恶心眩"，水克火，所以要先固守心（四逆汤、当归四逆汤等），病就不会再进。
- 洗肾患者，有水肿时，需维持小便意、解尿毒(当归四逆汤＋生附子＋炮附子＋黄连、黄芩等...)
- 治肾必治心，当流汗正常了，就好了。
- 治疗肾脏病时，会出现头晕恶心的现象，这是正常的中病反应。

其诊治的一些重点也列出如下：

```
                          ┌────────────────────────────────────────────┐
                          │ 脸浮肿→肾虚。                                  │
                          │ 脚浮肿,尤其脚踝→心阳虚。                         │
                          └────────────────────────────────────────────┘
                          ┌────────────────────────────────────────────┐
                 ┌──望──┤ 肾区瞳孔对光反应迟钝或无、收缩反应               │
                 │  诊  │ 慢或无 → 肾阳不足（肾阳虚）。                     │
                 │      └────────────────────────────────────────────┘
                 │      ┌────────────────────────────────────────────┐
                 │      │ 肾区瞳孔过大 → 肾阴不足（肾阴虚）。              │
                 │      │ 阳不足时阴亦会放大。                            │
                 │      └────────────────────────────────────────────┘
                 │      ┌────────────────────────────────────────────┐
                 │      │ 肾区瞳孔形状不对（变形）→ 肾阴不足。            │
                 │      └────────────────────────────────────────────┘
      ┌──诊──┤
      │ 疗   │      ┌────────────────────────────────────────────┐
      │ 要   ├──问──┤ 肾病重症，要注意问以下问题：                      │
      │ 点   │  诊  │ • 流汗                                        │
      │      │      │ • 恶心                                        │
      │      │      │ • 晕眩                                        │
      │      │      │ • 尿意                                        │
      │      │      │ • 水肿                                        │
      │      │      └────────────────────────────────────────────┘
      │      │      ┌────────────────────────────────────────────┐
      │      │      │ 肾脏区域摸上去热热的→肾阳外浮。                   │
      │      ├──切──┤ 肾水为坎卦，水中藏有真阳。                        │
      └──────┤  诊  │ 肾阴不足，则阳无处可藏而外浮，                     │
             │      │ 用龙骨、牡蛎潜阳。                               │
             │      └────────────────────────────────────────────┘
             │      ┌────────────────────────────────────────────┐
             └──────┤ 肾衰竭病人夏天会出现沉脉（附骨），                 │
                    │ 此为肾脉，常人夏天不会有此脉。                     │
                    └────────────────────────────────────────────┘
```

以下是笔者对于肾病治疗的临床整理：

肾病之重大症状及对治

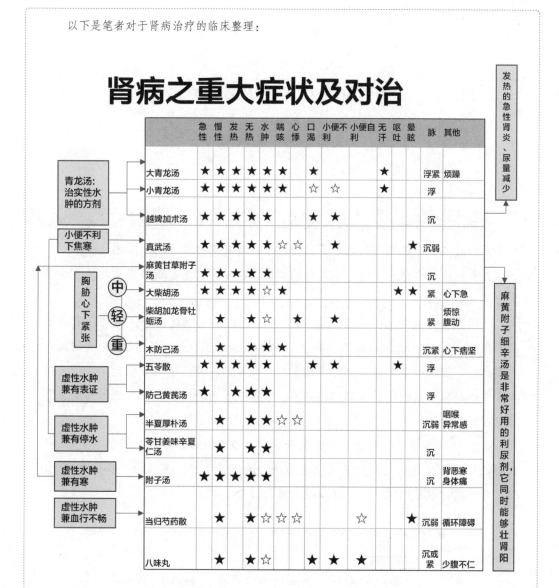

	急性	慢性	发热	无热	水肿	喘咳	心悸	口渴	小便不利	小便自利	无汗	呕吐	晕眩	脉	其他
大青龙汤	★	★	★	★	★	★		★			★			浮紧	烦躁
小青龙汤	★	★	★	★	★	★		☆	☆		★			浮	
越婢加术汤	★	★	★	★	★				★	★				沉	
真武汤	★	★	★	★	★	☆	☆		★				★	沉弱	
麻黄甘草附子汤	★	★	★	★	★									沉	
大柴胡汤	★	★	★	★	☆	★						★	★	紧	心下急
柴胡加龙骨牡蛎汤		★		★	☆		★		★					紧	烦惊腹动
木防己汤		★		★	★	★	★							沉紧	心下痞坚
五苓散	★	★						★	★				★	浮	
防己黄芪汤	★													浮	
半夏厚朴汤		★		★	★	☆	☆							沉弱	咽喉异常感
苓甘姜味辛夏仁汤		★		★	★									沉	
附子汤	★	★	★	★	★	★								沉	背恶寒身体痛
当归芍药散		★		★	☆	☆	☆			☆			★	沉弱	循环障碍
八味丸		★		★	☆			★	★	★				沉或紧	少腹不仁

左侧分类：

- 青龙汤：治实性水肿的方剂（大青龙汤、小青龙汤、越婢加术汤）
- 小便不利 下焦寒（真武汤、麻黄甘草附子汤）
- 胸胁心下紧张（中 · 轻 · 重）
- 虚性水肿兼有表证
- 虚性水肿兼有停水
- 虚性水肿兼有寒
- 虚性水肿兼血行不畅

右侧注释：

- 发热的急性肾炎、尿量减少
- 麻黄附子细辛汤是非常好用的利尿剂，它同时能够壮肾阳

　　中医大脑在分析这位患者的症状时，已经明确找到了水液代谢不利、下焦虚寒的诊治重点，而根据这个原则选择了真武汤方剂结构作为主力，同时也把握了强化脾阳、固护中州并且活泼气机以祛湿的治则。医者在每一诊中根据临床的观察，配合中医大脑智能加减的使用，对症治疗由重到轻，患者十几年的问题在五诊内得到了很好的治疗。我们见证了中医大脑治疗的功力，而其中的用方用药思维也给了我们很多启发。

•医案 26•

治痛风及肾功能衰竭

主诊医师：吴孟珊

今天这篇文章的主人翁在之前尿酸高，脚趾的关节一直反复发作痛风，在问止中医治疗之后，痛风问题缓解了，但他还伴随着肾功能衰竭的情况。

最开始，他由朋友介绍，了解到问止中医。每次就诊，这位患者的儿子都陪在身边，非常上心。

在问止中医大脑的帮助下，自 2020 年 5 月份开始调理至今，他都没有再出现痛风发作、痛不欲生的情况。有个朋友跟我开玩笑说过："痛风就是痛起来让人发疯！"调理一个月左右，时常反复发作痛风的关节炎症趋于稳定了，但是仍要考虑到痛风发生的成因及影响的结果，于是在 6 月份时我们正式进入要改善肾功能指标的阶段！

2020 年 6 月 2 日这天复诊时，患者各项反应都挺好，即使关节偶有酸胀痛，也都能短时间自己恢复，而不需要吃西药。调理过程中，患者的血压也都稳定。这次开药以对治肾功能衰竭、肾指数异常为目标。

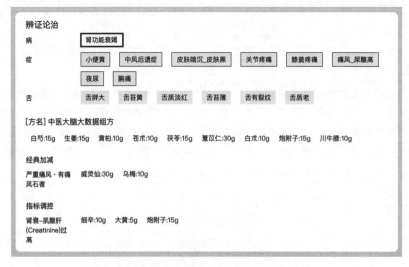

辨证论治

病　肾功能衰竭

症　小便黄　中风后遗症　皮肤暗沉_皮肤黑　关节疼痛　膝盖疼痛　痛风_尿酸高
　　夜尿　腕痛

舌　舌胖大　舌苔黄　舌质淡红　舌苔薄　舌有裂纹　舌质老

[方名] 中医大脑大数据组方
白芍:15g　生姜:15g　黄柏:10g　苍术:10g　茯苓:15g　薏苡仁:30g　白术:10g　炮附子:15g　川牛膝:10g

经典加减
严重痛风、有痛　威灵仙:30g　乌梅:10g
风石者

指标调控
肾衰-肌酸肝　细辛:10g　大黄:5g　炮附子:15g
(Creatinine)过
高

▲ 中医大脑：中医人工智能辅助诊疗系统

【本诊方剂整体药对结构分析】

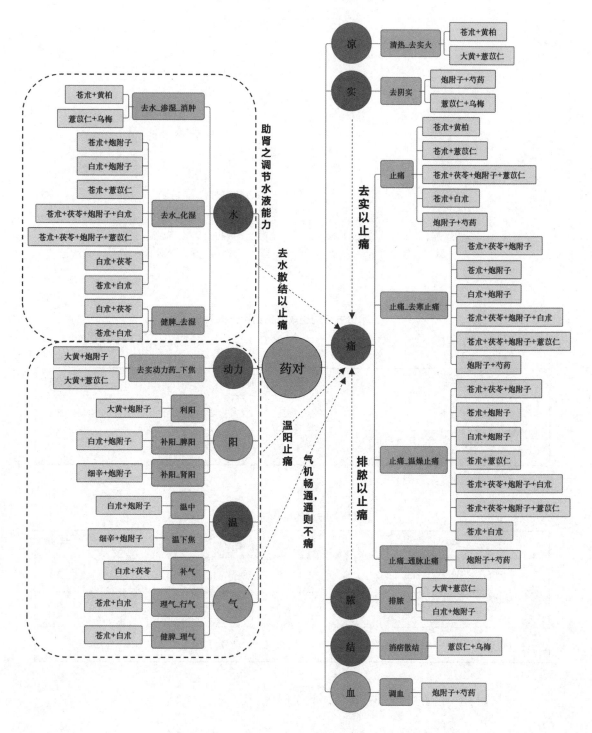

【方剂药性分析】

问止中医大脑方性图

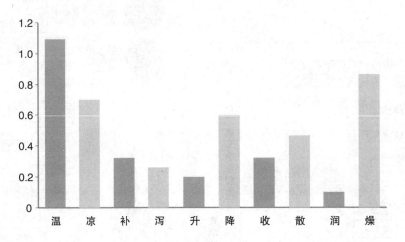

【本诊方剂的组成方剂结构分析】

重要结构符合方剂

结构符合方剂	方剂组成	药数
真武汤	茯苓，芍药，白术，生姜，炮附子	5
四妙散	黄柏，苍术，牛膝，薏苡仁	4

可作为方根的结构符合方剂

结构符合方剂	方剂组成	药数
大黄附子汤	大黄，炮附子，细辛	3
三妙散	黄柏，苍术，牛膝	3
薏苡附子散	薏苡仁，炮附子	2

另外再特别加上的单味药：乌梅、威灵仙。

【重要结构符合方剂说明】

经中医学习大脑分析之后可见，本方剂是真武汤和四妙散的合方。因为患者不但有肾功能衰竭，而且还有下肢关节的疼痛以及夜尿的困扰，所以我们会用到真武汤这个温阳去水湿的附子剂。

与此同时，四妙散也是本方剂的重要结构。苍术、黄柏，这两味药合起来称为"二妙"，其中黄柏有消炎、消肿、止痛的作用，当人体呈现红肿热痛时，应使用性属大寒的黄柏。苍术、黄柏，加引药下行的牛膝，就是"三妙"，再加一味去水利湿力强的薏苡仁，就叫"四妙"。四妙散是中医治痛风的要方。

中医大脑的智能加减功能在审视目前药对、方剂结构之后，会另外加入单味药以增强、扩大原结构之疗效。在本方中，中医大脑另外加入了乌梅，乌梅配合原有之薏苡仁，可以用来去水散结消痞；另外加入了威灵仙，威灵仙具有消除风湿痹痛、缓解拘挛麻木的作用，是临床常用来治疗痛风的止痛要药。

此外，加入的大黄是治疗肾衰的主力药。不管是 BUN（血液尿素氮）指数过高还是 Creatinine（血清肌酸酐）指数过高，治疗时都必须加入大黄。大黄除了能去水毒，也能抑制痛风发作时关节的炎症反应，而且还可以抑制黄嘌呤氧化酶的活性，从而影响尿酸的形成以降低尿酸。大黄久煮之后，蒽醌类泻下成分已失，只剩下丹宁酸，而这是治疗肾衰尿毒症的最重要成分。

2020 年 6 月 14 日复诊，患者表示感觉都很好，四肢轻松，没有出现疼痛，一切舒服。这真是美好的反馈，继续守法守方，继续调理。

自诉

> 这周体力较前好转，四肢也较轻松，左手腕酸痛4天，皮温无发热，小小肿，纳可，大便每天2次，右手腕无疼痛感，血压尚可，未诉不适，眠可，白天会比较困（跟之前一样）

▲ 中医大脑：中医人工智能辅助诊疗系统

2020 年 6 月 24 日又到了复诊的时候。复诊前患者去做了肾功能化验，给我发来了结果对比，令人惊喜。从报告中可以看到自从 2020 年 4 月 30 日开始在问止治疗一直到 6 月 24 日当天，他的肌酐及尿素都在下降。患者坚持遵医嘱治疗，他值得这样美好的收获！

治疗前：2020 年 4 月 30 日检验报告单。

东莞市滨海湾中心医院检验报告单　1063

项目	提示 结果	单位	参考值范围
标本类型：血清	标本状态：合格		
1 葡萄糖 (GLU)	5.58	mmol/L	3.9～6.1
2 尿素 (UREA)	↑ 17.00	mmol/L	2.80～7.20
3 肌酐 (CREA)	↑ 270.90	umol/L	45～104
4 尿酸 (URIC)	↑ 760.00	umol/L	154.7～428.4

现在：2020 年 6 月 24 日检验报告单。

东莞市滨海湾中心医院检验报告单　10854177

项目	提示 结果	单位	参考值范围
标本类型：血清	标本状态：合格		
1 血钾 (K+)	4.37	mmol/L	3.5～5.1
2 血钠 (Na+)	141.97	mmol/L	136.00～146.00
3 氯 (CL-)	↑ 110.09	mmol/L	101～109
4 钙 (CA)	2.22	mmol/L	2.10～2.60
5 磷 (P)	1.23	mmol/L	0.8～1.45
6 二氧化碳 (ECO2)	↓ 18.50	mmol/L	22～30
7 葡萄糖 (GLU)	5.50	mmol/L	3.9～6.1
8 尿素 (UREA)	↑ 12.73	mmol/L	2.80～7.20
9 肌酐 (CREA)	↑ 245.70	umol/L	45～104
10 尿酸 (URIC)	↑ 823.67	umol/L	154.7～428.4

【本医案之整体分析】

我们先用现代医学对肾功能的定义做一个了解，再来看中医大脑如何应对。

现代医学中，肾功能的检验项目主要有以下两种：

1. 血液尿素氮（BUN）：蛋白质代谢废物会以尿素氮的形式回到血液中，经由肾脏过滤后和小便一起排出体外。当肾功能衰竭时，其值就会升高。另外，当身体脱水或心脏衰竭时，BUN 也会上升。

2. 血清肌酸酐（Creatinine）：Creatinine 是正常肌肉活动分解而来的，正常情况下，肾脏会将它从血液中过滤，和尿液一起排出体外。当肾脏功能变差，Creatinine 就会升高。

当肾功能下降到 $10\% \sim 15\%$ 以下时，如果没有血液透析或换肾，则患者会很快死亡。

我们在这个案例里面可以看到，这位患者原本就有痛风，表示他体内缺氧。因为缺氧的时候，身体就会产生尿素，这是造成痛风的主要原因。而尿素加上一个氮之后就会形成尿素氮（BUN），当血液中的尿素氮过高时，它会以蛋白质代谢废物的途径来到肾脏，经过肾脏过滤后，同小便一起排出体外。因此，肾功能衰竭时，体内的尿素氮会不断累积、增高，造成 BUN 指数过高。

另一个肾功能的重要指针是血清肌酸酐，这也是因为身体的氧气不够，造成肾脏的运作产生问题，从而使得本来在正常肌肉中分解出来的血清肌酸酐不能够通过肾脏过滤出去。

本案的治疗分为前后两个阶段。第一阶段，医者使用中医大脑治疗患者的痛风，去除痛风的同时也就令肾脏的负担变小；第二阶段再聚焦于肾功能的恢复，经治疗后肾功能指数也就随之变高（代表 BUN 及 Creatinine 降低）。我们通过现代医学的机理，使用传统中药温阳补气，令体内供氧强化，自然就能够在消除痛风困扰的同时提高肾的功能。从前面的药对分析可见，中医是以整体呈现的症状来随症治之，但和现代医学的生理说明却能够契合。中医大脑在不断累积案例和自动学习之后，这样的贯通中西医的治疗原则会不断增强，成为今后强化中医专病专治的力量。

·医案 27·

紧急救治危重天疱疮并发神经痛

主诊医师：韦雅楠

2020 年 7 月 27 日，有一例危重症患者看诊，医助小文紧急安排加诊，患者家属签署《知情同意书》后，我立即开始接诊。

吴先生，59 岁。2020 年 7 月 26 日初诊，网诊。

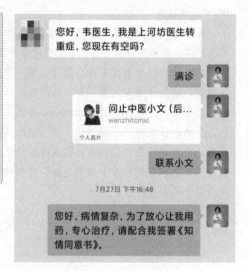

天疱疮及神经痛，痛不欲生

既往史：患者今年 5 月初患大疱性类天疱疮，全身皮肤出现松弛性大疱，大疱破溃呈现糜烂面，在吉大二院使用大量激素治疗才好转脱险，出院后继续口服激素，6 片 / 日。出院不久，又患蛇斑疮，经激素治疗皮肤红疹得到控制。高血压病史，心衰病史。

现证：双腿和腰间神经痛，痛不欲生，疼痛位置不固定，在两腿之间变换，一热就痛，痛 15 ～ 20 次 / 天，下床会引起疼痛加重。医院注射曲马多止痛无效，患者非常痛苦。血压极低，70/45mmHg，用多巴胺升压，但第二天血压又很快回落；怔忡，心跳110 ～ 120 次 / 分，口服倍他乐克控制；贫血，全身酸软无力，下肢浮肿，水牛背，满月脸，嗜睡、昏睡，二便都是在床上解决，尿量 1300 ～ 1500mL/ 日，大便 2 次 / 日。

舌淡红、柔嫩、有齿印；无苔、剥苔、舌两边少量粉状黄苔。

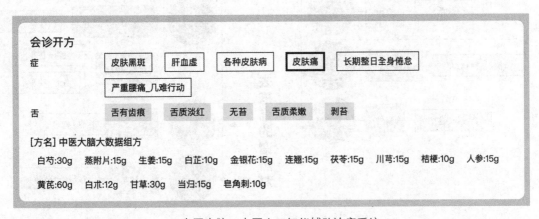

一诊：会诊加急发药

危急重症，初诊即邀请问止医学中心专家会诊。开方 5 剂，加急煎药发药。

会诊开方

症　　皮肤黑斑　　肝血虚　　各种皮肤病　　**皮肤痛**　　长期整日全身倦怠

　　　严重腰痛_几难行动

舌　　舌有齿痕　　舌质淡红　　无苔　　舌质柔嫩　　剥苔

[方名] 中医大脑大数据组方

白芍:30g　蒸附片:15g　生姜:15g　白芷:10g　金银花:15g　连翘:15g　茯苓:15g　川芎:15g　桔梗:10g　人参:15g

黄芪:60g　白术:12g　甘草:30g　当归:15g　皂角刺:10g

▲ 中医大脑：中医人工智能辅助诊疗系统

【本诊方剂整体药对结构分析】

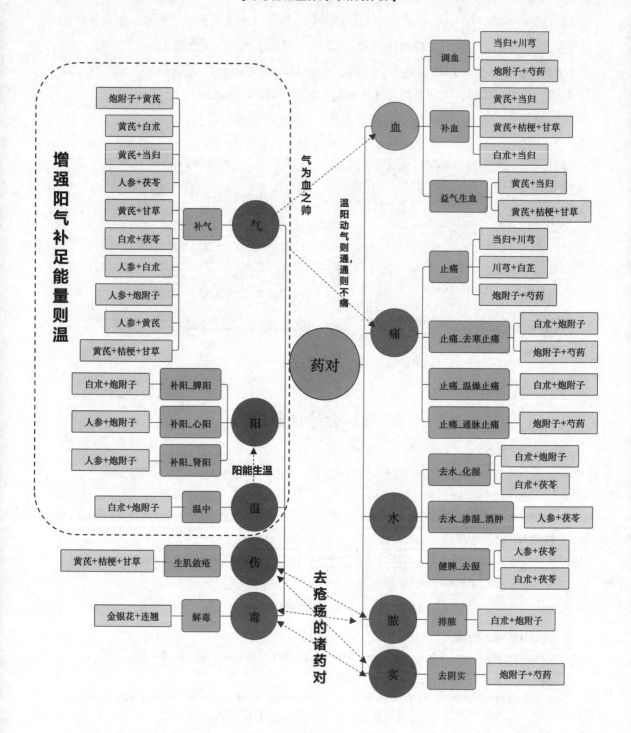

【方剂药性分析】

问止中医大脑方性图

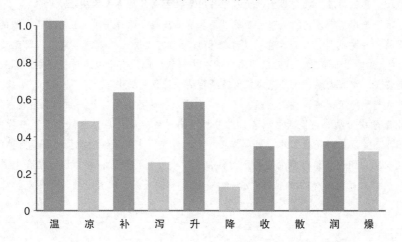

【本诊方剂的组成方剂结构分析】

重要结构符合方剂

结构符合方剂	方剂组成	药数
托里消毒散	人参，金银花，川芎，茯苓，芍药，白芷，黄芪，甘草，当归，皂角刺，白术，桔梗	13
附子汤	炮附子，茯苓，人参，白术，芍药	5
真武汤	茯苓，芍药，白术，生姜，炮附子	5

可作为方根的结构符合方剂

结构符合方剂	方剂组成	药数
桔梗汤	桔梗，甘草	2
佛手散	川芎，当归	2
甘草汤	甘草	1

另外再特别加上的单味药：连翘。

【重要结构符合方剂说明】

根据问止中医学习大脑"重要结构符合方剂"的分析，我们可以看得出来这个方剂是由附子剂的真武汤、附子汤以及托里消毒散的结构所构成。基本上，这就是一个补阳并去疮痈毒的方剂。附子汤和真武汤是附子剂，所以是补阳结构。托里消毒散来自明代《万病回春》。

《万病回春·痈疽门》中说明此方：

"治一切痈疽、六七日未消者服此药。脓未成即消，已成即溃。能壮气血，固脾胃，使毒气不能内攻，毒脓易溃，肌肉易生。切不可早用生肌之药，恐毒未尽反烂溃难愈。"

本方用于治疗稍带虚状的化脓性疾病，兼具解毒与强壮两种作用，且有消散化脓的效能。

值得特别注意的是，如果严重的皮肤病化脓兼带有水肿，托里消毒散中的黄芪必须重用至 60 克以上才能迅速取效，这是使用本方的一个秘诀。此人有下肢浮肿的问题，也一样提示必须重用黄芪。中医大脑也已经把这条用药经验纳入计算逻辑中了。

一般人遇到像天疱疮这样的问题，多会认为这是一种热毒的症状，一般会用较寒凉的药。但是问止医学中心结合中医大脑的会诊，分析了病患的症状之后，却做出了不一样的思考，认为补阳才是重要的根基性工作，当身体阳气足的时候，才有足够的能量去修复身体的缺失。当然，仅仅强化阳气在治疗危急重症的时候，有时会显得比较慢，所以医者结合中医大脑同时开出立刻针对症状治标的方剂结构，一急一缓、一横一纵、一补一攻，于是就设计出这样一个方剂。

二诊至五诊：脱离危险，出院回家接受全中医治疗

二诊在 2020 年 8 月 2 日。患者已经服药 3 天，改善有：

低血压有改善，目前维持在 110/70mmHg，没有再使用多巴胺。
神经痛的频率降低，每天 4～8 次，每次疼 2 分钟以内。
化验提示便血、尿血消失。
心率下降到 90 次 / 分。
一次能吃一碗饭，精神也好多了，舌中部已经开始长出舌苔。

患者出院回家后，接受全中医治疗。

现证：中度频尿，手脚水肿，每日补充白蛋白，但吸收很差，输血后仍浑身无力，腿部皮肤完全不能碰，一碰就剧痛。

初诊取效，二诊至五诊，我一直守方，并针对低蛋白、贫血等情况做剂量调整和中药的加减。患者逐步改善：

二诊服药后，患者腿上的疼痛逐渐缓解。
三诊服药结束后，患者腿上疼痛完全消失。
五诊药后，水肿消失，患者自觉身上有劲，能吃能睡，能走路上楼，基本上和正常人一样。

2020 年 9 月 5 日检查结果提示贫血已经纠正，但同时提示病毒感染，脖子上出现少量红疹。

洮南市医院检验报告单				
姓　名：王建发	科室：内分泌科门诊	标本类型：静脉血		
性　别：男	标识号：2020-09-05 08:46	申请医师：		
年　龄：59岁	检验备注：异见幼稚粒细胞，建议复查或进一步检查	核收时间：2020-09-05		
临床诊断：健康查体	床号：	检验项目：血液分析(五分类)		

	检 验 项 目	结 果		单位	参 考 值		检 验 项 目	结 果		单位
1	白细胞	13.37	↑	10⁹/L	3.50~9.50	17	平均红细胞血红蛋白浓度	323.00		g/l
2	淋巴细胞绝对值	3.69	↑	10⁹/L	1.10~3.20	18	红细胞分布宽度 (CV)	15.60		%
3	单核细胞绝对值	0.92	↑	10⁹/L	0.10~0.60	19	红细胞分布宽度 (SD)	53.90	↑	fl
4	嗜酸细胞绝对值	0.33		10⁹/L	0.02~0.52	20	血小板	243.00		10⁹/L
5	嗜碱细胞绝对值	0.03		10⁹/L	0.00~0.06	21	血小板分布宽度	9.60		fl
6	中性粒细胞绝对值*	8.40		10⁹/L	1.80~6.30	22	血小板平均体积	9.90		fl
7	淋巴细胞百分比	27.60		%	20.00~50.00	23	血小板比积	0.22		
8	单核细胞百分比	6.90		%	3.00~10.00	24	大血小板比率	17.50		
9	嗜酸细胞百分比	2.50		%	0.40~8.00					
10	嗜碱细胞百分比	0.20		%	0.00~1.00					
11	中性粒细胞百分比*	62.80		%	40.00~75.00					
12	红细胞(血)	4.52		10¹²/L	4.30~5.80					
13	血红蛋白*	137.00		g/l	130.00~175.00					
★	红细胞压积	42.40		%	40.00~50.00					
	平均红细胞体积*	93.80		fL	82.00~100.00					
	平均红细胞血红蛋白量	30.30		pg	27.00~34.00					

噩梦般的天疱疮

天疱疮是严重的复发性自身免疫性大疱性疾病。

患者脖子上的红疹是排病反应，还是旧病天疱疮或蛇斑疮的复发？患者及家属认为红疹量很少，也没有变成大水泡，不像是天疱疮。

5 月份的天疱疮对患者全家而言是一场噩梦，我们都希望千万不要再次出现。

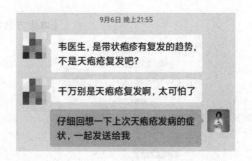

9月6日 晚上21:55

韦医生，是带状疱疹有复发的趋势，不是天疱疮复发吧？

千万别是天疱疮复发啊，太可怕了

仔细回想一下上次天疱疮发病的症状，一起发送给我

神经痛再次席卷而来

患者原来的神经痛已经好转。可突发的是自 9 月份开始，患者肚脐下至屁股一圈疼痛，不能碰，不能穿衣服，说话也会诱发疼痛，晚上尤甚，疼到晚上睡不着，白天走路也不敢走。

六诊：治疗病毒感染及神经痛

2020 年 9 月 5 日的第 6 次看诊，我暂时更方解决病毒感染和神经痛的问题。

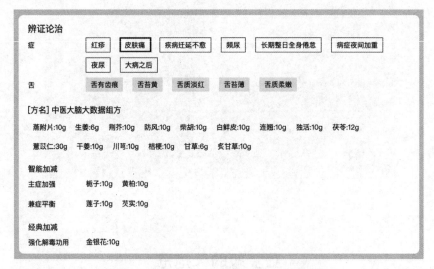

▲ 中医大脑：中医人工智能辅助诊疗系统

【本诊方剂整体药对结构分析】

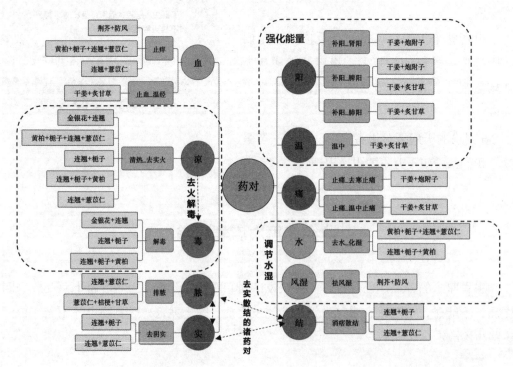

【方剂药性分析】

问止中医大脑方性图

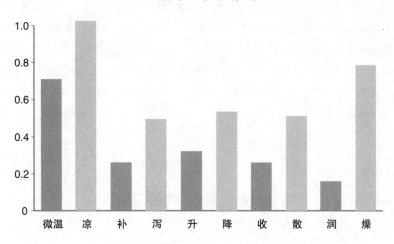

【本诊方剂的组成方剂结构分析】

重要结构符合方剂

结构符合方剂	方剂组成	药数
十味败毒散加连翘薏仁	柴胡，独活，白鲜皮，防风，桔梗，川芎，茯苓，荆芥，甘草，生姜，连翘，薏苡仁	12

可作为方根的结构符合方剂

结构符合方剂	方剂组成	药数
通脉四逆汤	炙甘草，炮附子，干姜	3
栀子柏皮汤	栀子，炙甘草，黄柏	3
四逆汤	炙甘草，干姜，炮附子	3
薏苡附子散	薏苡仁，炮附子	2
甘草干姜汤	炙甘草，干姜	2
栀子干姜汤	栀子，干姜	2
桔梗汤	桔梗，甘草	2
干姜附子汤	干姜，炮附子	2
甘草汤	甘草	1

另外再特别加上的单味药：莲子、芡实、金银花。

【重要结构符合方剂说明】

根据问止中医学习大脑"重要结构符合方剂"的分析，我们可以看得出来这个方剂是十味败毒散和四逆汤的结构所构成，另外再加上连翘、薏苡仁等单味药。本次的用方还是延续着前一方的精神，一方面做体质的调整，同时针对现有症状做出对治，标本同治，攻守有度。

这其中的十味败毒散是治疗初期的化脓性疾患和皮肤疾患的方剂，此类患者多偏小柴胡汤体质，具有神经质而多有胸胁苦满现象，而在皮肤病的表现上是反复化脓的痈疽、疖、过敏性湿疹、荨麻疹等。附子剂的四逆汤结构提供了补阳的功能。而连翘和薏苡仁形成的药对，强化了本方消痈散结排脓的作用，这个药对在下一个方剂中会有更突出的表现。

七诊：神经痛好转

服用完六诊的药后，患者腰腹部皮肤神经痛（跳动、极度疼痛）不明显了；一疼就想小便的感觉、多汗也改善很多。患者精神恢复得还不错。

噩梦又来：皮肤出现水泡，像天疱疮爆发

七诊时患者的症状：皮肤水泡增多，刚出现时是米粒样疙瘩，皮肤痒，皮肤红，大概 2～3 天后变成小水泡（带白尖），流水、结痂（黄色）后很快就好，自觉皮肤烧灼感（触摸没有热感），皮肤痛（烫伤后的疼痛感、带状疱疹样疼痛感），不敢走路，不疼时与常人无异。

水泡还在增加，随着时间推移，越来越像天疱疮爆发时的症状。家人和患者本人也很担心。

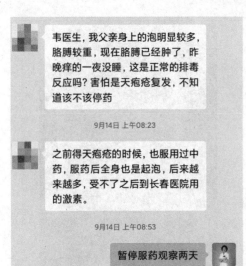

韦医生，我父亲身上的泡明显较多，胳膊较重，现在胳膊已经肿了，昨晚痒的一夜没睡，这是正常的排毒反应吗？害怕是天疱疮复发，不知道该不该停药

9月14日 上午08:23

之前得天疱疮的时候，也服用过中药，服药后全身也是起泡，后来越来越多，受不了之后到长春医院用的激素。

9月14日 上午08:53

暂停服药观察两天

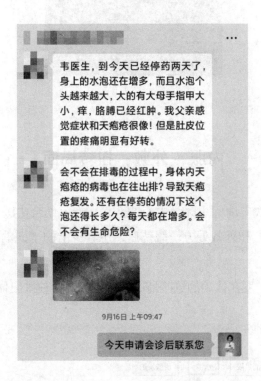

韦医生，到今天已经停药两天了，身上的水泡还在增多，而且水泡个头越来越大，大的有大母手指甲大小，痒，胳膊已经红肿。我父亲感觉症状和天疱疮很像！但是肚皮位置的疼痛明显有好转。

会不会在排毒的过程中，身体内天疱疮的病毒也在往出排？导致天疱疮复发。还有在停药的情况下这个泡还得长多久？每天都在增多。会不会有生命危险？

9月16日 上午09:47

今天申请会诊后联系您

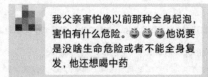

我父亲害怕像以前那种全身起泡，害怕有什么危险。😄😄😄他说要是没啥生命危险或者不能全身复发，他还想喝中药

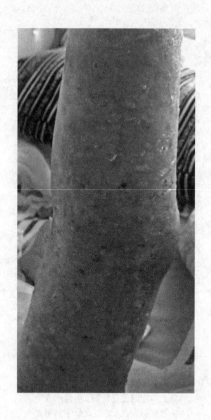

内服＋外敷，扭转局面

病情危急，我数次申请问止医学中心的会诊，专家结合中医大脑的处方意见开出了扭转局面的中药处方和外敷处方。服药后，患者身上的水泡消退。同一时期，患者头上长出了火疖子。

从水泡到火疖子，发在体表的这些情况，均是体内毒被排出体外的表现。

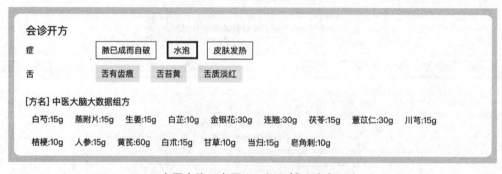

会诊开方

| 症 | 脓已成而自破 | 水泡 | 皮肤发热 |
| 舌 | 舌有齿痕 | 舌苔黄 | 舌质淡红 |

[方名] 中医大脑大数据组方

白芍:15g　蒸附片:15g　生姜:15g　白芷:10g　金银花:30g　连翘:30g　茯苓:15g　薏苡仁:30g　川芎:15g

桔梗:10g　人参:15g　黄芪:60g　白术:15g　甘草:10g　当归:15g　皂角刺:10g

▲ 中医大脑：中医人工智能辅助诊疗系统

【本诊方剂整体药对结构分析】

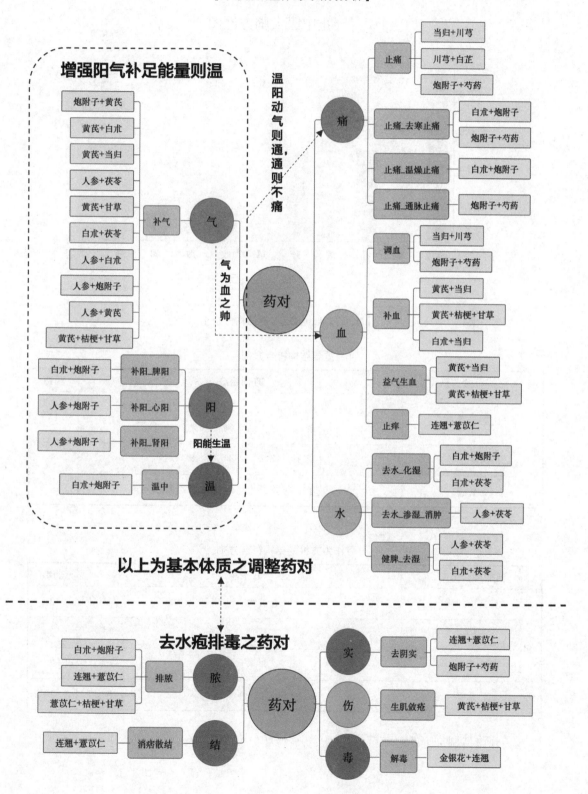

【方剂药性分析】

问止中医大脑方性图

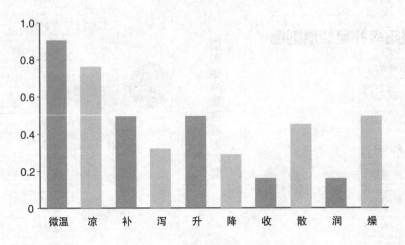

【本诊方剂的组成方剂结构分析】

重要结构符合方剂

结构符合方剂	方剂组成	药数
托里消毒散	人参，金银花，川芎，茯苓，芍药，白芷，黄芪，甘草，当归，皂角刺，白术，桔梗	13
附子汤	炮附子，茯苓，人参，白术，芍药	5
真武汤	茯苓，芍药，白术，生姜，炮附子	5

可作为方根的结构符合方剂

结构符合方剂	方剂组成	药数
薏苡附子散	薏苡仁，炮附子	2
桔梗汤	桔梗，甘草	2
佛手散	川芎，当归	2
甘草汤	甘草	1

另外再特别加上的单味药：连翘。

【重要结构符合方剂说明】

这一诊的主症和第一诊的主症不同，由"皮肤痛"改成了"水泡"，但是问止医学中心的会诊意见是仍旧延续原方的基本结构，也就是托里消毒散和附子剂的结合，在这其中的附子剂是真武汤结构，本身就有祛水湿的功能。这一诊也如第一诊中的作法，我们一方面做体质的调整，而另一方面针对现有的急性症状做出对治，标本同治，有攻有守。

但是在这一诊中，医者再次特别加入了薏苡仁这个药，并加重金银花和连翘的剂量至30克。

薏苡仁是治疗皮肤病的一个重要单味药。薏苡仁本身甘淡渗利祛湿，在初诊的方中加入了薏苡仁，它就和连翘形成了一个非常强力的药对，具有清热祛湿和止痒、排脓、消痈散结、去阴实之用！而薏苡仁加上桔梗、甘草形成的药对可以令排脓的力量更为强大。虽然只是比第一诊多了一个单味药，但是本方消除水泡的力量就会比前方强大很多。古人有"一字之师"的典故，而会诊的医者结合中医大脑在这个案例中的用药思维也有"一药强方"的特性！

金银花和连翘从古至今被视为疮痈的圣药。如此的皮肤病重症，在古代会被视为恶疮，因此更需加重这两味疮痈圣药的剂量。这两味药，如果只煮 15 ～ 20 分钟，性就会升散而以疏散风热为主，这时剂量只需少量即可取效；而久煮之后功效就会变成以清热解毒疗疮为主，这时的剂量就可加重。这是剂量和煮法上的功效区别，也是中医的不传之秘。

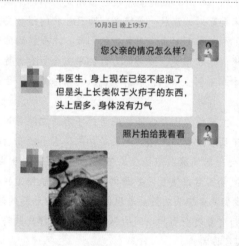

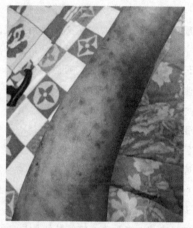

我嘱咐患者按时按量服药，至最后一次汤药喝完，患者的火疖子也已经好了，身上也有力气了。

这是目前患者的皮肤情况：

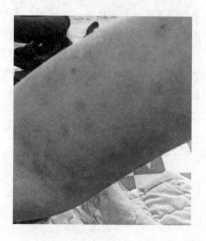

调理体质以做收尾

目前患者已经脱离危险，仍有乏力的情况，继续调理体质以做收尾阶段的巩固。自就诊开始，患者一家都非常积极配合治疗，两次病情都很危重，在如此危急严重的情况下坚持服用中药，这样的信任让我感动。

【本医案之整体分析】

阅读了这本《AI 岐黄——中医大脑重症医案集》的一些案例后，会有些读者发现我们很少用到常用方剂的原始单方，而是大多使用经方的合方，还有不少情况会使用后世的时方，更有经方时方一起合并使用的情况。在这个案例中，我们就看到了非常明显的合方使用，基本上如同前面的叙述所言，我们一方面做体质的调整，而另一方面针对现有的急性症状做出对治，标本同治，一纵一横，攻守兼顾。

事实上，方对的应用在医圣张仲景先生的《伤寒杂病论》中就有很清楚的示范，比方说柴胡桂枝汤、麻黄桂枝各半汤等。因为临床要面对的症状十分繁多，而且症状的组合更是近乎无限，医者将将有限的方剂交错运用加减，才能够面对更多更复杂的问题。本书提到的医案都是中医大脑面对重症时的记载，本来若患者症状单纯，用药简力专的单方会更有力量，但本书记载的患者大多是看完西医无效之后才来到问止中医，病情也就随之错综复杂，于是合方的使用也就会很频繁。

皮肤病的诊治，令很多医者视为畏途。主要的原因是皮肤病的治疗不容易立竿见影，常常需要花费很长久的时间，要很有耐心地来回多次调方对治。尤其是如果医者不能在治疗症状时同时改善患者的基础体质，症状可能会一时消除，却往往又在很短的时间内卷土重来，恰如西医用大量激素"压制"皮肤病看似康复而后很快复发并恶化的情况。皮肤作为我们身体一个重要的排毒器官，本身就容易成为我们身体偏失的最后表现区域。面对皮肤病的时候，中医大脑的人工智能在分析中比起人类医师有着更全面和细腻的思维。中医治疗皮肤病，只要患者能有信心有耐心，相信其结果是喜人且稳固的。

最后，读者可能会疑惑一个问题：患者有严重的神经痛，为什么治疗时似乎没有见到中医大脑或医者对此格外关注呢？难道不应该是"急则治其标"先止痛吗？确实，本案中，我们并没有针对患者的剧烈神经痛开什么中药止痛药，而是赶紧治疗其皮肤病和水肿的问题。因为本质在于——其神经痛是水肿压迫所致，且患者生命危在旦夕，做止痛动作也只是表面效用，必须治其根本赶紧去掉水才能真正止痛又挽救其生命。

·医案 28·

治溃烂八年不愈的"老烂腿"，三月而愈

主诊医师：王丹丹

　　该患者小腿溃烂，长达 8 年无法愈合。如图可见：小腿皮色紫黑，轻微水肿，有几处溃烂处，时有发红发热感，下肢酸沉。

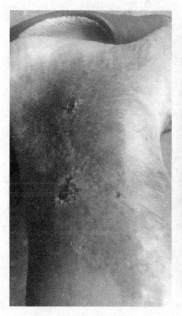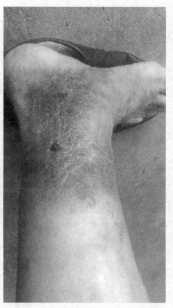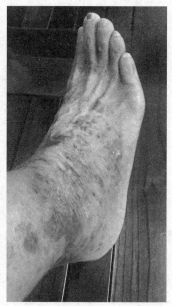

上三图：治疗前，小腿溃烂

　　患者在问止中医治疗现已有三个月，效果令人满意。目前，患者溃疡处已愈合，紫黑色开始转红，皮肤颜色好转，逐渐接近正常肤色，如下图所示：

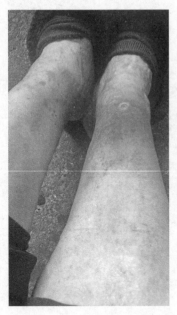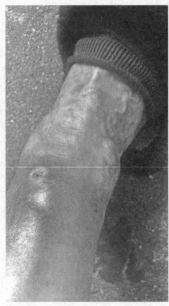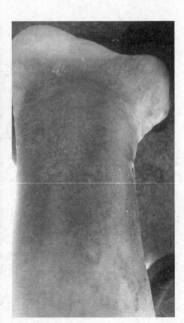

上三图：治疗 3 个月时，伤口愈合

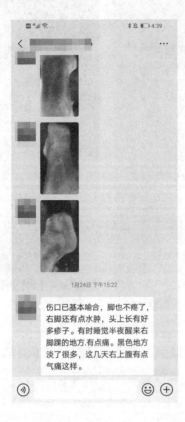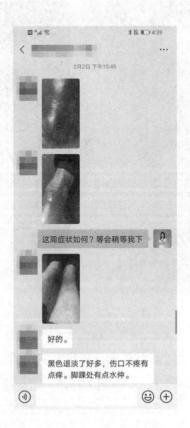

该患者的情况俗称为"老烂腿"，这是一种多发于胫骨内外侧的疮疡，相当于西医的下肢慢性溃疡，不易愈合。以疮色而言，红肿焮痛者易治，黑暗浸肿者难治。

而本位患者的情况恰好属于难治的"黑暗浸肿者"。治疗至今能有佳效，已属不易。治疗过程中，我把握住患者"疮疡久不收口、肿疮、小腿溃烂、皮肤溃疡、臁疮、紫斑"等核心症状群，中医大脑的主要用方如下：

一诊

辨证论治

症　| 皮肤发斑 | 疮疡久不收口 | 肿疮 | 多梦 | 皮肤病变位在下半身 | 小腿溃疡 |

| 皮肤发红 | 容易上火 | 皮肤溃疡 | 夜尿 | 软便_便溏 | 脚水肿_足肿 |

| 皮肤发热 | 肌衄_紫斑_肌肤出现青紫斑点 |

舌　| 少苔 | 舌苔腻 | 舌苔黄 | 舌质红 | 舌有裂纹 |

[方名] 中医大脑大数据组方

金银花:20g　蒲公英:15g　紫花地丁:15g　野菊花:15g　生地黄:30g　玄参:30g　地骨皮:9g　酒白芍:15g

麦冬:15g　天葵子:15g　黄明胶:9g

智能加减

主症加强　　牡丹皮:10g　丹参:15g

引经药

下肢(引药下行)　川牛膝:10g

▲ 中医大脑：中医人工智能辅助诊疗系统

【本诊方剂整体药对结构分析】

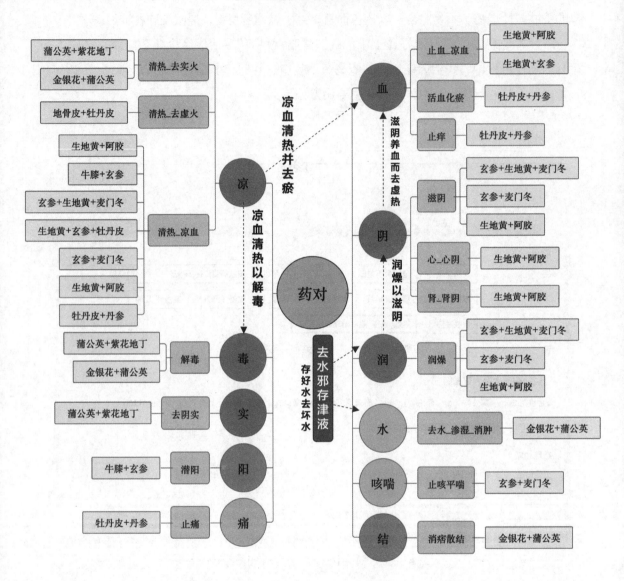

【方剂药性分析】

问止中医大脑方性图

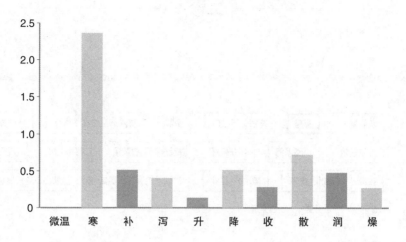

【本诊方剂的组成方剂结构分析】

重要结构符合方剂

结构符合方剂	方剂组成	药数
两地汤	生地黄，玄参，芍药，麦门冬，地骨皮，阿胶	6
五味消毒饮	金银花，野菊花，蒲公英，紫花地丁，天葵子	5

另外再特别加上的单味药：川牛膝、牡丹皮、丹参。

【重要结构符合方剂说明】

根据问止中医大脑"重要结构符合方剂"的分析，我们可以看得出来这个方剂是两地汤和五味消毒饮结构的合方，另外再加上单味药川牛膝、牡丹皮和丹参。同时我们发现它并没有可以作为方根的结构符合方剂，因为这是一个后世方剂的运用。在传统的经方中，有很多小的方剂可以作为方根，可是在后世方剂中并没有这样结构严谨的方根结构。这是本案用方的特点。

本方剂中的两地汤出自《傅青主女科》，它是滋阴清热的方剂，多用在肾水不足、虚热内炽之证，这原本是傅青主先生治疗月经先期的方剂。两地汤结构会被中医大脑计算而选出，表示其结构和患者的症状入参相符合。五味消毒饮则是《医宗金鉴》中的方剂，它是清热解毒、消散疗疮的要方，当然非常合于本医案中患者的情形。

而另外加上的单味药，是中医大脑在计算患者症状后进行的智能推荐，其中的川牛膝是用来引药下行以治疗腿部的问题；牡丹皮用来清热凉血；丹参用来凉血消痈。牡丹皮和丹参这两味药都能对治本案的皮肤病问题。

二诊

辨证论治

症
皮肤发斑　　膝疮　　疮疡久不收口　　多梦　　皮肤病变位在下半身　　皮肤痛

皮肤过敏　　小腿溃疡　　皮肤发红　　皮肤暗沉_皮肤黑　　容易上火　　皮肤溃疡

夜尿　　软便_便溏　　脚水肿_足肿　　皮肤发热　　肌衄_紫斑_肌肤出现青紫斑点

舌
少苔　　舌苔腻　　舌苔黄　　舌质红　　舌有裂纹

[方名] 中医大脑大数据组方

白芍:15g　　白芷:10g　　金银花:20g　　蒲公英:15g　　紫花地丁:15g　　野菊花:15g　　茯苓:15g　　川芎:15g　　桔梗:10g

人参:15g　　黄芪:60g　　白术:15g　　甘草:10g　　当归:15g　　皂角刺:10g　　天葵子:15g

引经药

下肢(引药下行)　　川牛膝:10g

问止制剂

无　　　　问止金疮散　　问止太乙膏

▲ 中医大脑：中医人工智能辅助诊疗系统

【本诊方剂整体药对结构分析】

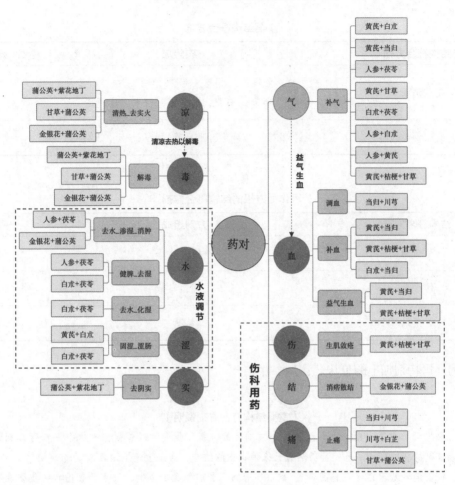

【方剂药性分析】

问止中医大脑方性图

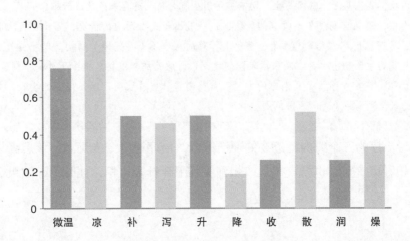

【本诊方剂的组成方剂结构分析】

重要结构符合方剂

结构符合方剂	方剂组成	药数
托里消毒散	人参，金银花，川芎，茯苓，芍药，白芷，黄芪，甘草，当归，皂角刺，白术，桔梗	13
五味消毒饮	金银花，野菊花，蒲公英，紫花地丁，天葵子	5

可作为方根的结构符合方剂

结构符合方剂	方剂组成	药数
桔梗汤	桔梗，甘草	2
佛手散	川芎，当归	2
甘草汤	甘草	1

另外再特别加上的单味药：川牛膝。

【重要结构符合方剂说明】

根据问止中医大脑"重要结构符合方剂"的分析，我们可以看得出来这个方剂延续着上一诊方剂的核心思路，也就是仍然有五味消毒饮的结构，再加上托里消毒散。

托里消毒散出自《万病回春》，是益气养血、排脓解毒的方剂，用于稍带虚状的化脓性疾病，兼具解毒与强壮两种作用，且有消散化脓的效能。本方是最常用于治疗痈疽的处方。《万病回春·痈疽门》：

"治一切痈疽、六七日未消者服此药。脓未成即消，已成即溃。能壮气血，固脾胃，使毒气不能内攻，毒脓易溃，肌肉易生。切不可早用生肌之药，恐毒未尽反烂溃难愈。"

本案中，患者有疮疡久不收口的症状，这一般属于气血两虚的情况，因此中医大脑会用到当归、芍药、川芎、人参、白术、茯苓、甘草的八珍汤（去熟地）结构，以补益气血；方中的金银花为主治痈疽之剂，脓未成者能使之消散，脓已成者能将其排除于外；桔梗、白芷、皂角刺协同金银花加强排脓及消毒的力量；黄芪则强壮皮肤肌肉，助长肉芽的生长，并且加重黄芪的剂量可消除患者脚水肿问题。

在患者治疗的三个月内，疮疡处便已愈合，治疗速度令人满意。该患者说过年之后会到广州看望女儿，也就直接从广州到深圳配合针灸。相信届时治疗效果会更上一层楼。

【本医案之整体分析】

在这本《AI岐黄——中医大脑重症医案集》里的患者，大多数都是重症久病且阳气虚衰，所以中医大脑的处方大多有扶阳的药对结构，这一切都是"有是证用是药"的表现。

从临床的实效结果来看，强化固护阳气确实是重要的核心思想，但也并不是说一味补阳就可以治疗一切重症问题，临床中医者还要针对患者目前可能危害生命的症状迅速出手，甚或在有些时候要用到寒凉滋阴的药物。本医案就是一则比较特殊的案例。中医大脑用到了后世方剂中专治外伤科的方剂结构，治疗速度令人非常满意，长年无法愈合的小腿溃烂在三个月内就愈合了。

由此来说，我们并不以扶阳为绝对，而是要根据患者呈现的体质和症状来判断。中医大脑在这方面有着人类医师所难以掌握的"中立性"，就是没有任何先入为主的"学派观念"，全凭当前患者呈现的信息来做客观性计算。

本医案里面，我们看到了中医大脑使用了傅青主先生的方，也使用了魏廷贤先生《万病回春》中的方。有不少后世方剂已经被吸纳进中医大脑，临证时，如果中医大脑认为使用时方对患者效果更好，则当然不一定要使用经方。经方、时方各有其侧重，诸家熔为一炉才能造福患者。虽然日本汉方家非常重视经方，但他们仍旧经常使用《万病回春》中的方剂，他们也不得不从明朝的方剂里寻找可以补经方之不足的后世方剂。经方与时方的运用，其重点是相辅相成，以经方为主干，以时方为枝叶，在临床上灵活运用，交互配合。

回归本案皮肤溃烂久不收口，中医临床上对于痈疡肿疮这类问题，常分为阳实、阴虚、阳虚、阴实四种证型来论治。

阳实证： 患者有局部红肿热痛的症状，可以选用五味消毒饮、黄连解毒汤来对治，有便秘则用三黄泻心汤；对于瘰疬瘿瘤、肿疡溃脓后仍坚硬者，可选用散肿溃坚汤；对于一切痈疽肿毒初起未消者则可优先选用真人活命饮。真人活命饮和散肿溃坚汤常一起合方对治阳实证的痘疮和痈疽肿瘤的问题。

阴虚证： 患者会有红肿和化脓的问题，可选用排脓散。证属瘀热的痈肿疮疖常和排脓汤一起合方，名为排脓散及汤。疮痈初起化脓肿痛可合真人活命饮。

阳虚证： 患者会有脓包凹陷，可选用千金内托散对治。

阴实证： 患者会有脓包形成，常兼有脚水肿的问题，或久不收口，可选用托里消毒散。

本案中，患者有疮疡久不收口和脚水肿的问题，但同时又有皮肤的红肿热痛，因此中医大脑计算选用托里消毒散和五味消毒饮一起合方对治，故取佳效。

最后和读者补充我们关于中医外科伤科的病症整理，列表如下：

病症	外观表现	病症特点	病因	古籍记载
痈	肿疡表现为红肿高起	焮热疼痛，周围界限清楚，未成脓之前无疮头而易消散，已成脓易溃破，溃后脓液稠黏，疮口易敛	气血受毒邪所困而壅塞不通。属阳证，初起常伴有实热证候	《黄帝内经》："大热不止，热胜则肉腐，肉腐则为脓，然不能陷骨髓，不为焦枯，五藏不为伤，故命曰痈。"
疽	疮疡表现为漫肿平塌，皮色不变	不热少痛，未成脓难消，已成脓难溃，脓水清稀，破后难敛	因感受外邪，邪气郁于肌肉筋骨之间，气血凝滞而成，或因情志内伤，气血失调；或因恣食炙煿肥腻，痰凝湿滞等因素而致	《黄帝内经》："热气淳盛，下陷肌肤，筋髓枯，内连五藏，血气竭，当其痈下，筋骨良肉皆无余，故命曰疽。疽者，上之皮夭以坚，上如牛领之皮，痈者其皮上薄以泽，此其候也。"
疔	坚硬而根深，形如钉状	初起形如粟粒，上有白色脓头，形虽小而根深，肿硬如钉着骨，疼痛剧烈，来势甚凶，易扩散而走黄	多因火热之毒蓄结所致	《外科正宗·疔疮论》第十七："夫疔疮者，乃外科迅速之病也。"
疖	皮肤上红、肿、热、痛，根浅的小结饨	多发生于夏秋季节。结节初起较硬，圆形，肿势局限，易消、易溃，数天后化脓，排出脓头而愈。疖是急性化脓性毛囊和毛囊周围炎症。	内蕴热毒，或外触暑热之邪而发	《黄帝内经》："汗出见湿，乃生痤疿。高粱之变，足生大丁，受如持虚。劳汗当风，寒薄为皶，郁乃痤。"
疥	此疮多生于手指，尤以指缝为最	刺痒难忍	疥虫潜隐皮肤，辗转攻行，引致患部发痒钻刺，甚则传遍肢体	《外科正宗·疥疮论》第七十三："夫疥者，微芒之疾也。发之令人搔手不闲。"
瘤	在体表生长的赘生物	人体内异常肿块或膨大，良性瘤在体内不会扩散和转移，而恶性瘤则相反。	根据其形状和病因的不同，分"气瘤"、"肉瘤"、"筋瘤"、"血瘤"、"骨瘤"、"脂瘤"等。其产生原因不一	《普济方·瘿瘤门·诸瘿瘤》："夫气血凝滞，结为瘿瘤。瘿瘤优患所生，着于肩项，皮宽不急，槌槌而垂是也，瘤则随气是生，其赤脉交络者，谓之血瘤，随忧患而消长者，谓之气瘤，坚硬而不可移者，谓之石瘤，瘿之名有五者此也。一曰肉瘤，二曰脂瘤，三曰肉瘤，四曰脓瘤，五曰血瘤，六曰石瘤，瘤之种有六者此也。凡瘿瘤虽无痛痒，然最不可决破，决破则脓血崩溃，渗漏无已。"
癣	皮肤潮红，起丘疹或水泡，继而落皮屑，病变部位常呈环状损害	损害多呈密集成群，大小不等，彼此可相互融合，有些皮疹呈卫星状分布。多呈现痒症	主要由真菌引起的毛发、皮肤及指甲感染	《太平圣惠方·治一切癣诸方》："癣病之状者，为皮肉癣参如钱文，渐渐增长，或痒或痛，或圆或斜，有棱廓，里则生虫，搔之有汁，此由风湿邪气，客于腠理复值寒湿与血气相搏，则血气否涩，而发此疾也。"
痔	生于肛门内外之块物突出	主要症状为块物突出，疼痛，出血等	多由平素湿热内积，过食辛辣燥热食物，或因久坐而致血脉不行，或经常大便秘结，或妇女临产用力过甚，或久痢等原因，以致浊气瘀血流注肛门所致	《素问·生气通天论》曰："因而饱食，筋脉横解，肠澼为痔。"
丹毒	患部皮肤红如涂丹，故名，多发于小腿或面部，患处皮肤大片红肿，略高出皮面，差缘明显，表面光滑发亮，触之坚实，患部附近的淋巴结肿大	伴有寒战，高热，头痛，骨节疼痛等全身症状	多因血分有热，发于肌肤；或皮肤黏膜破损，疫毒外侵所致	《三因极一病证方论·丹毒叙论》："《经》云：诸痛痒疮皆属心。心虚寒则痒，心实热则痛。丹毒之病，由心实热也。"
流注	多发于肌肉深处，结块或漫肿，单发或多发，日久而成脓	毒邪流走不定，并无定处而变生于较深部组织的一类化脓性病症。多患于气血虚弱者	湿痰、暑湿、瘀血	《外科正宗·流注论》第二十五："夫流注者，流者行也乃气血之壮，自无停息之机；注者住也，因气血之衰是以凝滞之患。故行者其自然，住者由其瘀壅。其形漫肿无头，皮色不变，所发母论穴道，随处可生。凡得此者，多生于体虚之人，勤劳之辈，不慎调变，夏秋露卧，纵意取凉，热体当风，图身快爽；或中风邪，发散未尽，或欲后阴虚，外寒所侵。又或恼怒伤肝，郁结伤脾，荣气不从，逆于肉里；又或跌打损伤瘀血凝滞；或产后恶露未尽，流缩经络。"
瘰疬	颈部淋巴结结核	初起一个或数个大小如豆粒的结块，以后渐大。其数增多，连接三五个，甚至十余个。皮色不变，按之坚硬，推之能动，不作寒热也不觉痛，日久微觉疼痛，结块互相粘连成片，其块推之不动；将溃时皮色渐红，质地较软，破溃后脓稀薄如痰，或如豆汁，久不收口，可形成窦道或瘘管，故又名"鼠瘘"	肺肾阴虚，虚火灼成疾，痰火结于颈项所致。多见于体弱的儿童	《灵枢·寒热篇》："黄帝问于岐伯曰：寒热瘰疬在于颈腋者，皆何气使生？岐伯曰：此皆鼠瘘寒热之毒气也，留于脉而不去者也。"
痄腮	一侧或先后在两侧腮腺部位肿胀，边缘不清，按之柔韧感	有疼痛和压痛。冬、春季常见流行，以学龄儿童发病较多	感受温毒病邪后，肠胃积热与肝胆郁火壅阻于少阳经络所致	《医宗金鉴·外科心法要诀·面部》："痄腮胃热是其端，初起焮肿热复寒；高肿焮痛红与热，平肿色淡热湿原。"

·医案 29·

治疗一个月，甲状腺结节消失

主诊医师：郭淑汾

　　该患者第一次来问止中医看诊是 2020 年 5 月份，当时是因"喉咙烧灼感"就诊，考虑是反流性食管炎引起的，开了 7 剂药，患者吃了 3 剂药就好了。

　　2020 年 12 月份，患者再次找到我，问能不能治疗甲状腺结节，她说身边有好几个亲人都有甲状腺结节，有的人甚至已经癌变了，让她有些害怕。于是我便让她把相关检查报告发给我，开始着手治疗。

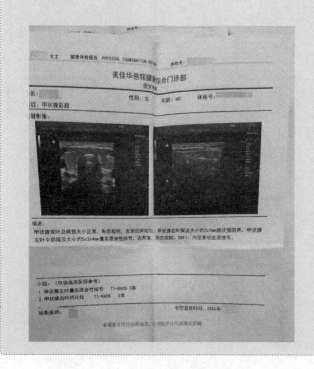

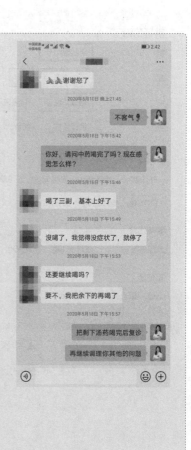

| 一诊 |

患者是 2020 年 7 月份体检查出甲状腺结节，我通过详细问诊知道患者怕冷情况比较明显，特别是手脚冷，除此之外还有肩颈酸痛跟喉咙异物感，月经基本正常，就有一个经前的乳房胀痛，余无不适。

我将相关症状录入中医大脑，大脑给具处方如下。我使用中医大脑的智能加减功能，把牡蛎加到 30g 以增强软坚散结的功效，还加了生附子温阳散寒、桔梗引药上行。

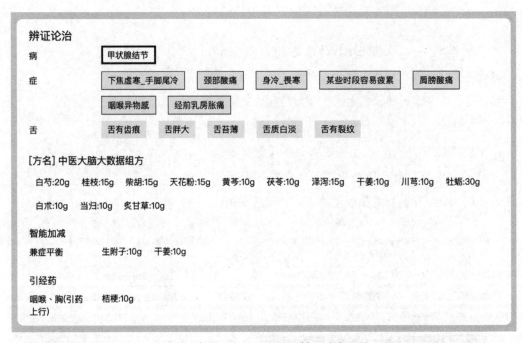

▲ 中医大脑：中医人工智能辅助诊疗系统

【本诊方剂整体药对结构分析】

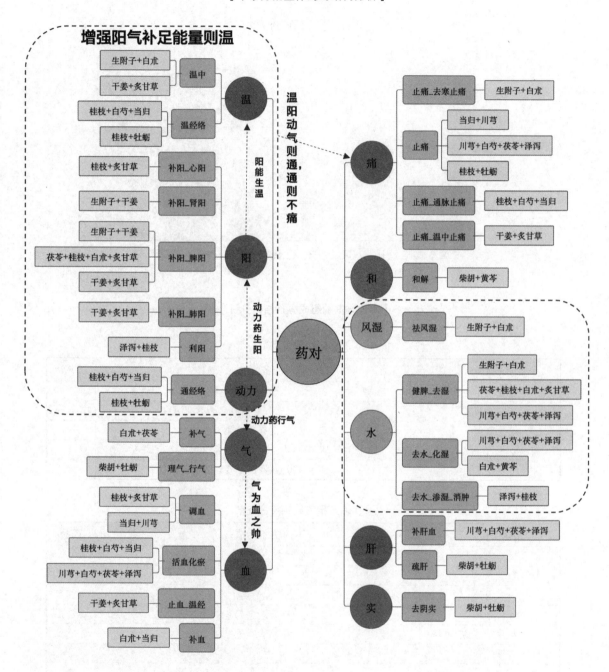

【方剂药性分析】

问止中医大脑方性图

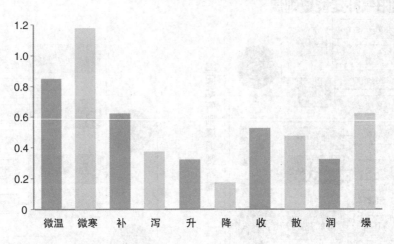

【本诊方剂的组成方剂结构分析】

重要结构符合方剂

结构符合方剂	方剂组成	药数
柴胡桂枝干姜汤	柴胡，桂枝，干姜，天花粉，黄芩，牡蛎，炙甘草	7
当归芍药散	当归，川芎，芍药，茯苓，白术，泽泻	6
当归散	当归，黄芩，芍药，川芎，白术	5
苓桂术甘汤	茯苓，桂枝，白术，炙甘草	4
甘草干姜茯苓白术汤	炙甘草，白术，干姜，茯苓	4

可作为方根的结构符合方剂

结构符合方剂	方剂组成	药数
通脉四逆汤	炙甘草，附子，干姜	3
芍药甘草附子汤	芍药，炙甘草，附子	3
四逆汤	炙甘草，干姜，附子	3
芍药甘草汤	芍药，炙甘草	2
甘草干姜汤	炙甘草，干姜	2
泽泻汤	泽泻，白术	2
桂枝甘草汤	桂枝，炙甘草	2
栝蒌牡蛎散	天花粉，牡蛎	2
佛手散	川芎，当归	2
二仙汤	黄芩，芍药	2
干姜附子汤	干姜，附子	2

另外再特别加上的单味药：桔梗。

【重要结构符合方剂说明】

根据问止中医学习大脑"重要结构符合方剂"的分析，我们可以看得出来这个方剂主要是柴胡桂枝干姜汤、苓术类方、当归芍药散、附子剂的合方。

根据患者的症状，我们可以了解为什么中医大脑会提出这些方剂结构。首先，我们看到她有多处的疼痛，包括肩膀酸痛、颈部酸痛等问题，这些都是和疼痛有关，且又有身冷、畏寒、下焦虚寒、舌淡白胖大有齿痕等表现，可以看得出来这是一个阳虚体质明显的人，于是我们会用四逆汤等附子剂来作为止痛的重要结构。

其次，患者本身有经前乳房胀痛、咽喉异物感、甲状腺结节、容易疲累等问题，这属于肝郁气结兼有血虚的病机，所以中医大脑会使用柴胡桂枝干姜汤和当归芍药散的合方结构。甲状腺结节属于气结的问题，就必须重用软坚散结的药，因此医者将牡蛎用到30g，而牡蛎这味药也是后世方消瘰丸（牡蛎、玄参、贝母）的主力药。

二诊及三诊

7剂药后，患者反馈怕冷稍好转，疲劳感改善。二诊继续守方7剂。

三诊时，患者反馈怕冷的情况进一步改善，唯肩颈不适还是明显。于是三诊时我在原方基础上增加葛根30g，以舒筋通络，同时开具问止活血化瘀丸。

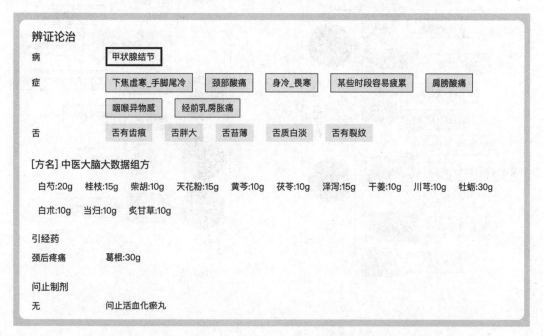

辨证论治

病　　甲状腺结节

症　　下焦虚寒_手脚尾冷　颈部酸痛　身冷_畏寒　某些时段容易疲累　肩膀酸痛
　　　咽喉异物感　经前乳房胀痛

舌　　舌有齿痕　舌胖大　舌苔薄　舌质白淡　舌有裂纹

[方名] 中医大脑大数据组方

白芍:20g　桂枝:15g　柴胡:10g　天花粉:15g　黄芩:10g　茯苓:10g　泽泻:15g　干姜:10g　川芎:10g　牡蛎:30g

白术:10g　当归:10g　炙甘草:10g

引经药

颈后疼痛　　葛根:30g

问止制剂

无　　　　问止活血化瘀丸

▲ 中医大脑：中医人工智能辅助诊疗系统

【本诊方剂整体药对结构分析】

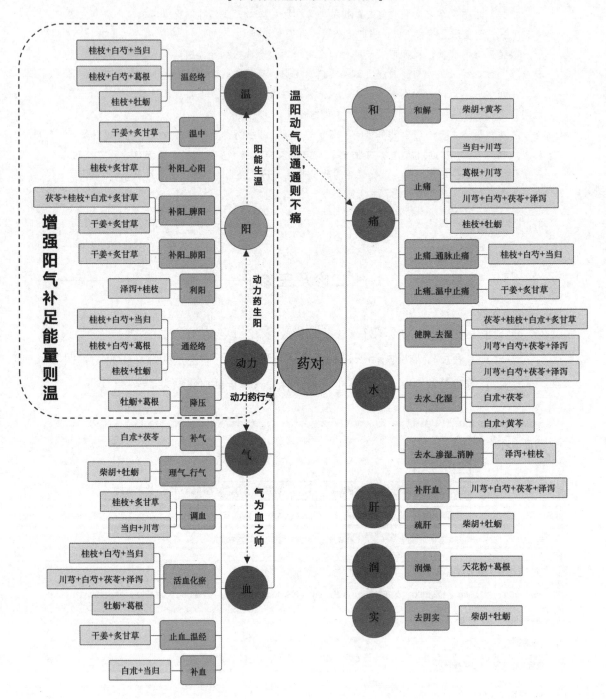

【方剂药性分析】

问止中医大脑方性图

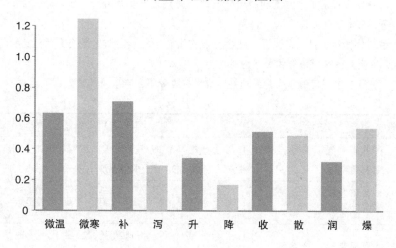

【本诊方剂的组成方剂结构分析】

重要结构符合方剂

结构符合方剂	方剂组成	药数
柴胡桂枝干姜汤	柴胡，桂枝，干姜，天花粉，黄芩，牡蛎，炙甘草	7
当归芍药散	当归，川芎，芍药，茯苓，白术，泽泻	6
当归散	当归，黄芩，芍药，川芎，白术	5
苓桂术甘汤	茯苓，桂枝，白术，炙甘草	4
甘草干姜茯苓白术汤	炙甘草，白术，干姜，茯苓	4

可作为方根的结构符合方剂

结构符合方剂	方剂组成	药数
芍药甘草汤	芍药，炙甘草	2
甘草干姜汤	炙甘草，干姜	2
泽泻汤	泽泻，白术	2
桂枝甘草汤	桂枝，炙甘草	2
栝蒌牡蛎散	天花粉，牡蛎	2
佛手散	川芎，当归	2
二仙汤	黄芩，芍药	2

另外再特别加上的单味药：葛根。

【重要结构符合方剂说明】

医者秉承"效不更方"的思维来用方。根据问止中医学习大脑"重要结构符合方剂"的分析，我们可以看得出来本方剂和初诊方剂的不同点在于加减用药。初诊时，加减用药是桔梗和生附子，而本诊是葛根。

初诊用到桔梗和生附子，主要是把重点放在引药上行和温阳走通全身的经络；而本诊中使用葛根，主要是用来放松身体紧张的肌肉。

我们也把这三个不同的单味药的功能、应用列表如下，可以清楚地做一下比较：

单味药	主治	应用
桔梗	开宣肺气，祛痰排脓，利咽	1.用于肺气不宣的咳嗽痰多，胸闷不畅。2.用于热毒壅肺之肺痈。3.用于咽喉肿痛，失音
生附子	回阳救逆，补火助阳，散寒止痛	1.用于亡阳证。2.用于阳虚证。3.用于寒痹证
葛根	解肌退热，透发麻疹，生津止渴，升阳举陷	1.用于外感发热，头痛项强。2.用于麻疹透发不畅。3.用于热病烦渴，内热消渴。4.用于热泄热痢，脾虚久泻

四诊

四诊时，患者反馈怕冷症状已经没有了，肩颈也无不适，疲劳感跟喉咙异物感稍微还留有一些。目前比较突出的问题是皮肤干痒。我考虑患者有血虚风燥的情况，遂在原方基础上加养血药以养阴润燥。

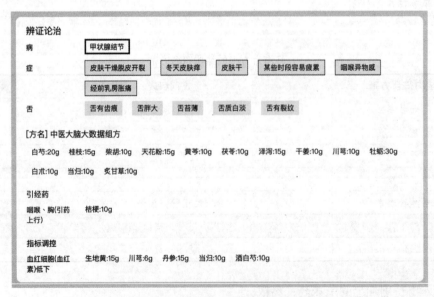

▲ 中医大脑：中医人工智能辅助诊疗系统

【本诊方剂整体药对结构分析】

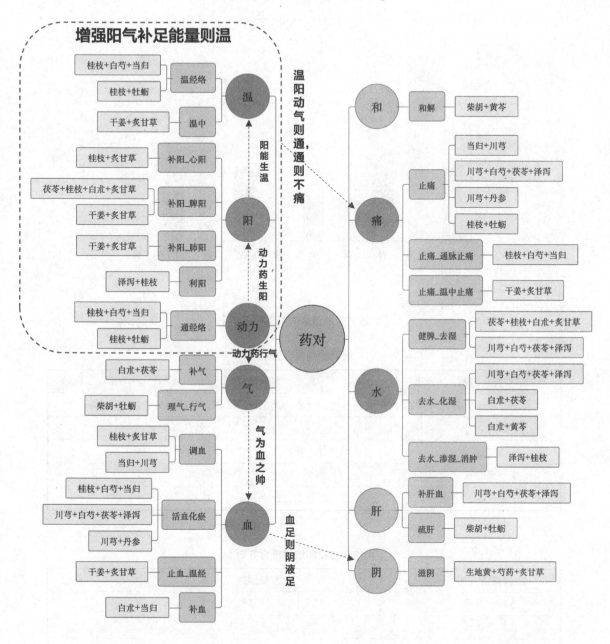

【方剂药性分析】

问止中医大脑方性图

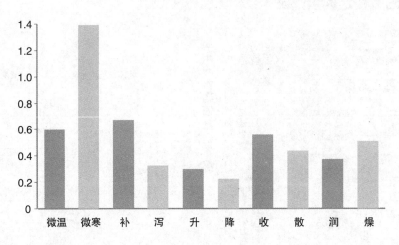

【本诊方剂的组成方剂结构分析】

重要结构符合方剂

结构符合方剂	方剂组成	药数
柴胡桂枝干姜汤	柴胡，桂枝，干姜，天花粉，黄芩，牡蛎，炙甘草	7
当归芍药散	当归，川芎，芍药，茯苓，白术，泽泻	6
当归散	当归，黄芩，芍药，川芎，白术	5
苓桂术甘汤	茯苓，桂枝，白术，炙甘草	4
甘草干姜茯苓白术汤	炙甘草，白术，干姜，茯苓	4

可作为方根的结构符合方剂

结构符合方剂	方剂组成	药数
芍药甘草汤	芍药，炙甘草	2
甘草干姜汤	炙甘草，干姜	2
泽泻汤	泽泻，白术	2
桂枝甘草汤	桂枝，炙甘草	2
栝蒌牡蛎散	天花粉，牡蛎	2
佛手散	川芎，当归	2
二仙汤	黄芩，芍药	2

另外再特别加上的单味药：生地黄、桔梗、丹参。

【重要结构符合方剂说明】

医者一直保持"效不更方"的原则，每诊方剂的基本结构一致，只是会随着临床所见在中医大脑智能加减的提醒下做不同的单味药加减。对于这三诊的特殊加减，我们列表如下：

加减用药不同	初诊	桔梗、生附子
	三诊	葛根
	四诊	桔梗、生地黄、酒白芍、丹参

第四诊的加减用药有比较大的变化，医者使用了桔梗、生地黄、酒白芍和丹参四味药，主要是希望养阴润燥，作为长期调养之用。值得指出的是，生地黄和丹参搭配了当归芍药散，可滋阴凉血治疗皮肤干痒的问题。

我们很高兴地看到经过前述几诊后，患者的左侧甲状腺结节已经消失，这表示中医大脑的治疗方案是正确的。

以下我们也列表比较这几味药物的主治与应用：

单味药	主治	应用
桔梗	开宣肺气，祛痰排脓，利咽	1.用于肺气不宣的咳嗽痰多，胸闷不畅。2.用于热毒壅肺之肺痈。3.用于咽喉肿痛，失音
生地黄	清热凉血，养阴生津	1.用于热入营血证。2.用于吐血衄血，便血崩漏，热毒湿疹。3.用于热病口渴，内伤消渴，肠燥便秘
白芍	养血调经，平肝止痛，敛阴止汗	1.用于血虚或阴虚有热的月经不调、崩漏等症。2.用于肝阴不足、肝气不舒或肝阳偏亢的头痛、眩晕、胁肋疼痛、脘腹四肢拘挛作痛等症。3.用于阴虚盗汗及营卫不和的表虚自汗证
丹参	活血调经，凉血消痈，清心安神	1.用于血瘀经闭、痛经、月经不调，产后瘀滞腹痛等症。2.用于血瘀之心腹疼痛、癥瘕积聚等症。3.用于疮疡痈肿。4.用于温热病热入营血、烦躁不安及心悸失眠等症。

一个月后复查：左侧甲状腺结节消失

吃完一个月的药后，患者就去复查了，复查时还跟做 B 超的医生说了自己甲状腺结节的情况。结果医生找不到左侧甲状腺的结节了，还叫了另外一个医生过来帮忙看，真的不见了！患者甲状腺病变的分级也从 3 级变成了 2 级。患者很开心地把结果发过来给我看。后续可秉法治疗，以实现双侧结节均全部消失。

萍乡市人民医院健康体检中心

彩超检查报告单

姓名：	性别：女	年龄：41岁		超声编号：
来源：体检	编号：	申请人：		仪器型号：vip彩超
检查部位：甲状腺彩超 甲状腺		临床诊断：		

超声图像：

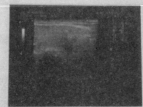 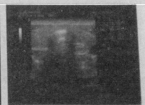

超声图像所见：
右叶甲状腺大小：40*13*14mm。
  峡部厚：2.8mm
左叶甲状腺大小：41*12*14mm。

双叶甲状腺形态规则，实质回声均匀，右叶甲状腺中下部探及一大小约4*2*3mm的斑状强回声伴声影。

双侧颈部大血管旁未探及明显肿大淋巴结。

超声提示：
右叶甲状腺小钙化灶；
左叶甲状腺未见明显异常；
TI-RADS2类。

检查时间：2021-1	报告医生：

备注：此超声诊断报告应用于临床诊断，不做它用。）
体检中心联系电话：

【本医案之整体分析】

当甲状腺分泌的甲状腺素过多的时候就会造成甲状腺机能亢进。在中医的视角里，甲状腺机能亢进所产生的症状属于脾阳实且最终造成阴虚火旺；而甲状腺机能低下，则是一种阳虚的表现。一般来说，男性较少出现甲状腺问题，因为甲状腺素和女性的动情素有关，一般男性几乎不分泌动情素，除非是生理上有女性化倾向的男性，否则一般甲状腺问题多见于女性。

本案里面的患者遇到的不是甲状腺激素不平衡的问题，而是长出了甲状腺结节。中医认为，甲状腺结节与肝阴虚有关。很多女性在未到更年期前把卵巢、子宫切掉，造成了肝阴虚，进而会更容易产生甲状腺结节。当妇女肝血不足、肝阴虚，就很容易有这个问题。因此，中医大脑在治证时从一开始就采取了滋阴的方剂结构，就是希望能够补肝血，滋肝阴，进而从根源上解决甲状腺结节的问题。

有读者会疑问，甲状腺结节不应该是阴实证吗？怎么又会是肝阴虚？这并没有矛盾。虽然长了结节是属于阴实证，必须用软坚散结的药，但是甲状腺结节的病机的本质是肝阴虚，一为结果，一为根源。因此，治疗时若只是用散结的药而不加养肝阴的药，就算结节暂时消失，但根本性病机没有去掉，结节还是会复发。这就是为何在此案中，中医大脑计算后选用柴胡桂枝干姜汤的同时一定要搭配当归芍药散的原因。

中医大脑在理法方药的掌握上非常清晰，所以从一开始就制定了去实散节的方剂结构，并建议使用补血滋阴的单味药。相信当患者另外一边的甲状腺结节也消失之后，中医大脑的治疗策略就会偏向于滋阴补血的体质调理工作。通过本案，我们领会到了中医大脑治症的节奏感，熟悉医理细节且会针对症状提出不同阶段的对治策略。中医大脑治证次第的智慧会是医者在临床上很好的助力。

• 医案 30 •

冠脉支架术后，动脉斑块、
二尖瓣关闭不全，胸闷气短伴失眠

主诊医师：邓雅文

> 冠心病作为全球重大公共卫生问题，以其高致死率给社会和家庭带来沉重的经济负担。在 2020 年 12 月最新发布的联合国世界卫生组织《全球疾病负担研究报告》中显示：近三十年来，中国冠心病死亡增加人数已经成为全球第一！
>
> 中医没有冠心病这一西医病名，冠心病属于中医"胸痹心痛"疾病范畴。"胸痹心痛"的发生以胸阳不足为本，与寒邪、气滞、血瘀、痰浊等诸多病理因素密切相关，此病的基本病机属于"心脉痹阻"，治疗多以"理气活血"为主，多配合通阳散寒、化痰散瘀等治法对症施治。
>
> 该患者是来自内蒙古的 C 先生，他清楚记得突发心梗的日子是 5 月 20 日，被送往当地医院急救后在心脏内植入了 3 枚支架，后接受溶栓等常规西医治疗方法。患者自觉在术后恢复的 6 年中，身体大不如从前，持续有胸闷、气短、前胸胀痛等情况，同时伴失眠、乏力、大便不成形、怕冷、打嗝、反酸、睡觉流口水等一系列症状。

初诊：对治冠心病

经询问，C 先生没有明显的基础疾病，血压和血糖都不高。但住院检查的报告中提示他的双侧颈动脉、右侧锁骨下动脉存在多发斑块，二尖瓣轻度关闭不全，椎 - 基底节动脉血流速度减低。

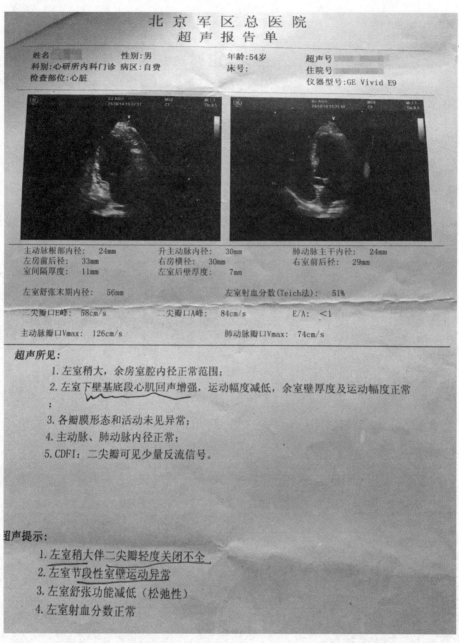

心脏超声提示：左室稍大伴二尖瓣轻度关闭不全，左室节段性室壁运动异常。

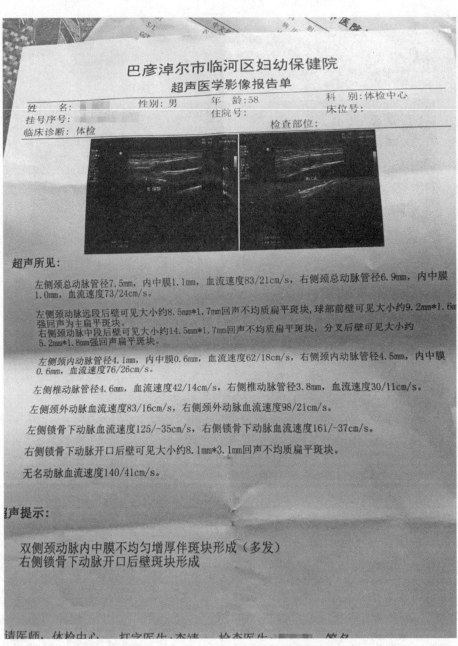

巴彦淖尔市临河区妇幼保健院

超声医学影像报告单

姓　名：	性别：男	年　龄：58		科　别：体检中心
挂号序号：		住院号：		床位号：
临床诊断：体检			检查部位：	

超声所见：

左侧颈总动脉管径7.5mm，内中膜1.1mm，血流速度83/21cm/s，右侧颈总动脉管径6.9mm，内中膜1.0mm，血流速度73/24cm/s。

左侧颈动脉远段后壁可见大小约8.5mm*1.7mm回声不均质扁平斑块，球部前壁可见大小约9.2mm*1.6mm强回声为主扁平斑块。
右侧颈动脉中段后壁可见大小约14.5mm*1.7mm回声不均质扁平斑块，分叉后壁可见大小约5.2mm*1.8mm强回声扁平斑块。

左侧颈内动脉管径4.1mm，内中膜0.6mm，血流速度62/18cm/s，右侧颈内动脉管径4.5mm，内中膜0.6mm，血流速度76/26cm/s。

左侧椎动脉管径4.6mm，血流速度42/14cm/s，右侧椎动脉管径3.8mm，血流速度30/11cm/s。

左侧颈外动脉血流速度83/16cm/s，右侧颈外动脉血流速度98/21cm/s。

左侧锁骨下动脉血流速度125/-35cm/s，右侧锁骨下动脉血流速度161/-37cm/s。

右侧锁骨下动脉开口后壁可见大小约8.1mm*3.1mm回声不均质扁平斑块。

无名动脉血流速度140/41cm/s。

超声提示：

双侧颈动脉内中膜不均匀增厚伴斑块形成（多发）
右侧锁骨下动脉开口后壁斑块形成

请医师：体检中心　　打字医生：李涛　　检查医生：　　　　签名

颈动脉超声提示：双侧颈动脉斑块增厚伴多发。

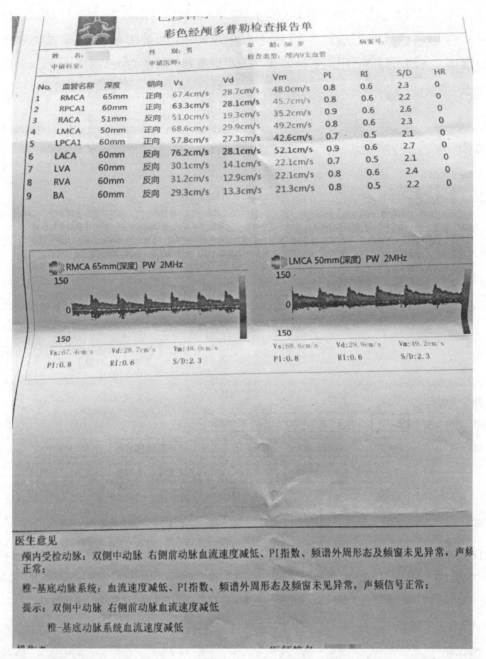

彩色经颅多普勒检查报告单

姓　名：		性　别：男			年　龄：58 岁			病案号：		
申请科室：		申请医师：			检查类型：颅内9支血管					

No.	血管名称	深度	朝向	Vs	Vd	Vm	PI	RI	S/D	HR
1	RMCA	65mm	正向	67.4cm/s	28.7cm/s	48.0cm/s	0.8	0.6	2.3	0
2	RPCA1	60mm	正向	63.3cm/s	28.1cm/s	45.7cm/s	0.8	0.6	2.2	0
3	RACA	51mm	反向	51.0cm/s	19.3cm/s	35.2cm/s	0.9	0.6	2.6	0
4	LMCA	50mm	正向	68.6cm/s	29.9cm/s	49.2cm/s	0.8	0.6	2.3	0
5	LPCA1	60mm	正向	57.8cm/s	27.3cm/s	42.6cm/s	0.7	0.5	2.1	0
6	LACA	60mm	反向	76.2cm/s	28.1cm/s	52.1cm/s	0.9	0.6	2.7	0
7	LVA	60mm	反向	30.1cm/s	14.1cm/s	22.1cm/s	0.7	0.5	2.4	0
8	RVA	60mm	反向	31.2cm/s	12.9cm/s	22.1cm/s	0.8	0.6	2.2	0
9	BA	60mm	反向	29.3cm/s	13.3cm/s	21.3cm/s	0.8	0.5	2.2	0

RMCA 65mm(深度) PW 2MHz

Vs:67.4cm/s　Vd:28.7cm/s　Vm:48.0cm/s
PI:0.8　RI:0.6　S/D:2.3

LMCA 50mm(深度) PW 2MHz

Vs:68.6cm/s　Vd:29.9cm/s　Vm:49.2cm/s
PI:0.8　RI:0.6　S/D:2.3

医生意见

颅内受检动脉：双侧中动脉 右侧前动脉血流速度减低、PI指数、频谱外周形态及频窗未见异常，声频正常；

椎-基底动脉系统：血流速度减低、PI指数、频谱外周形态及频窗未见异常，声频信号正常；

提示：双侧中动脉 右侧前动脉血流速度减低

　　　椎-基底动脉系统血流速度减低

颅内 9 条血管超声提示：双侧中动脉、右侧前动脉血流速度减低、椎 – 基底动脉系统血流速度减低。

通过仔细的远程问诊，对其目前存在的身体不适转换为症状录入中医大脑，并结合舌象加以判断。由于心主血脉，周身的营养依赖心的阳气推动，当心阳不足，机体失去濡养，则气血运行不畅，容易心悸心慌；中焦脾胃可以看作是机体气机的枢纽，而脾胃的生理功能好比是运行水谷精微物质的中转站，当脾阳不运之时，水谷精微易凝结成痰，流滞于经隧，阻滞心脉。久之，心失所养，致心血虚，阴损及阳，而成气阴两虚、阴阳两虚，或痰浊中阻、瘀血阻滞，或痰瘀互结。

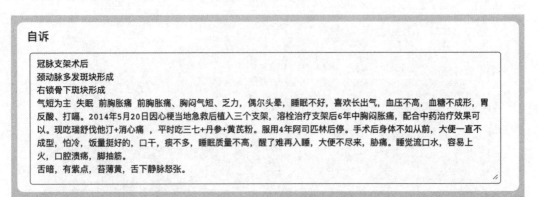

自诉

> 冠脉支架术后
> 颈动脉多发斑块形成
> 右锁骨下斑块形成
> 气短为主 失眠 前胸胀痛 前胸胀痛、胸闷气短、乏力，偶尔头晕，睡眠不好，喜欢长出气，血压不高，血糖不成形，胃反酸、打嗝。2014年5月20日因心梗当地急救后植入三个支架，溶栓治疗支架后6年中胸闷胀痛，配合中药治疗效果可以。现吃瑞舒伐他汀+消心痛 ，平时吃三七+丹参+黄芪粉。服用4年阿司匹林后停。手术后身体不如从前，大便一直不成型，怕冷，饭量挺好的，口干，痰不多，睡眠质量不高，醒了难再入睡，大便不尽来，胁痛。睡觉流口水，容易上火，口腔溃疡，脚抽筋。
> 舌暗，有紫点，苔薄黄，舌下静脉怒张。

▲ 中医大脑：中医人工智能辅助诊疗系统

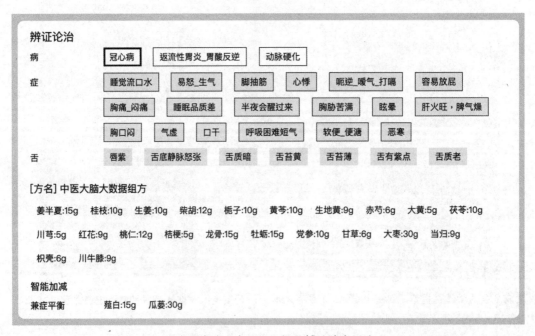

辨证论治

病　　冠心病　　返流性胃炎_胃酸反逆　　动脉硬化

症　　睡觉流口水　　易怒_生气　　脚抽筋　　心悸　　呃逆_嗳气_打嗝　　容易放屁
　　　胸痛_闷痛　　睡眠品质差　　半夜会醒过来　　胸胁苦满　　眩晕　　肝火旺_脾气燥
　　　胸口闷　　气虚　　口干　　呼吸困难短气　　软便_便溏　　恶寒

舌　　唇紫　　舌底静脉怒张　　舌质暗　　舌苔黄　　舌苔薄　　舌有紫点　　舌质老

[方名] 中医大脑大数据组方

姜半夏:15g　桂枝:10g　生姜:10g　柴胡:12g　栀子:10g　黄芩:10g　生地黄:9g　赤芍:6g　大黄:5g　茯苓:10g

川芎:5g　红花:9g　桃仁:12g　桔梗:5g　龙骨:15g　牡蛎:15g　党参:10g　甘草:6g　大枣:30g　当归:9g

枳壳:6g　川牛膝:9g

智能加减

兼症平衡　　薤白:15g　瓜蒌:30g

▲ 中医大脑：中医人工智能辅助诊疗系统

【本诊方剂整体药对结构分析】

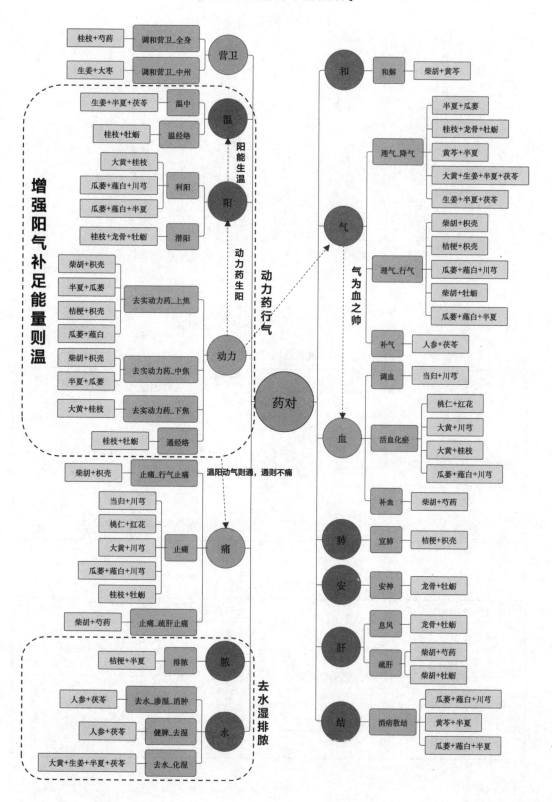

【方剂药性分析】

问止中医大脑方性图

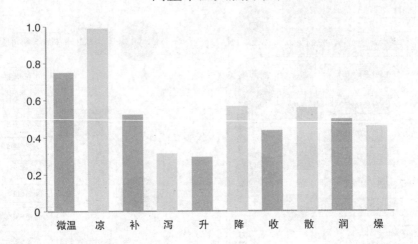

【本诊方剂的组成方剂结构分析】

重要结构符合方剂

结构符合方剂	方剂组成	药数
血府逐瘀汤	桃仁，红花，当归，生地黄，川芎，赤芍，牛膝，桔梗，柴胡，枳壳，甘草	11
柴胡加龙骨牡蛎汤	柴胡，半夏，茯苓，桂枝，人参，黄芩，大枣，生姜，龙骨，牡蛎，大黄	11
五淋散	茯苓，当归，甘草，赤芍，栀子	5
排脓汤	甘草，桔梗，大枣，生姜	4

可作为方根的结构符合方剂

结构符合方剂	方剂组成	药数
栝蒌薤白半夏汤	瓜蒌，薤白，半夏	3
小半夏加茯苓汤	半夏，生姜，茯苓	3
桔梗汤	桔梗，甘草	2
栝蒌薤白白酒汤	瓜蒌，薤白	2
小半夏汤	半夏，生姜	2

结构符合方剂	方剂组成	药数
大黄甘草汤	大黄，甘草	2
佛手散	川芎，当归	2
红蓝花酒	红花	1
甘草汤	甘草	1

【重要结构符合方剂说明】

　　根据问止中医大脑"重要结构符合方剂"的分析，我们可以看得出来这个方剂主要是血府逐瘀汤和柴胡加龙骨牡蛎汤的合方，而加入了中医大脑智能加减的药对之后，本方同时包括了栝蒌薤白半夏汤的结构。

　　以下我们把这几个方剂的功能做一个说明，这样我们可以了解到中医大脑在面对这样的症状组合时为什么会计算出这样的方剂：

- 血府逐瘀汤：这是清代王清任先生在《医林改错》一书中的方剂，此方是治疗血瘀胸部、气机不畅，以致胸痛、烦闷等的专方。本方也可以归为柴胡类方。
- 柴胡加龙骨牡蛎汤：这是柴胡剂中治一身极重以致不能转侧而动作不灵活及身体不自主而感觉疲劳的方剂，也是实性体质的潜阳方。
- 栝蒌薤白半夏汤：这是《金匮要略》治疗胸痹痰浊较甚的方子，可见胸痛彻背、背痛彻心、喘息不得安卧等症状。

中医大脑在分析患者错综复杂的症状之后开出这样的方剂，重点就是要能够化解心脏的瘀血积聚，所以我们看到了大量的活血化瘀药。但是从整体结构还是可以分析出本方是以利阳祛痰浊而产生动力为主要的治疗思路，并非全都是一派活血化瘀药，这才是中医治症的全面考虑。

二诊：睡眠好转，夜尿消失

　　服用一周 7 剂的汤药后，C 先生告知我，他感觉最明显的变化是睡眠好多了，夜尿消失了。服药之前，C 先生长期难入睡，服药 7 剂后目前能一觉到天亮。同时，C 先生感觉白天精神有明显的好转。但胸闷、睡觉流口水、大便偏软的情况仍旧存在。于是，继续治疗，仍以理气活血为主，配合健运中阳并加大通阳化痰的瓜蒌、薤白的剂量。

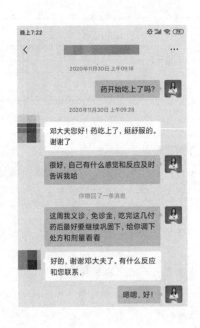

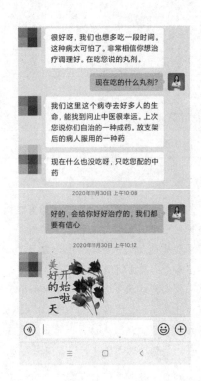

自诉

服用药后睡眠比之前好多了，之前睡觉很难，夜尿消失。

现：胸闷，胸胀痛，血脂高，痛的感觉比之前好转，大便仍偏软，心悸脚抽筋最近未发现，睡觉流口水仍有，眩晕未出现，打嗝偶尔，昨天晚上口干，高血压112/70mmHg。14年心梗后急救放支架，

西药：倍他乐克片1/4 消心痛+瑞舒伐他汀片 阿司匹林 一片一次。

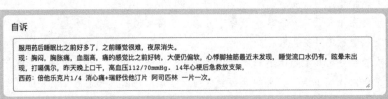

▲ 中医大脑：中医人工智能辅助诊疗系统

辨证论治

病　　冠心病　　返流性胃炎_胃酸反逆　　动脉硬化

症　　睡觉流口水　　易怒_生气　　呃逆_嗳气_打嗝　　容易放屁　　胸痛_闷痛

　　　睡眠品质差　　半夜会醒过来　　胸痛　　失眠　　肝火旺，脾气燥　　胸口闷

　　　气虚　　口干　　呼吸困难短气　　软便_便溏　　恶寒

舌　　唇紫　　舌底静脉怒张　　舌质暗　　舌苔黄　　舌苔薄　　舌有紫点　　舌质老

[方名] 中医大脑大数据组方

蒸附片:10g　柴胡:6g　栀子:10g　生地黄:9g　赤芍:12g　干姜:10g　川芎:5g　红花:9g　桃仁:12g　桔梗:9g

党参:10g　白术:10g　甘草:6g　当归:12g　炙甘草:10g　枳壳:6g　川牛膝:9g

智能加减

主症加强　　山楂:10g　丹参:30g

主症加强　　薤白:18g　川芎:15g　瓜蒌:45g

▲ 中医大脑：中医人工智能辅助诊疗系统

【本诊方剂整体药对结构分析】

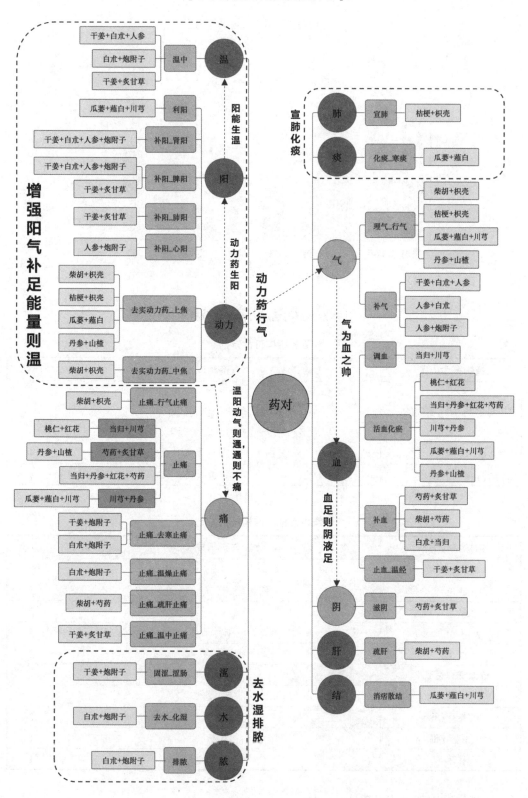

【方剂药性分析】

问止中医大脑方性图

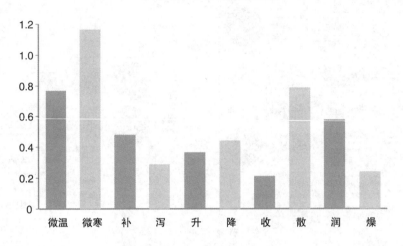

【本诊方剂的组成方剂结构分析】

重要结构符合方剂

结构符合方剂	方剂组成	药数
血府逐瘀汤	桃仁，红花，当归，生地黄，川芎，赤芍，牛膝，桔梗，柴胡，枳壳，甘草	11
附子理中汤	附子，干姜，白术，炙甘草，人参	5
理中汤	人参，干姜，炙甘草，白术	4
四逆加人参汤	炙甘草，附子，干姜，人参	4

可作为方根的结构符合方剂

结构符合方剂	方剂组成	药数
通脉四逆汤	炙甘草，附子，干姜	3
四逆汤	炙甘草，干姜，附子	3
甘草干姜汤	炙甘草，干姜	2
栀子干姜汤	栀子，干姜	2
桔梗汤	桔梗，甘草	2
栝蒌薤白白酒汤	瓜蒌，薤白	2
佛手散	川芎，当归	2
干姜附子汤	干姜，附子	2
红蓝花酒	红花	1
甘草汤	甘草	1

另外再特别加上的单味药：山楂、丹参。

【重要结构符合方剂说明】

这一诊的方剂结构中还是可以看到血府逐瘀汤的结构，但是原本的柴胡加龙骨牡蛎汤结构变成了理中汤及附子剂的结构。第一诊中的用药，比重最大之处在于柴胡剂，也就是要以和解的形式并加上活血化瘀的药对来治患者的症状。在这一诊中，中医大脑保留了活血化瘀的结构，但是通过使用理中汤及附子剂更强化了固护中州及调整脾胃的效用。

临床有一种常见的情况，患者虽然略有改善，但还是没有大幅度缓解，这时候医者就要思考患者的身体能量是否足够做自身的修复，这时候补阳就会变成一个非常重要的工作；而另一种可能的考虑就是强化患者的中州脾胃，因为所有的药都是通过脾胃的运化来输布全身。故此，遇到上述情况时，我们必须要回过头来看看这两个部分是否需要加强。在第一诊中，中医大脑用了潜阳的龙骨、牡蛎结构，这一诊中中医大脑就直接来补阳，而补阳的前提就是消化系统的强固。

三诊：胸闷气短好转

再服一周汤药后，C先生告知：胸闷不适仍有，但较之以前，目前胸闷、气短都得到较大的缓解；胸痛未出现；总体睡眠质量提高，仅就诊前一晚入睡难，其余时间都睡得挺踏实；睡觉流口水也减轻了；打嗝次数减少了，大便还是不太成形；感觉咽喉有痰，但不好吐出。

综上，仍以理气活血，配合温运中焦脾阳为主的方药进行守方，再加上祛痰的姜半夏。

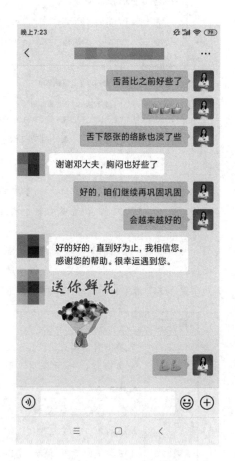

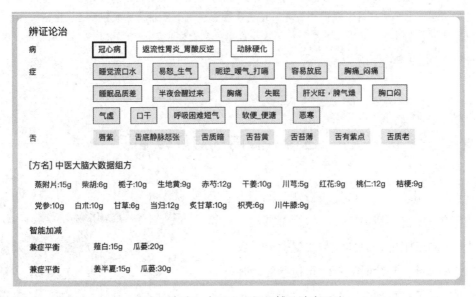

自诉

服药后胸闷气短好多了，睡眠昨天晚上10点半好长时间睡不着，睡得挺踏实，睡觉流口水好点，放屁减轻，打嗝少了。现在大便不成形，肚子有冷气，胸痛无，胸闷仍有。咯痰不利，胸闷不适。
舌暗红，苔薄，有裂纹。舌下静脉怒张比之前细了。

▲ 中医大脑：中医人工智能辅助诊疗系统

辨证论治

病 | 冠心病 | 返流性胃炎_胃酸反逆 | 动脉硬化

症 | 睡觉流口水 | 易怒_生气 | 呃逆_嗳气_打嗝 | 容易放屁 | 胸痛_闷痛

睡眠品质差 | 半夜会醒过来 | 胸痛 | 失眠 | 肝火旺，脾气燥 | 胸口闷

气虚 | 口干 | 呼吸困难短气 | 软便_便溏 | 恶寒

舌 | 唇紫 | 舌底静脉怒张 | 舌质暗 | 舌苔黄 | 舌苔薄 | 舌有紫点 | 舌质老

[方名] 中医大脑大数据组方

蒸附片:15g 柴胡:6g 栀子:10g 生地黄:9g 赤芍:12g 干姜:10g 川芎:5g 红花:9g 桃仁:12g 桔梗:9g

党参:10g 白术:10g 甘草:6g 当归:12g 炙甘草:10g 枳壳:6g 川牛膝:9g

智能加减

兼症平衡 | 薤白:15g 瓜蒌:20g

兼症平衡 | 姜半夏:15g 瓜蒌:30g

▲ 中医大脑：中医人工智能辅助诊疗系统

【重要结构符合方剂说明】

这一诊中，因医者采取"效不更方"策略，所以药对及方剂结构的分析请直接参考前一诊。

唯一值得注意的是，这一诊中医者通过中医大脑的智能加减加上了半夏，这就加强了祛痰的药对结构，配合上一诊方剂中原本就有的瓜蒌和薤白，于是就形成了初诊中就有的栝蒌薤白半夏汤这个治疗胸痹的结构。我们也把这几个重要单味药的主治和应用列表如下，作为参考：

单味药	主治	应用
半夏	燥湿化痰，降逆止呕，消痞散结，外用消肿止痛	1.用于湿痰、寒痰证。2.用于胃气上逆呕吐。3.用于胸痹、结胸、心下痞、梅核气。4.用于瘰疬瘿瘤、痈疽肿毒及毒蛇咬伤等症
瓜蒌	清热化痰，利气宽胸，散结消痈，润燥滑肠	1.用于痰热咳喘。2.用于胸痹、结胸等。3.用于肺痈、肠痈、乳痈等。4.用于肠燥便秘
薤白	通阳散结，行气导滞	1.胸痹。2.肠胃气滞、泻痢后重

四诊：胸痛未发作，睡觉流口水好转

到四诊时，C先生说："胸闷气短比之前好很多了，胸痛未发作，气短还留有一点，睡觉流口水的情况也有明显改善，睡眠好，不像之前那么容易发怒了，食欲很好，肩背部有不适感，但大便时感觉好像有冷气，质地偏稀，有大便不尽之感，夜尿偶尔一次，但不影响睡眠。"

在决定守方巩固疗效的同时，我一并给C先生搭配间止速效救心散，告诫其每当出现胸闷胸痛或肩后背不适等心脏病症状时须立刻服用，可起到抢救之功效。

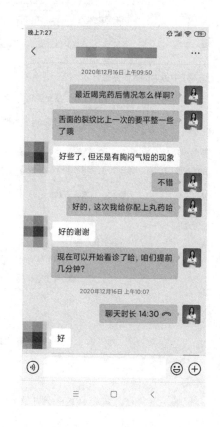

自诉

胸痛未发作，胸闷气短比之前好多了，睡觉流口水比之前好多了，肩部后背不适，睡眠好，脾气情绪最近比较好，小便可，大便感觉有冷气，质地仍偏稀，拉完后舒服些。大便不尽感。偶尔打嗝，口干不明显。食欲很好。夜尿偶尔一次，不影响睡眠。
舌淡红，苔薄黄，舌面裂纹平整些。

▲ 中医大脑：中医人工智能辅助诊疗系统

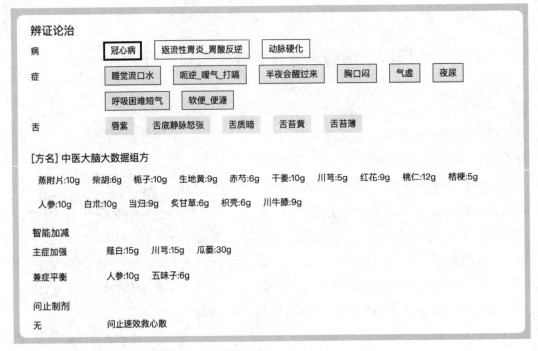

辨证论治

病　　　冠心病　｜返流性胃炎_胃酸反逆｜　动脉硬化

症　　　睡觉流口水　｜呃逆_嗳气_打嗝｜　半夜会醒过来　胸口闷　气虚　夜尿

　　　　呼吸困难短气　软便_便溏

舌　　　唇紫　舌底静脉怒张　舌质暗　舌苔黄　舌苔薄

[方名] 中医大脑大数据组方

蒸附片:10g　柴胡:6g　栀子:10g　生地黄:9g　赤芍:6g　干姜:10g　川芎:5g　红花:9g　桃仁:12g　桔梗:5g

人参:10g　白术:10g　当归:9g　炙甘草:6g　枳壳:6g　川牛膝:9g

智能加减

主症加强　薤白:15g　川芎:15g　瓜蒌:30g

兼症平衡　人参:10g　五味子:6g

问止制剂

无　　　　问止速效救心散

▲ 中医大脑：中医人工智能辅助诊疗系统

【重要结构符合方剂说明】

　　这一诊中，医者还是采取"效不更方"的策略，所以药对及方剂结构的部分请直接参考前文。

　　唯一值得注意的是，这一诊中医者通过中医大脑的智能加减加上了五味子，这是作为收敛肺气保存津液的单味药。以下列出五味子的说明：

单味药	主治	应用
五味子	敛肺滋肾，生津敛汗，涩精止泻，宁心安神	1.用于久咳虚喘。2.用于津伤口渴、消渴。3.用于自汗、盗汗。4.用于遗精、滑精。5.用于久泻不止。6.用于心悸、失眠、多梦

五诊：治病求本，通调气血，增强体质

四诊服药后，C先生的胸闷已经好多了，气短仍有，大便比之前成形了一点，但不尽感仍有，偶尔出现一次半夜醒来无法再入睡的情况，心慌已没有，太阳穴疼，偶尔口苦。五诊时，继续选择主证"冠心病"，结合舌象，以和解少阳，通调气血为治。

自诉

胸闷已经好多了，主要还是气短，夜尿1~2次。大便比之前成形一点，现在放屁少多了。仍有便不尽感。前天晚上早醒4点钟醒来一次，睡不回。偶尔打嗝一次。心慌没有。太阳穴有点疼。口苦偶尔有。

▲ 中医大脑：中医人工智能辅助诊疗系统

辨证论治

病	冠心病	返流性胃炎_胃酸反逆	动脉硬化

症	早醒	睡觉流口水	胃酸过多	呼吸困难短气

舌	唇紫	舌底静脉怒张	舌质暗	舌苔黄	舌苔薄

[方名] 中医大脑大数据组方

姜半夏:10g 桂枝:10g 生姜:10g 柴胡:12g 栀子:10g 黄芩:6g 黄连:2g 牡丹皮:10g 赤芍:10g 茯苓:10g

桃仁:10g 瓜蒌:20g 党参:10g 大枣:30g 炙甘草:10g

▲ 中医大脑：中医人工智能辅助诊疗系统

【本诊方剂整体药对结构分析】

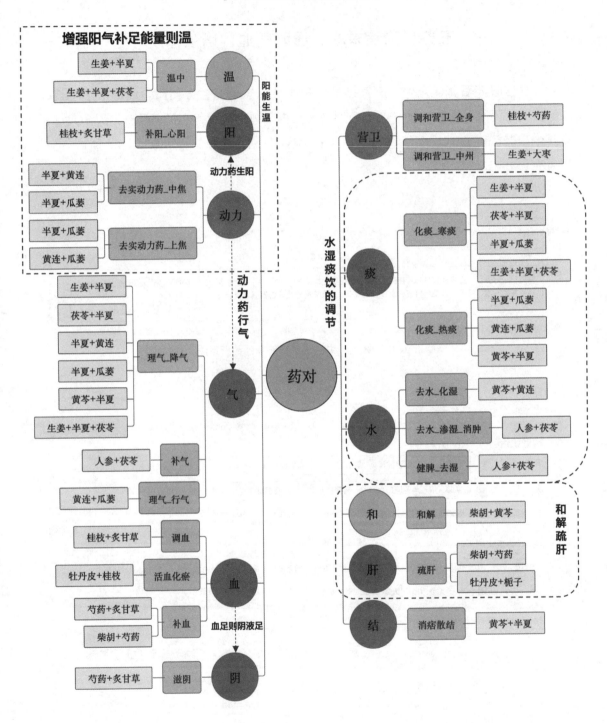

【方剂药性分析】

问止中医大脑方性图

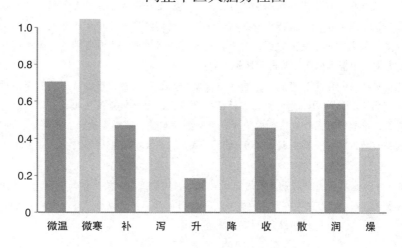

【本诊方剂的组成方剂结构分析】

重要结构符合方剂

结构符合方剂	方剂组成	药数
柴陷汤	柴胡，半夏，黄芩，生姜，大枣，瓜蒌，炙甘草，黄连，人参	9
小柴胡汤	柴胡，黄芩，人参，炙甘草，半夏，生姜，大枣	7
桂枝茯苓丸	桂枝，茯苓，牡丹皮，桃仁，赤芍	5
茯苓甘草汤	茯苓，桂枝，生姜，炙甘草	4
茯苓桂枝甘草大枣汤	茯苓，桂枝，炙甘草，大枣	4
桂枝去芍药汤	桂枝，大枣，生姜，炙甘草	4

可作为方根的结构符合方剂

结构符合方剂	方剂组成	药数
小陷胸汤	黄连，半夏，瓜蒌	3
小半夏加茯苓汤	半夏，生姜，茯苓	3
半夏散及汤	半夏，桂枝，炙甘草	3
桂枝甘草汤	桂枝，炙甘草	2
小半夏汤	半夏，生姜	2

另外再特别加上的单味药：栀子。

【重要结构符合方剂说明】

根据问止中医大脑"重要结构符合方剂"的分析，我们可以看得出来这个方剂是柴胡剂结构、陷胸汤结构、桂枝茯苓丸结构的合方。因为从这一诊开始，患者大部分的症状都已经得到了改善，中医大脑计算当前患者症状后采取了偏向调理整体体质的方剂。首先，瘀血当然是造成心脏问题的一个主要原因；再者，造成心脏问题另一个常有的原因就是痰饮。所以根据上述方向，中医大脑就计算出了这张方剂。

这其中的柴胡剂结构和陷胸汤结构相结合就会产生我们在临床上常用到的柴陷汤。柴陷汤是小柴胡汤合小陷胸汤，适用于二方汤证并存诸证，即里热兼痰饮之证，以胸胁部有充满感与压迫感，咳嗽时或深呼吸时始觉胸痛，并有稠痰难吐、呼吸促迫、往来寒热、口苦苔黄、食欲不振等症状。临床上柴陷汤常用于治疗肋膜炎胸痛及痰咳胸痛等病症，并可作为胸部的引经方。

此外，本方也有治血瘀时最重要的桂枝茯苓丸。桂枝茯苓丸虽然药味不多，但却是活血化瘀的一张重要方剂。相信患者在服用这张处方一段时间后，体质方面必定会得到很大的改善。

停药观察

治疗一个月左右的时间，C 先生的太太告知各种症状都减轻很多了，想停一段时间看看，我也表示理解支持。

半个月后，正值北方严寒之季节变换之时，我担心 C 先生心脏会因此出现不适，但患者本人心态很好，说他现在每天都会吃问止速效救心散三小勺加以巩固，总之心脏情况挺好，胸闷、气短的症状消失了。每当收到一个个患者不再受疾病的苦痛折磨的好消息时，医生何尝不感受到莫大的欣慰和鼓舞呢？我想，这就是属于医生的高光时刻吧！

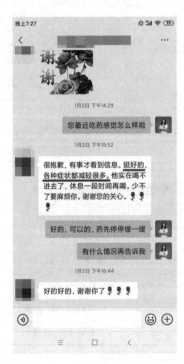

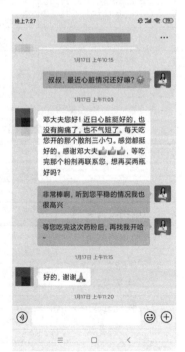

┤一个月后再随访├

2021年2月2日，我在C先生治疗结束1个月后再随访，了解到患者诸症都已消失，可喜可贺！

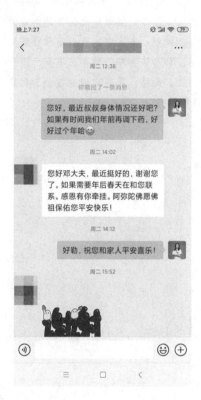

> **【本医案之整体分析】**
>
> 在中医大脑中，心脏病的治疗临证知识图谱非常细致而繁复。但是我们大概可以从两大方向来看待心脏病，一个就是中医所说的"真心痛"，另外一个就是"心包痛"。我们在治疗心脏病的问题时，必须先把这两种心痛分辨清楚。
>
> 真心痛一般都是以刺痛为主，在中医的重要指征是"心痛彻背、背痛彻心"。而心包痛是心包膜积液引起的痛，此痛多是闷痛、钝痛。所以前者是心脏本身结构上的问题，而后者是因为心脏所处的环境压迫所造成的。
>
> 当心痛或胸闷来自于心包积液，治疗的重点是要祛水湿并通利三焦。因为心包膜内充满了过多的淋巴液，液体会对心脏造成压迫而令心脏的结构产生形变。比方说二尖瓣脱垂，很多时候其实就是因为心包积液压迫心脏使瓣膜无法紧闭所引起的。

　　真心痛就是心脏本身的问题，在现代医学中的心绞痛或急性心肌梗死、冠心病这些问题都可以归属为真心痛，这是胸痹进一步发展出现的严重病证。真心痛是心脏本身里面有瘀血或黏稠的痰所造成的，而根本的原因是阳虚寒凝，所以其治疗重点在于温阳散寒和化瘀祛痰。

　　这两种心痛在治疗方向上有所不同，病症严重程度上也有差异。当医者把患者的症状输入中医大脑后，中医大脑会根据两种不同的路径去计算相对应而有效的方剂结构来组方。本医案就是一个治疗效果良好的例证。

　　我们在临床上除了用方之外，有关心脏问题，使用针灸的效果也非常良好，往往会收到立竿见影的效果，读者可参阅本书末所附的《重症的中医大脑针灸外治篇》中的方法。

　　最后值得一提的是，在临床上很多心脏的疾病往往是由胃的问题所引起的，胃的问题如果治好了，心脏的症状就会自然缓解。本案中，冠心病和胃酸反逆的问题必须同时治疗，患者的心脏病问题才会得到根治。如初诊方中的黄芩、半夏、栀子等降逆的药和最后一诊的柴陷汤正可以治疗胃酸反逆的病症。此外，胃酸反逆也常会引起胸闷、胸痛的症状，让人误以为是心脏病，临床上不可不仔细辨别。

·附1·

重症的中医大脑针灸外治篇

　　针灸是中医的重要资产。在交通不便、物质短缺的年代，如果没有办法取得中药材，针灸是更方便而有效的治疗方法。问止中医在治疗重症的时候也一贯坚持"针药并施"。很多时候，针灸在临床上会有立竿见影的效果，尤其是在疼痛的治疗方面比之方剂要快很多。两者相辅相成，对于提高患者生活质量效用很大。除了针灸，我们也经常使用中医外治法来进一步加强疗效。外治法是在体表经络穴位上的按推导引，和针灸一样，不依赖药物，也是一种绿色疗法。外治法所用资源较少，但有时候效果却很惊人。问止中医的重症医学体系强调"方剂＋制剂＋针灸＋外治"的协同配合。本书前文侧重于对中医大脑所开具的方剂的分析，在附录里，我们将着重说明中医大脑对治重症时的针灸及外治方法和思维。

擅用针刺以治痛

　　首先，我们来说明针灸在重症治疗上的重点——处理疼痛。很多时候，重症患者并不适合躺下或趴下，我们发现头针的治疗对于疼痛的处理，不但施行方便，而且效果也好。尤其，大多数的癌重症都是脏腑方面的问题，我们就会经常使用到头针的内科王牌，也就是额旁一、二、三线，这三个重要的区域对于迅速缓解疼痛有很好的效果。

　　以下为头针额旁一、二、三线的分别说明：

　　1. 额旁一线是处理上焦问题的重要区域，位于目内眦直上到发际上下各5分的区域，如果有心肺问题及胸口疼痛，我们就会选择用额旁一线来处理。

　　2. 额旁二线是处理中焦问题的重要区域，位于瞳孔直上到发际上下各5分的区域，如果有脾胃肝胆的问题，我们就会选择用额旁二线来处理。

　　3. 额旁三线是处理下焦问题的重要区域，位于目外眦上到发际上下各5分的区域，如果有泌尿及生殖系统的问题，我们就会选择用额旁三线来处理。

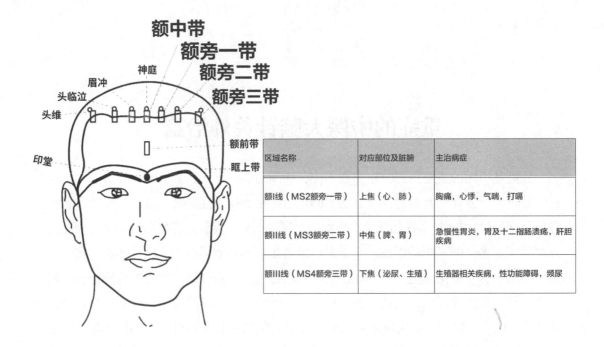

区域名称	对应部位及脏腑	主治病症
额I线（MS2额旁一带）	上焦（心、肺）	胸痛，心悸，气喘，打嗝
额II线（MS3额旁二带）	中焦（脾、胃）	急慢性胃炎，胃及十二指肠溃疡，肝胆疾病
额III线（MS4额旁三带）	下焦（泌尿、生殖）	生殖器相关疾病，性功能障碍，频尿

　　另外一个效果很好的疼痛处理方式是在脊柱两侧的按推或扎针。脊柱是中枢神经的所在，掌控着我们身上所有脏腑部位。所以说，督脉和膀胱经一、二线是掌握整个身体的最重要之处。在临床上只要能够掌握不适部位所对应的脊椎的位置，在这个位置上做治疗，效果可说是很好。这也就是在针灸学中，我们常说的背俞穴疗法。如果再配合身体正面的募穴，形成的俞募治疗法在临床的效果就会倍增。对于平时一般的治疗，我们常用四肢的五输穴。但是一旦到了重症治疗的时候，背俞穴就必须被高度重视！我们可以配合中医大脑中的针灸大脑功能来选穴、配穴。事实上，目前中医大脑在辨证论治开具方药的同时也会计算出针灸穴位处方，可以令医者在临床上有全面的针药结合方案。除了俞募治疗法之外，中医大脑也提供临床上极为有效的经验取穴供医者参考。

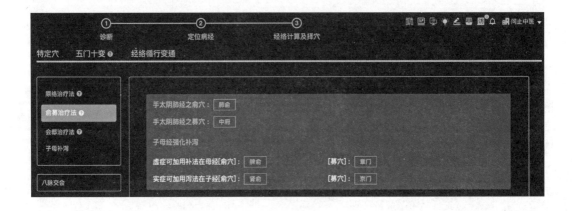

以下列出俞募治疗法的汇总表：

脏腑	背俞穴	募穴
肺	肺俞（Bl13）	中府（Lu1）
大肠	大肠俞（Bl25）	天枢（St25）
胃	胃俞（Bl21）	中脘（Cv12）
脾	脾俞（Bl20）	章门（Lr13）
心	心俞（Bl15）	巨阙（Cv14）
小肠	小肠俞（Bl27）	关元（Cv4）
膀胱	膀胱俞（Bl28）	中极（Cv3）
肾	肾俞（Bl23）	京门（Gb25）
心包	厥阴俞（Bl14）	膻中（Cv17）
三焦	三焦俞（Bl22）	石门（Cv5）
胆	胆俞（Bl19）	日月（Gb24）
肝	肝俞（Bl18）	期门（Lr14）

此外，针对各种不同的重症，我们也建议医者配合中医大脑推荐的各种经验穴，作为临床上加强诊治、稳定疗效之用。

重症相关经验穴

- **胃癌**：膺窗＋鱼际＋足三里＋天溪＋痞根＋地五会
- **直肠癌**：痞根＋消积
- **结肠癌**：痞根＋消积
- **胰腺癌**：少府＋三阴交
- **肺癌**：中府透云门＋孔最＋公孙＋内关（第三胸椎下之"身柱穴"有压痛）
- **乳癌**：肩井＋膺窗＋鱼际＋足三里＋天溪＋痞根＋地五会
- **喉癌**：列缺＋照海＋少商（放血）＋商阳（放血）
- **白血病 – 血癌**：督俞（注：灵台是可供诊断的压痛点）
- **肝癌**：肝关（肝癌止痛用，针对侧）、行间（第九胸椎下"筋缩穴"有压痛）
- **淋巴癌**：臑会、肩井（第一腰椎下"悬枢穴"有压痛）
- **帕金森病**：曲泽＋涌泉（外加开四关）＋气海＋中极＋列缺＋听宫

- **抑郁症**：风府＋大椎＋陶道＋身柱＋内关＋足三里＋然谷＋中脘
- **痛风（尿酸高）**：膝阳关＋腰阳关＋肩井＋足三里＋曲池＋委中＋行间＋金门
- **肺积水**：膈俞＋膻中＋鸠尾＋阳谷＋后溪＋照海＋水分＋水道＋大包
- **水肿－全身水肿**：脾俞（灸）＋水分（灸）＋复溜＋合谷＋水泉＋三阴交＋阴陵泉＋太溪＋地机＋阴陵泉＋水道＋中脘＋中极
- **皮肤病**：合谷＋曲池＋筑宾＋三阴交＋血海
- **咳嗽**：少商＋鱼际＋合谷＋尺泽＋肺俞＋天突＋丰隆＋大杼（拔罐，灸）＋风门＋列缺＋照海＋足三里＋紫宫

擅用艾灸以延寿

另一个更重要的外治法是艾灸。问止中医在重症治疗上是根据宋朝大医窦材先生的《扁鹊心书》中揭示的方式来施行。有关《扁鹊心书》的详尽说明，我们在之后会另有专书和大家分享。

人体十四正经一共有 360 个穴位，在窦材先生的《扁鹊心书》中，他运用治疗的穴位总共是 24 个，只占 6.7%。可见取穴要义在于用其精粹。窦材先生的艾灸中心思想也是我们在治疗重症时的准则。窦材先生的灸法主要是为了扶阳，固护肾阳跟脾阳，他并不是利用穴的穴性，而是利用所在经络的性。要固护我们的元气、阳气，具体来说有两个部分，一个是先天之气的肾阳，一个是后天之气的脾阳！其中，窦材先生最常用的各有三个穴位，分别说明于下：

1. 固护肾阳

固护肾阳的第一个穴位是关元穴。关元灸平时可作为养生抗老延寿、保持青春的一个重要灸法。而重症患者的阳气多已虚弱，因此这是必灸的大穴！第二个是气海穴，在我们的先天之本肾阳的固护里面，气海也很重要。另外还有一个穴位，不是命门穴，而是涌泉穴。涌泉穴是肾经的穴位，肾经就从涌泉的位置一路上来，就好像源源不断的能量从涌泉穴这里冒出来，因此涌泉穴也是一个大穴。之所以不用命门是因为不希望患者趴下太久，那样患者会太累，在重症治疗上有些实际情况须被纳入考虑。

2. 固护脾阳

我们固护脾阳的三个重要穴位分别是命关穴、中脘穴、足三里。尤其是命关穴在固护后天的脾阳上特别重要。学人对此穴大多很陌生。这命关穴是什么穴？清朝有人

注释《扁鹊心书》说命关穴应该是命门穴，其实不是。对此窦材先生有讲，命关穴是脾经上的食窦穴！命门穴在督脉上，可是命关穴在脾经上。这是问止中医重症灸法上的一个特点。固护脾阳的第二个大穴是中脘穴，很多临床上的问题都可以用中脘穴来解决。第三个穴位是足三里，它是个很强的气穴，差不多是穴中之王了，因此也是重症治疗上常用的穴位。

以上这六个穴位是重症患者最重要的保命艾灸要穴。只要阳气尚存，生命就有延续的希望。对先天和后天之气的同时固护就是重点工作！

强化先天之气

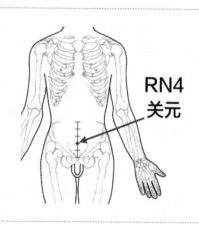

1

[穴位] 关元。
[位置] 在下腹部，前正中线，当脐中下 3 寸。
[方法] 直刺 0.5～1 寸，可灸。

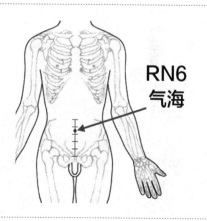

2

[穴位] 气海。
[位置] 在下腹部，前正中线，当脐中下 1.5 寸。
[方法] 直刺 0.5～1 寸，可灸。孕妇慎用。

3

[穴位] 涌泉。

[位置] 足底部，卷足时足前部凹陷处。约当足底第2～3趾趾缝纹头端与足跟后端连线的前1/3折点。《灵枢·本输》："足心也"；《针灸甲乙经》："在足心陷者中，屈足卷指宛宛中"；《针灸玉龙经》："在脚底心，转足三缝中；又以二指至足跟尽处折中是穴"；《针方六集》："卷足第三缝中，与大指本节平等。"

[方法] 直刺0.3～0.5寸，如欲升压以强刺激，久留针，持续或间歇运针为宜。禁直接灸，艾条温灸10～15分钟。常用药物敷贴法。

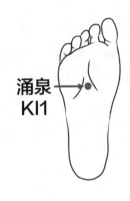

涌泉
KI1

强化后天之气

1

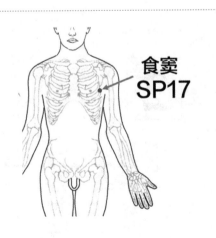

食窦
SP17

[穴位] 食窦（即命关穴）。

[位置] 在第5肋间隙，前正中线旁开6寸。

[方法] 斜刺或向外平刺0.5～0.8寸。本经食窦至大包诸穴，深部为肺脏，不可深刺。

2

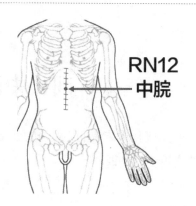

RN12
中脘

[穴位] 中脘。

[位置] 在上腹部,前正中线,当脐中上4寸。

[方法] 直刺0.5～1寸,可灸。

3

[穴位] 足三里。

[位置] 小腿前外侧,外膝眼(犊鼻)下3寸,胫骨前缘外一横指(中指)处,当胫骨前肌中。《灵枢·本输》:"膝下三寸,胻骨外。"《针灸资生经》:"每以大拇指、次指圈其膝盖,以中指住处为穴,或以小指住处为穴,皆不得真穴所在也。……盖在膝膑下侠蜂大筋中也。则是犊鼻之下三寸,方是三里。不可便从膝头下去三寸为三里穴也。若如今人之取穴,恐失之太高矣。"

[方法] 直刺1～2寸。艾炷灸5～7壮,艾条灸10～20分钟。

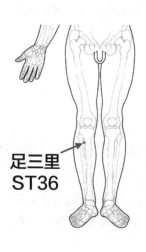

足三里
ST36

•附 2•

问止中医治癌方法说明

要如何利用传统的中医和强大的中医人工智能为患者解决癌症的问题，是我们一个非常重要的功课。

治癌的初步，我们要确立中医癌症治疗的两大步骤：

1. 先是着重让患者能够在"中医六大健康标准"的要求下，在日常生活的饮食、作息方面都能够正常舒适、阴阳调和，并培养其较强的体力。

2. 在按照上述步骤稳定患者的"中医六大健康标准"之后，我们再视不同的癌症症状，进行减除肿瘤、直击癌灶的动作。

明确我们评估中医治癌的两大标准：

1. 一方面是减轻甚或去除患者严重的病痛和不适。

2. 二方面更在于能够延长患者的寿命，能够大幅超越西医宣判下来的生命期限。

只有做到上述两点，中医对于癌症的治疗才有重大意义。

中医六大健康标准

吃、喝、拉、撒、睡、寒热

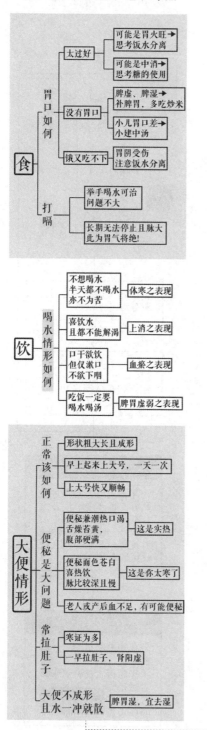

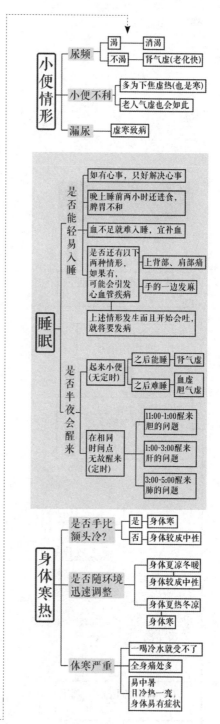

在具体治疗阶段，我们会将其分成两种可能的治疗流程：

A 流程：患者目前没有经过西医介入治疗，仅由现代医学检测出癌症之后，就完全由中医来开始治疗，这是第一种治疗流程。

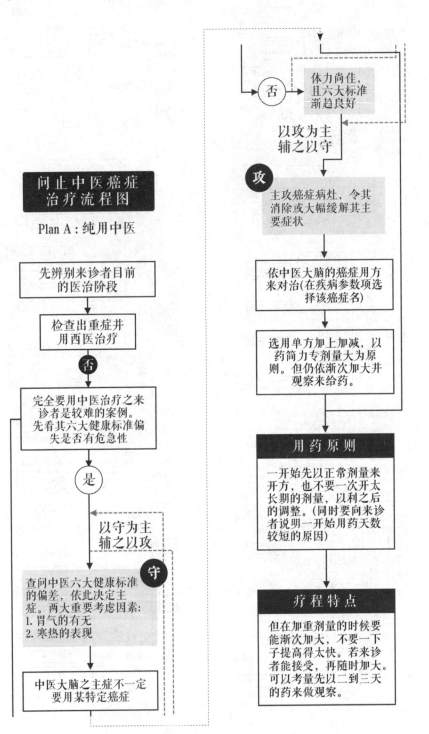

问止中医癌症治疗流程图

Plan A：纯用中医

先辨别来诊者目前的医治阶段

检查出重症并用西医治疗

否

完全要用中医治疗之来诊者是较难的案例。先看其六大健康标准偏失是否有危急性

是

以守为主辅之以攻

守

查问中医六大健康标准的偏差，依此决定主症。两大重要考虑因素：
1. 胃气的有无
2. 寒热的表现

中医大脑之主症不一定要用某特定癌症

否

体力尚佳，且六大标准渐趋良好

以攻为主辅之以守

攻

主攻癌症病灶，令其消除或大幅缓解其主要症状

依中医大脑的癌症用方来对治(在疾病参数项选择该癌症名)

选用单方加上加减，以药简力专剂量大为原则。但仍依渐次加大并观察来给药。

用药原则

一开始先以正常剂量来开方，也不要一次开太长期的剂量，以利之后的调整。(同时要向来诊者说明一开始用药天数较短的原因)

疗程特点

但在加重剂量的时候要能渐次加大，不要一下子提高得太快。若来诊者能接受，再随时加大。可以考量先以二到三天的药来做观察。

B流程：目前西医已经介入做了手术或放、化疗，甚或还在治疗过程中，这是另外一个可能的治疗流程。

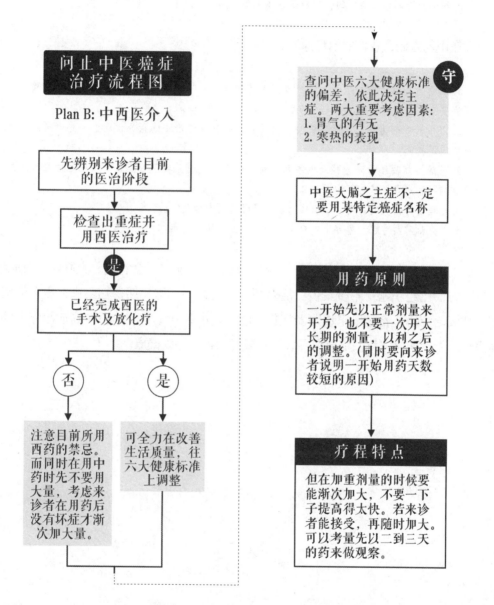

以上二者略有不同。如果纯用中医（**A流程**）来治疗，我们会先看患者的情况是否符合中医六大健康标准，再来决定**先守再攻或者是先攻再守**（守是指强化体力，减少症状；攻是指消除肿瘤，直击癌灶），这是倪海厦先生治疗癌症的基本原则，倪师便是凭借此原则在中医治癌领域成为众多末期患者的 Last Hope（最后的希望）。

而如果在已经有西医介入的情况下（**B流程**），我们将着重在对患者六大健康标准偏差的改善上。整个治疗过程中有两个重要因素是我们判断治疗方向是否正确的依据：

> 1. 胃气有无，也就是消化吸收是否正常。
> 2. 寒热是否调和，良好的情况应是身体上冷下热、上虚下实，同时手脚温暖。

而在用药方面，我们的治疗原则如下：

> 1. 在患者能够承受的范围，渐次提高用药剂量，同时观察患者的反应来做变化调整，做到适宜安全、攻守有度。
> 2. 以中药方剂为主，同时我们会提供艾灸、针刺及外治法的指导说明，为患者居家自我保健的应用指南。
> 3. 治癌重症离不开药力强劲的峻药，对于峻药的使用、攻守的配置，须全程由主诊医师严密监控并和患者保持密切沟通。
> 4. 合理而可接受的费用，不造成患者家庭经济过大的负担。
> 5. 与癌细胞共存，让患者生活自在，病痛减低，快乐延年！

问止中医在乳腺癌、前列腺癌、肝癌、肺癌、白血病、食管癌、大肠癌、直肠癌、骨癌等方面已经积累了不少案例。治癌并非一日之功，需长期密切跟进，更多的案例还在持续治疗中。希望以上说明能让您了解问止中医人工智能诊所在癌症治疗上的整体思维。无论如何，我们都要祝福您能够摆脱病苦，平安健康。